温病经典临床心悟

张思超 著

中国中医药出版社

·北 京·

图书在版编目（CIP）数据

温病经典临床心悟/张思超著．—北京：中国中医药出版社，
2014.7（2020.7重印）
ISBN 978 - 7 - 5132 - 1908 - 2

Ⅰ．①温…　Ⅱ．①张…　Ⅲ．①温病－临床医学－经验－中国
Ⅳ．①R254.2

中国版本图书馆 CIP 数据核字（2014）第 091801 号

中 国 中 医 药 出 版 社 出 版
北京经济技术开发区科创十三街 31 号院二区 8 号楼
邮政编码　100176
传真　010 64405750
廊坊市祥丰印刷有限公司印刷
各地新华书店经销

＊

开本 880×1230　1/32　印张 8.75　字数 204 千字
2014 年 7 月第 1 版　2020 年 7 月第 2 次印刷
书　号　ISBN 978 - 7 - 5132 - 1908 - 2

＊

定价　35.00 元
网址　www.cptcm.com

如有印装质量问题请与本社出版部调换（010-64405510）
版权专有　侵权必究
社长热线　010 64405720
购书热线　010 64065415　010 64065413
书店网址　csln.net/qksd/
官方微博　http://e.weibo.com/cptcm

前言

近二三十年来，温病的疾病谱发生了较大变化，2003年的SARS让人记忆犹新，目前的禽流感仍严重威胁着人类健康。随着气候的变暖，饮食结构的变化，加之抗生素的滥用，温病越来越多见，新的感染性疾病会随时暴发或流行。抗生素虽然为治疗多种温病提供了有效的武器，但对病毒性感染的治疗，尚无理想的药物，即使对细菌的治疗也产生了耐药性、毒副作用等问题，滥用抗生素对人体内部环境的强度污染，正向全人类敲响警钟。

以卫气营血、三焦辨证为理论内涵的温病学理法方药，为解决当前发生较多的温病，开辟了广阔的前景。熟读温病经典，探讨其临床应用，实为时代需要。

温病经典是中医经典中的重要组成部分，是中医学术、中医临床、中医文化的重要源泉。言简理奥的中医温病学古典经文，承载并蕴藏着中医外感热病的临床大智慧。熟谙经典，发遑古今，由博返约，是中医人成才的必然过程。学经典首要背诵，只有原文熟记于心，用时才能信手拈来。用经典需要理解、探究原文，将原文中的多层意义联系临床，使之发挥，逐渐将经典理论回归于临床、验于临床、服务于临床，经典理论才能有更强的生命力和感染力。

本书编写厚重经典，尊经原旨，以温病经典《温热论》《湿热病篇》《温病条辨》三部著作重要原文、自注为框架，首列原文，继之释义，后基于自己应用经验和体会，抒己临床心悟。全书以临床应用至上为原则，将说理、治法、方剂、药物、案例融为一体，虽不系统，但较全面，对中医临床各科均有启迪及树中医思维作用。书名虽是"温病经典临床心悟"，但所悟理法方药并不拘泥于温病：论不分科，以温为主，兼以寒，以外感为主，兼以内伤，扩大了中医临床应用之范围。

中医经典奥藏金丹宝典，文字虽能释其意，但缺少直观表达。本书编写注重文字与图画结合，将复杂的理论或现象以图画显示，既以较直观的方式理解了所释内容，又缓解了阅读大量文字后的视觉疲劳感。

本专著旨在树立中医人读经典、用经典、做临床意识。增强经典底蕴，用中医经典理论知识指导临床常见病、多发病及疑难杂症的辨治，达到从经典原文中汲取临床知识营养、启迪临床治病思维、提高临床疗效之目的。

书中语言简朴，无奢华语句和晦涩难懂之言。广泛适用于中医药院校在校学生，中医、中西医结合医生及中医爱好者。

经典著作蕴意深刻，吾不敏，不能窥测其真，不揣陋愚，所悟皆针孔之见，定有偏颇之处，望贤达指疵。

古人悟捷、悟敏。我通过觉悟温病经典，有所悟心、悟理。此书若能悟发后者，亦悟悦之事矣。

张思超

2014 年 1 月

目　录

叶天士《温热论》临床心悟

导　读

　　《温热论》是清代名医叶桂所著。叶桂，字天士，号香岩，晚年号上津老人。江苏吴县（今苏州市）人，生于康熙六年（1667），卒于乾隆十一年（1746）。祖籍安徽歙县，后迁至江苏吴县。清代杰出的医学家，为温病学派的主要代表人物之一。叶天士生于医学世家，祖父、父亲皆精通医术。叶桂少承家学，跟父学习岐黄之术。年十四时，父亲去世，于是跟着父亲的门人专学医术。叶天士不仅孜孜不倦，而且谦逊向贤，虚心好学，不耻下问，信守"三人行必有我师"的古训。据传叶氏在十八岁时，已拜师十七位，即使成名之后，尚从师多人。叶氏广采众长，融会贯通，故学识渊博，医术精湛。除精于家传儿科外，尚精于内科、妇科、外科，尤其对温病研究独具慧眼，成就突出，为温病学的重要奠基人之一。

一、内容特点

　　叶氏因平生忙于诊务，故著作不多。《温热论》为叶氏游于洞庭山，门人顾景文随之舟中，以当时所语的笔记整理而成。该篇文辞简要，论述精辟，甚切实用。虽然全文篇幅不长，但内容却极为丰富，对温病学的形成和发展作出了巨大贡献，为中医典籍中论述温热病的一部重要专著，被后世奉为圭臬。主要内容可概括为以下几个方面：第一，阐明了温病的发生发展规律，指出了温病的病因、感邪途径及传变形式，并进一步明确了温病与伤寒的区别。第二，创立了温病卫气营血辨证理论体系，揭示了温病的辨治规律。第三，丰富和发展了温病诊断学内容，如辨舌、验齿、辨斑疹等。第四，论述了妇人温病的证治特点，丰富了中医妇科学的内容。

二、版本与读法

《温热论》著作传世有两种版本：一是由华岫云收载于《临证指南医案》中的《温热论》，称为"华本"；一是唐大烈收载于《吴医汇讲》中的《温证论治》，称为"唐本"。其内容基本相同，仅文字略有出入。后王孟英依"华本"将其收于《温热经纬》中，更名为《叶香岩外感温热篇》，不仅收入了众多医家的注释和论述，王孟英本人亦加入了精辟的按语。章虚谷依"唐本"将其收于《医门棒喝》中，名《叶天士温病论》，对原文逐条进行详细的注释，并阐发己见。

本书所选条文以"华本"所载《温热论》原文为依据，原文后的数字为《温热论》原文条文编号。

阅读叶天士《温热论》应注意以下三个问题：第一，内容前后互参。因为此书为叶氏门人笔记，顾景文对其师所讲内容，熟知者可能未予记录，前后条文内容存在着不一致现象，如原文第八条与原文第四条中的治法与药物应互相参照。第二，区别温病、伤寒。叶天士虽是温病大家，但亦熟知伤寒，多处条文中讲解了温病与伤寒的异同，阅读时应注重《伤寒论》的学习。第三，温热、湿热细分辨。从《温热论》书名看，虽是论述温热性疾病，但书中也涉及了较多的湿热性疾病，故对此两类疾病应予明辨。

三、本书思路

本书选取了《温热论》原文前 11 条内容。条文的选取基于以下原则：第一，彰显温病理论体系。前 11 条内容基本涵盖了温病学理论，既有病因病机，又有卫气营血辨证，既提出了治则治法，又列举了代表方药。疾病涉及温病中的温热及湿热两大类，且对温病与伤寒的异同进行了阐释。第二，教学大纲规定掌握内容。《温热论》原文前 11 条知识均为本科温病学教学大纲中规定掌握、熟悉内容，经过在校的学习，读者已熟悉本部分原文，而学校的学习过程多从理论讲解，因此，很有必要对其临床实践意义进行分析探讨。第三，临床指导意义突出。所选条文因涵盖温病的理法方药，其理论体系有较强的临床指导价值，通过剖析原文精神，能够揭示其临床指导意义。第四，《温热论》原文自第十二条后，多为辨舌、验齿、辨斑疹等诊法内容，与中医诊断学有重复现象，故本书未再选取原文进行分析。

【原文】温邪上受，首先犯肺，逆传心包。肺主气属卫，心主血属营。辨营卫气血虽与伤寒同，若论治法则与伤寒大异也。（1）

【提要】本条为温病证治总纲。概括了温病的病因、感邪途径、发病部位、传变趋势以及温病和伤寒治法的区别。

【释义】性质属热的邪气即温邪，侵入人体的途径多是上受，即由口鼻而入，先犯手太阴肺，继之则可"逆传"手厥阴心包。肺主一身之气，并与卫气相通，以宣布卫气，防御外邪，故"肺主气属卫"；心主一身之血，并与营气相通，以运行营血，濡养周身，故"心主血属营"。因此，温邪侵袭肺和心，必然影响到卫、气、营、血的正常功能，而出现卫、气、营、血四种浅深轻重不同的证候类型。

温病与伤寒均为外感热病，二者既有相同之处，又有明显的区别。如在传变方面，均有由表入里、由浅入深的传变规律；在对人体损害方面，都会影响人体营卫气血的正常活动，出现浅深轻重不同的病变。此即二者的相同之处。但温病与伤寒毕竟感受的邪气性质不同，一为温邪，一为寒邪，故二者的治法，尤其是初起的治法截然不同。

【临床心悟】

1. 对温邪侵入途径"上受"的临床认识

外邪侵入人体，从皮毛和口鼻而入，即纵和横两个方向，可用 X 轴和 Y 轴表示（图 1）。

从口鼻入者，沿着 Y 轴纵向自上而下；从皮毛入者，沿着 X 轴横向自外而里。临床上，从口鼻入者多有鼻塞、流涕、咳嗽等症；从皮毛入者则有怕冷、发热、头身痛等。由于肺、皮毛、口鼻的整体观，故某些人感冒或有外邪袭入时，既可单独出现也可相兼发生。根据临床表现即可判断侵入途径，使原本

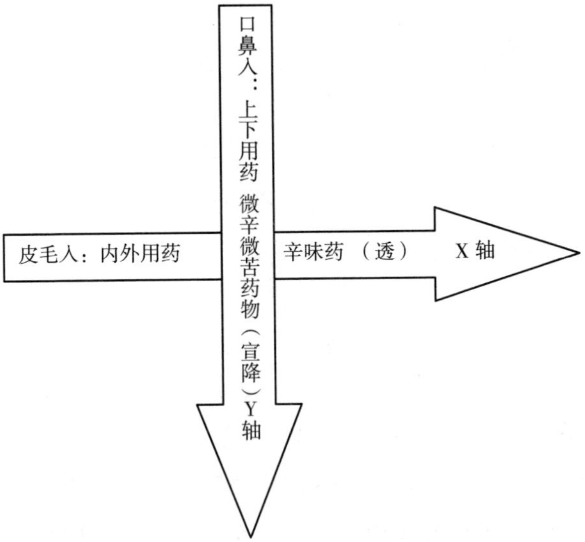

口鼻入：上下用药 微辛微苦药物（宣降）Y轴

皮毛入：内外用药　　辛味药（透）　X轴

图1　温邪侵入途径及治法用药图

抽象的侵入途径变得具体。知道了侵入途径就有了明确的治疗原则。从皮毛入者，要内外用药或左右用药，辛味药能达到这个目的，辛温、辛凉药物皆可。采取八纲辨证中的寒热辨证方法，分别选用辛温或辛凉药。如风热者可用薄荷、牛蒡子等，风寒者可用荆芥、防风等。从口鼻入者，要上下用药，微辛微苦药即可，如杏仁、前胡等，如此用药则符合肺既宣又降的功能。口鼻、皮毛皆由肺所主，结构一体，生理病理互相影响，故上下用药和左右用药原则可同时使用，至于孰多孰少，则需辨证。我治疗疾病的卫分证时，常将这两类药同用，如偏于内外的荆芥、薄荷、牛蒡子配合偏于上下作用的杏仁、前胡等，对于感冒、咳嗽、发热，疗效明显。吴鞠通银翘散方偏于邪从皮毛入，属内外用药；桑菊饮方偏于邪从口鼻入，属上下用药。有了中医的理论基础指导，又知道了 X、Y 轴用药，开起方来就得心应手，中医理论也不再抽象。

咽痛、咽痒、咳嗽病案

孙某，男，21岁，本校学生，咽痛而痒、咳嗽1周，于2003年6月27日初诊。

患者因打球后受凉，第二日感咽痛、咽痒，轻咳。曾去保健科诊治，按上呼吸道感染给予螺旋霉素、止咳糖浆等药，效果不显。现咽痛、咽痒，痒甚则咳，痰少，质黏，咽干，不发热，无头身痛，二便调，面色赤，语声重浊，舌尖红，苔薄白，脉浮数。辨证为风热袭于肺卫。治宜疏风泄热，宣肺利咽止咳。方以银翘散加减。

处方：双花15g，连翘12g，牛蒡子10g，薄荷10g（后下），桔梗10g，僵蚕10g，蝉蜕10g，玄参12g，芦根10g，前胡9g，枳壳6g，炒杏仁9g，炙甘草6g。4剂，水煎服。

第2剂后，咽痛咽痒减轻，已不咳嗽。4剂后，诸症消失。

按：本病起病在6月，似暑温发病季节，但患者有咽痛、咳嗽、咽干、舌尖红、苔薄白、脉浮数等，不符合暑热之邪的致病特点，与风热之邪吻合。风热之邪上受，侵入人体而犯肺，故诊断为风温病，也体现了风温病一年四季均可发生的特点。风热袭于肺卫，咽喉为肺胃之门户，故咽痛、咽痒；风热伤阴，故咽干；肺气失于宣发肃降，则咳嗽。方用银翘散加减，全方体现了治风又治热，既有上下用药，也有内外用药的处方特点。

2. 首先犯肺的临床意义

从理论上讲，有些温邪如风热、燥热等容易犯肺，但有些温邪如暑热、湿热等可能不犯肺，初起以入阳明或脾胃为主。叶天士在此只说犯肺，至于犯肺的哪一具体部位？医者临床需要辨证。吴鞠通《温病条辨》中明确指出了犯肺三方：即犯肺偏于皮毛以发热为主的辛凉平剂银翘散方；犯肺偏于肺络以咳嗽为主的辛凉轻剂桑菊饮方；犯肺偏于肺脏以热、咳、喘为主的辛凉重剂白虎汤方。为什么《温热论》开篇第一条就指出"温邪上受，首先犯肺"，以及吴鞠通《温病条辨·上焦篇》第2条"凡病温者，始于上焦，在手太阴"？犯肺是部分还是必然？是不是可以理解为不管何种原因导致的温病，都可以犯肺，然后都要治肺？从临床看，多种温病从肺论治有着积极的意义，也获得了较好的临床效果。犯肺并不一定有肺经症状，如咳嗽、流涕、喘等。治肺就是恢复肺为华盖之脏、主一身之气、水之上源的功能，从而使其他脏腑病变得到好转。消化系统病证如胃痛、呕吐、痞满、呃逆可从肺论治；泌尿系统疾病如水肿、癃闭、淋证可从肺论治；肝胆系统疾病的黄疸、鼓胀、胁痛可从肺论治；心血管疾病中的胸痹、心悸、不寐等也可从肺论治。这些治肺的理论和临床应用研究，都可以作为研究生选题继续进一步探讨。

【原文】盖伤寒之邪留恋在表，然后化热入里，温邪则热变最速，未传心包，邪尚在肺，肺主气，其合皮毛，故云在表。在表初用辛凉轻剂。夹风则加入薄荷、牛蒡之属，夹湿加芦根、滑石之流。或透风于热外，或渗湿于热下，不与热相搏，势必孤矣。(2)

【提要】本条概述伤寒与温病的传变区别，并论述温邪在表及其夹风、夹湿的不同治法。

【释义】伤寒与温病虽均属外感热病，皆有由表入里的传变特点，但由于所感之邪有寒温之异，故其化热入里有快慢之分。伤寒为外感寒邪所致，寒为阴邪，易束表阳，化热入里较慢，故留恋在表时间较长；温病乃感受温邪所致，温为阳邪，易伤阴液，化热入里较寒邪为速，故在表时间较短。

温邪在表即为表热证，与寒邪在表的表寒证有别，故治疗截然不同。寒邪在表，自当用麻黄汤等辛温之剂以散表寒。而温邪在表，则须用辛凉轻剂以解表热。辛凉轻剂，是泛指具有辛凉轻透作用的方药，如《温病条辨》中的银翘散、桑菊饮皆是，非单指桑菊饮。另外，由于温邪也有不同的种类，故其表证的治疗也不尽相同。夹风者，实为风热表证，故辛凉轻剂中当有薄荷、牛蒡等疏风之品，以透风热于外；夹湿者，即为表热夹湿证，或称湿热表证，故辛凉轻剂中当加芦根、滑石等甘淡渗湿之品，以渗湿热于下。如此风邪、湿邪先除，不与热合，则热必势孤而易解。

【临床心悟】

1. 卫分表证治宜辛凉轻剂

温病中的风热、燥热、湿热等病因，侵入人体后，常有卫分表证，如发热恶寒、头身疼痛、无汗或少汗、轻咳、鼻塞流涕等。治宜疏表泄热，透邪外出。选用辛凉轻剂方药，如桑菊饮、桑杏汤、银翘散、三仁汤、藿朴夏苓汤等。辛味能走、能散、能通，可使邪在卫表透而外出，凉能清热，轻可上行而宣发，故辛凉轻剂是治疗卫分表证方法。若不明此理，温病初起即用辛凉、苦寒重剂，不分热邪轻重及病变部位而盲目解毒清热，必致寒凉冰遏，表闭邪不得出，发热则难以消退。目前临床上治疗感冒、发热的中成药，大多以苦寒重剂立法，如板蓝根冲剂、大青叶片、犀羚解毒片、安宫牛黄颗粒等，若是疾病初期服用此类药物，对于病情的恢复极为不利。

2. 温病病因多为复合因素

温热夹风即风热病邪，此病邪由风和热两种病因合成，为常见的温病病因，该邪气容易导致肺系病证，出现热、咳、喘等。温夹湿即为湿热病因，此邪由湿和热两病因合成，容易导致脾胃肠病证，出现纳呆、恶心、呕吐、胸脘痞满、舌苔腻等。在治法上，复合病因需要复合治法，如上面说的风热病因，针对风和热两种病因，就要选用祛风和清热两种治法，既能祛风又兼有清热作用的药物为首选，如条文中说的薄荷、牛蒡子即具备疏风泄热双重作用。复合病因湿热之邪，亦须祛湿与清热治法同用，既能祛湿又能清热的药物如滑石等，即有此特点。目前临床上有些医生，见到发热、咽痛、咳嗽、舌边尖红、脉浮数等，不考虑风之病邪，只用清热或用解毒之法，则风邪不除；见到发热、呕吐、苔黄腻、脉濡数等，若不考虑湿之病因，单用清热，则湿也不解。因此，临床上见到温病病证，复合病因尚需采取复合治法思想，不可不知。

【原文】不尔，风夹温热而燥生，清窍必干，谓水主之气不能上荣，两阳相劫也。湿与温合，蒸郁而蒙蔽于上，清窍为之壅塞，浊邪害清也。其病有类伤寒，其验之之法，伤寒多有变证，温热虽久，在一经不移，以此为辨。（3）

【提要】阐明温热夹风、夹湿的证候表现，以及与伤寒的鉴别要点。

【释义】风热之邪在表，本应及时在辛凉轻剂中加薄荷、牛蒡子等药，以疏风散热，透邪外出。如果不这样治疗的话，风与热均为阳邪，不能及时外解，必入里化燥伤津，且易升腾炎上，导致头面部清窍无津以润，出现口、鼻、咽喉干燥之象。表热夹湿之证，本应及时在辛凉轻剂中加芦根、滑石等药，以渗湿于下，透热于外。湿为阴邪，重浊黏腻，易阻遏气机；热为阳邪，易升腾炎上。若在表之湿热不能及时解除，则热蒸湿动，蒙蔽于上，易使清阳被遏，而见耳聋、鼻塞等症。最后论述伤寒与湿热病证的区别。因湿热阻遏阳气，往往有恶寒、身重、头痛等症，很像寒邪束表之证。寒邪入里，传变较多，或入少阳、阳明，或转三阴。而湿热入里，则往往留恋气分，困于脾胃，传变较少。文中所谓"温热虽久"，可能为"湿热虽久"之误。因温热传变迅速，往往一日三变，故不可能"温热虽久，在一经不移"。

【临床心悟】

1. "干燥症"的病机及治法

干燥症临床颇常见，表现为目、舌、口、鼻、唇、皮肤、咽等部位的干涩，最常见的原因是阴津不足，采取滋阴生津往往奏效。但有些干燥症状采取养阴之法治疗并无明显效果。本条中所说的"清窍必干"属于风和热之邪相兼侵入人体。若针对病因采取疏风泄热治疗后，清窍干的症状会自然缓解，单纯养阴不但干症不除，反而留滞邪气，使病程缠绵。临床上如果见到病程较短的眼干患者，不能只考虑肝开窍于目而养肝肾，如果在调治肝肾的同时加入疏风泄热之品，如桑叶、菊花等，效果会更明显。临床上每遇到眼干患者，我常运用本法，效果良好。口鼻、咽喉干燥也多为风热扰及清窍，运用双花、连翘、薄荷、牛蒡子、僵蚕、蝉蜕等疏风泄热后，风去不再伤阴，其干自愈。温病中的病因多为复合因素，比如本症中的清窍干症是由风和热两种因素合成，不能只盲目清热而忽略了祛风，甚至清热时过用苦寒之药，往往更易苦寒化燥，清窍干症反而加重。因而选用既能祛风又能清热的药物最好，如果辨证属于温病卫表证，辛凉解表药物均有此作用。

2. 清窍壅塞的治疗体会

（1）鼻塞　感冒或鼻炎患者往往有鼻塞、流涕等鼻部症状。肺开窍于鼻，肺主皮毛，因此，治疗鼻的疾病，当考虑中医的整体观，不可见到鼻塞就使用辛夷、苍耳子等通鼻窍药物。若因感冒初期或感受风寒、风热时，辨证选方及时加入荆芥、薄荷等解表药，可使肺气宣通，腠理开泄，卫气流畅。另根据肺与大肠相表里或肺和膀胱的上下水源关系等理论，辨证中加入治大肠或膀胱药物，也可使鼻塞之症好转。如果看懂了下例整体观图（图2），肺系病证的治疗则变得较易。

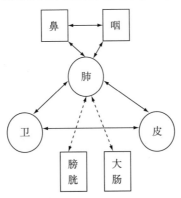

图2　肺系脏腑相关整体图

如果遇到鼻塞、流清涕较多的患者，可按湿邪病因治疗，因为清涕即水湿也，不可只宣降肺气。考虑肺为水之上源功能，需用宣湿、化湿、燥湿等祛湿之法。本条文中所论的鼻塞即是湿热之邪壅塞鼻窍。笔者的一位学生暑期感冒2周余，鼻塞流清涕不止，各种西药用之无效。我以银翘散加宣化湿邪、燥湿药物治之，用了半夏、云苓、藿香等药，1剂服完，诸症消失。现代医学认为鼻塞是由于鼻黏膜充血水肿所致，各种类型的鼻塞症状如果加入祛湿药，可使症状改善较快。另外，鼻塞者也可使用温性药物，因为此类药物能明显开通气机。多数人有这样的体会：当鼻部在冷的环境下，鼻塞不通的发生就多，病情也会重一些；而进入一个暖和的房间里或者用温热的东西外敷后，鼻塞就明显好转。由此我在临床上多用温性药治疗鼻塞，即使是热的原因引起，也可佐以温通药物，如果只用寒凉药物，不通的状态会更加严重。

（2）**耳聋** 本条所论耳聋为湿热蒙闭耳窍所致者。在临床上本类患者往往有饮酒史、淋雨涉水史等。如果望其舌，舌苔必白腻或黄腻，当用温病名方菖蒲郁金汤方治疗，或运用清热化湿药配合也可，并嘱患者不可再饮酒及恣食肥甘。本证切不可误认为肾虚所致，有些患者或不懂中医的中医，往往一见耳聋则谓之肾虚，予以六味地黄丸或健脑补肾丸，岂不是越有湿邪越润之？不但治不好，反致病程缠绵，使耳胀耳聋越重。耳聋患者需要辨明原因，年老耳聋，可考虑肾虚；起居不慎如外出爬山运动，回来后自觉耳聋，可考虑风热；发热伴有口苦、咽干者，又当按少阳病论治，予张仲景小柴胡汤即可；暴怒引起者为肝火，需苦寒直折肝火，当用龙胆泻肝汤（《医方集解》引《局方》：龙胆草、黄芩、栀子、泽泻、木通、车前子、当归、生地黄、柴胡、生甘草）等。

【原文】前言辛凉散风，甘淡祛湿，若病仍不解，是渐欲入营也。营分受热，则血液受劫，心神不安，夜甚无寐，或斑点隐隐，即撤去气药。如从风热陷入者，用犀角、竹叶之属；如从湿热陷入者，犀角、花露之品，参入凉血清热方中。若加烦躁，大便不通，金汁亦可加入，老年或平素有寒者，以人中黄代之，急急透斑为要。（4）

【提要】论述温病热邪陷入营分的主症和治法。

【释义】叶氏原文第二条指出，温邪在卫表者，治以辛凉轻剂。夹风者，加入薄荷、牛蒡之属以辛凉散风；夹湿者，加入芦根、滑石甘淡之品以祛湿。如此治疗，若病仍不解，反而进入营分，说明感邪重，或正气不足。营气通于心，营分证的病机主要为血液受劫和心神被扰，临床表现可见身热夜甚，舌绛而干，心神不安，甚至夜不能寐，时有谵语。营血同在脉中，营分受热，营阴不足，可伤及血络，造成血液外渗，故营分证可见肌肤斑点隐隐。邪热由卫分、气分而深入营中，损伤血中津液，而成营热阴伤之证，治疗应以清营养阴为主，不可继续使用上述辛凉散风、甘淡渗湿等卫气分之药。由于营血同处脉中，营为血中津液，凉血之药亦即清营之药，故治疗营热阴伤证提出以"凉血清热方"为基础。又由于导致营热阴伤证的病因不尽相同，故用药也当有所区别。如由风热所致者，可于凉血清热方中加犀角、竹叶等，以在清营养阴的同时，兼以透热外出；若由湿热所致者，则于凉血清热方中加犀角、花露等，以在清营养阴的同时，兼顾化湿。犀角咸苦而寒，功擅清营凉血，为治疗营血热证的主药，故无论营热由风热所致，还是由湿热所致，均主以犀角。竹叶辛淡而寒，功擅轻清透泄热邪，故由风热入营者，加之更为相宜。若营分热毒极盛，痼结难解，症见烦躁不安，大便干燥不通，斑疹外透不畅者，也可加入甘苦大寒之金汁，解毒以透化斑疹。但由于金汁性极寒凉，易伤阳气，故老年患者或素体虚寒之人不可轻用，而宜用性较缓和的人中黄代之。

【临床心悟】

1. "心－营－血"的整体观思维

"营分受热，则血液受劫，心神不安，夜甚无寐，或斑点隐隐"，简明扼要地说明了"心－营－血"的整体观（图3），也归纳了营分证的病理特点为营热阴伤，扰神窜络。

2. "夜甚"病证的治疗思路

临床上有许多可见晚上病情加重的患者，从中医病因病机分析，阴伤患者多夜间加重。因此，对于夜间加重患者，可立

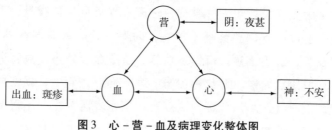

图 3　心 - 营 - 血及病理变化整体图

养阴一法。

（1）发热夜甚　发热为临床上常见的症状，内伤、外感各种疾病均可导致发热。对于午后及夜晚加重的发热患者应该首先考虑是阴虚，予以养阴治疗，比如增液汤方，生地、玄参、麦冬是常用养阴药物。根据病情，具有咸寒之性的鳖甲、龟甲也可运用。

我治一女患者，36 岁，素有甲亢病史，发热月余，体温最高 38℃。其发热下午三点后加重，到夜间 12 点开始热退。观其舌稍红，苔少，切脉细数。患者口干明显，发热重时身上起红色疹点。辨证为营阴虚而热，治以养阴透热之法，处以《温病条辨·下焦篇》的青蒿鳖甲汤 6 剂。青蒿用至 40g，鳖甲 30g，并加用《温病条辨》中的增液汤。6 剂服完，发热降，服药期间虽有体温变化，但未超过 37.5℃。第二诊减青蒿用量，再服 6剂，体温正常。

（2）咳嗽夜甚　有些咳嗽患者晚上较重，甚至白天一声不咳，到了晚上即咳嗽不停，影响睡眠，这也属于咳嗽夜甚而神不安。治疗上要考虑养肺阴，我喜欢用沙参。李时珍称沙参为白参，入肺养肺阴。

曾治疗某高校一位教师，怀孕 8 月余，咳嗽 10 余天。白天不咳嗽，到了夜晚即咳，影响睡眠，甚至每晚只能睡 1 ~ 2

小时，患者非常痛苦。因怀孕，不敢服用西药。遂处以3剂中药，基本方以止嗽散（《医学心悟》：紫菀、百部、荆芥、桔梗、甘草、陈皮、白前）合杏苏散，重用沙参15g，再加桑叶等，患者服完第二剂即咳嗽消失。后来每遇到妊娠咳嗽，夜间加重者，按照此法调治，多3～7剂而愈，且无任何损伤胎气之副作用。

（3）皮肤病瘙痒夜甚　营分证容易出现斑疹隐隐，是由于营热较重，扰及血络所致。有些皮肤病患者皮肤瘙痒，用手一挠，皮肤起红色斑疹，瘙痒夜晚加重，有些老年人更是如此，每逢夜晚脱衣之时，自觉瘙痒。此为阴血虚而受风，可按温病营分证的病机立法治疗。我治疗一男性退休老人，皮肤痒月余，来诊时患者拄拐并由其子搀扶。问其病史，有中风后遗症。患者昼夜皮肤瘙痒，夜晚加重而寝不安，需热水淋浴而痒减。观其痒疹出现部位阴面较多，舌红绛少苔，脉沉细略数。察其以前所治方药，多为苦参、白鲜皮、地肤子等苦寒燥湿药，显然与目前舌脉不符。其子又谓老人有糖尿病病史，中医将糖尿病诊断为消渴，其基本病机为阴虚燥热，中风病素体也多是肝肾阴伤。一派阴虚之象，岂能再用苦参等燥湿之药。综合病情，诊断为营热阴虚而受风，处以《温病条辨·上焦篇》清营汤方加蝉蜕、荆芥、夜交藤、刺蒺藜。6剂服完，瘙痒明显减轻，睡眠也佳。后以补肝肾之阴兼清余热、祛风，调理月余皮肤瘙痒痊愈。

（4）不寐　不寐病证为夜不得眠，显然符合"夜甚"之理，中医认为不寐总的病机为阳盛阴衰。对于本病的治疗，滋补心阴是常用之法，阴液充足，阴能涵阳，阳不扰神，则眠可安。即使辨证中没有明显的阴伤病理，也可佐以养阴之法，生地、麦冬为常用药物。热盛者兼以清心热，气虚者补气，血虚者养血，疗效明显。

我治一女患者，50岁，失眠二十余年。患者来诊时情绪激动，欲哭流泪。问其原因，始于惊吓。现心烦，口苦口干，时惊，二便尚可，舌淡苔薄黄，右脉滑，左脉沉。辨证为心阴虚有热，治以养心阴，清心火之法。处方：麦冬15g，白芍15g，僵蚕10g，蝉蜕10g，合欢皮15g，远志10g，栀子10g，党参20g，丹参15g，生龙牡各30g，半夏10g，茯神15g，炒枣仁20g，黄连10g，竹茹15g，枳壳6g，炙甘草5g。14剂服完，明显好转，夜晚入睡较甜。二诊时去竹茹，加莲子肉15g，又服14剂，失眠痊愈。

3. 安神法临床运用

安神法不仅可用于心神不安导致的失眠病证，也可用于心神失常以外的其他病证。如诸痛痒疮，皆属于心，安神法可治皮肤瘙痒，既安神又治瘙痒的药物，夜交藤首选；汗为心之液，夜间盗汗，可佐以安神之法，既能安神又能敛汗的药物，如炒枣仁、五味子、煅龙骨、煅牡蛎等常用；心主血脉，出血病证可佐以安神之法，神安血自止；另外，诸如抽搐、疼痛等也可佐以安神方法。

【原文】若斑出热不解者，胃津亡也。主以甘寒，重则如玉女煎，轻则如梨皮、蔗浆之类。或其人肾水素亏，虽未及下焦，先自彷徨矣，必验之于舌，如甘寒之中加入咸寒，务在先安未受邪之地，恐其陷入易易耳。(5)

【提要】论斑出热不解的病变机理和治疗大法，并提出"务在先安未受邪之地"的观点。

【释义】温病发斑多由阳明胃热内迫营血所致。斑疹外出说明邪热有透解之机，故斑出之后，体温应逐渐下降，直至正常。若斑出而热不解，甚或增高，多为邪热消烁胃津，水不济火之故，治疗宜注重甘寒生津。如气血两燔，热盛津伤之重证，可用玉女煎加减，清气凉血，养阴生津；若津伤为主而热不重者，则主要用梨皮、蔗浆等甘寒滋养胃津之品即可。

若患者素体肾阴不足，斑出之后，不仅胃津大伤，其热难解，而且邪热还易乘虚深入下焦，进一步耗伤肾阴，使病情加重。因此，对于这样的患者，治疗时除用甘寒生津之品以滋养胃津外，还应特别加入一些咸寒滋阴之品，以滋养肾阴，预防邪气深入下焦。那么，临床上如何诊断其肾阴素亏呢？叶氏强调"必验之于舌"。一般来说，肾阴素亏而患本证者，舌多干绛不鲜，上无苔垢，甚或干绛枯萎。当然，除此之外，还应结合患者体质及其他临床表现全面分析，以免误诊。

【临床心悟】

1. 阴精的盛衰是关系温病发病、传变的关键

"斑出热不解者，胃津亡也"，说明人体阴液在疾病康复中所起的重要作用。温病过程中适时补养阴液，防止温邪伤阴是治疗的重要一法。《温病条辨》一书，将救阴、护阴、养阴等重视阴液思想贯穿始终。阴液是人体免疫的重要部分，西医认为：细胞免疫和体液免疫是借助于血液循环、淋巴循环或组织液而进行和实现的生理过程。因此，养阴可调节机体反应，提高机体免疫力，养阴可直接补充电解质，养阴可增加血液总量，有利于血液循环，促进损伤修复。《温病条辨·原病篇》曰："盖谓冬伤寒则春病温，唯藏精者足以避之……盖能藏精者，一切病患皆可却，岂独温病为然哉。"指出人体阴精充足，则机体抗病能力强，外邪无隙可乘，则温病无由生。反之，若阴精耗损，则机体抗病能力减弱，邪气乘虚而入，易发温病。

2. 阴虚所致的舌少苔治疗

苔乃胃气之所蒸，正常人为薄白苔，舌上若见无苔或少苔，

表明胃气功能衰弱，胃阴不足。此种舌象多见于儿童或老年人、危重病患者。儿科患者中，若见少苔舌或花剥苔、地图舌，说明脾胃功能障碍，患者可表现为纳呆、消瘦、便干、出汗、易感等。临床遇儿科此类患者，必嘱其家长注意观察其舌苔的改变，予以适当饮食调理，则可减少感冒、咳嗽等病的发生。我治疗时，一般选用《温病条辨》中的沙参麦冬汤加减，该方是甘寒养阴的代表方，服药一到二周，则可长出舌苔，胃气功能可明显改善。老年或危重患者若出现少苔或无苔时，表明胃气阴严重不足，治疗时可用生脉散（《备急千金要方》：人参、麦冬、五味子）合沙参麦冬汤煎服。

胃痛病案

刘某，男，46岁，教师。胃脘部隐痛2年，于2003年5月19日初诊。胃痛时伴有胃中嘈杂感，胃脘灼热，口干，纳呆，消瘦，大便偏干，舌红少津，苔薄黄，中间部分无苔，脉细数。西医诊断为慢性萎缩性胃炎。曾服中药疏肝和胃丸等，效果不显。辨证为胃阴虚证，方选吴鞠通沙参麦冬汤加味。服至第2周舌苔已恢复正常，经治3周已基本不痛，诸症也减轻。服完1个月后，诸症消失，饮食恢复正常。复查胃镜未见异常，随访2年未见复发。

按：萎缩性胃炎在中医辨证中多属胃阴不足，多见于中老年人，或素体阴亏者。我常用沙参麦冬汤治疗此类胃痛，甘寒药玉竹、花粉对胃阴的恢复有较好的效果。在使用滋阴药的同时，可以加入醒脾理气药，如砂仁等，因为胃阴不足可能存在着纳呆，再加上过多的滋阴药碍胃气，更容易导致胃的纳谷功能减弱。另外，在运用甘味药的同时，可加入酸味木瓜、白芍等，起到酸甘化阴作用。酸味也能更好地促使胃酸分泌，增进食欲。

3. 甘寒、咸寒养阴法

（1）**甘寒养阴法**　本法主要用于上中焦肺胃津亏。温病初、中期，温热之邪羁留上、中焦，多伤及肺胃津液，治以甘凉、甘寒滋润之法滋养肺胃，常用沙参、麦冬、生地、玉竹、花粉等药，方剂除沙参麦冬汤外，尚可选《温病条辨》中的玉竹麦冬汤（玉竹、麦冬、沙参、生甘草）、五汁饮（梨汁、荸荠汁、鲜苇根汁、麦冬汁、藕汁）等。肺主宣发肃降，为水之上源，胃主腐熟受纳，为阴津化生之源。甘味能补中益气，培土生金，使肺胃之阴得生；寒则清热，津生热退则阴长阳消，其病自愈。

（2）**咸寒养阴法**　本法适用于温病日久失治或误治，邪热深入下焦，灼伤肝肾真阴。该类方药具有滋阴填精、潜阳息风作用，常用玄参、鳖甲、龟甲等甘咸浓浊之品，方选《温病条辨》中的加减复脉汤、黄连阿胶汤、青蒿鳖甲汤等。

4. 阴津亏虚病证有待探索的科学问题

由于气候的变暖、食品化学添加剂及农药化肥的使用，临床上阴液损伤病证越来越多，因此，提出以下论题供同道参考，希望在以下病证的研究中有所突破：

阴液亏损与基因突变；

阴津不足与癌症关系探讨；

养阴增液法在癌症放疗化疗中的地位；

肾精不足与血液病发病关系；

阴津不足与糖尿病发生的相关性；

老年人、老年病与阴津不足的关系；

养阴增液与温病发热；

养阴生津与人类健康长寿；

滋阴生津与皮肤美容；

养阴法对抗激素副作用研究等。

【原文】若其邪始终在气分留连者，可冀其战汗透邪，法宜益胃，令邪与汗并，热达腠开，邪从汗出。解后胃气空虚，当肤冷一昼夜，待气还自温暖如常矣。盖战汗而解，邪退正虚，阳从汗泄，故渐肤冷，未必即成脱证。此时宜令病者安舒静卧，以养阳气来复，旁人切勿惊惶，频频呼唤，扰其元神，使其烦躁。但诊其脉，若虚软和缓，虽倦卧不语，汗出肤冷，却非脱证；若脉急疾，躁扰不卧，肤冷汗出，便为气脱之证矣。更有邪盛正虚，不能一战而解，停一二日再战汗而愈者，不可不知。(6)

【提要】本条论述温邪留连气分的治疗大法以及战汗的病机、表现、预后、护理及与脱证的鉴别。

【释义】温热邪气久在气分留连，往往由于正邪相持，势均力敌所致，可通过战汗的方法使邪气透出。此时胃津不足，热邪也不甚，故治疗可通过益胃之法，促使"战汗透邪"。所谓"益胃"之法，主要是滋养胃津，如服用雪梨浆、五汁饮、益胃汤等剂，或多饮米汤、白水皆可。通过益胃，使腠理开泄，热邪外出。战汗时，汗出过多，阳气随之而泄，导致阳气不足，肢体失于温养，患者往往出现一昼夜的四肢发凉。此类四肢发凉，待人体阳气来复则四肢温暖如常，不一定是阳气亡失的脱证。是阳气暂时虚弱还是阳气脱，其鉴别要点首先是"诊其脉"。若脉象虚软和缓者，虽见肤冷、倦卧、不语，也非脱证；若脉来疾数无力或散大，则为脱证之兆。战汗之后，由于阳气随汗外泄，胃气空虚，故出现肤冷、倦卧、不语等阳气一时不足的表现，此时应让患者安卧，不要频频呼唤患者，而应令环境安静，并注意保持室内温暖，以使阳气逐渐恢复。但有些患者由于邪盛正虚，往往不能一战而愈，需过一二日再作战汗方可使邪退热清。

【临床心悟】

1. 战汗与类战汗的鉴别

战汗多发生于温病中。战汗前患者首先感到全身恶寒，并不断加重，以至引起全身战栗，且多伴有肢冷、脉伏等症，继之体温不断升高，以至毛窍开泄，腠理疏松，全身汗出，寒战随即停止，体温也逐渐下降，为正气奋起抗邪，鼓邪外出的标志。战汗可自然发生，也可因服用药物治疗后出现。若战汗后热退身凉，则疾病向愈，是人们希望看到的一种结果。热病过程中邪在气分，尤其是半表半里时更易出现，如疟疾、登革热等。目前，这些容易出现战汗的热病少了，故临床上真正战汗患者也不多见。但类似于战汗的现象必须熟知，如急性肾盂肾炎、急性胆囊炎等所表现出的高热寒战不可误作一般战汗，只采取益胃之法或静观其变，待其热退身凉，恐怕贻误病情，因此，积极治疗原发病为当务之急。临床亦有较多患者，因为输液反应而导致寒战，此时，更不可当作战汗，应立即采取积极措施而救治。

战汗病案

程某，男，21 岁，我校本科学生。持续发热 4 天，于 2004 年 9 月 12 日初诊。来诊时体温高达 39℃～40℃，先前曾服用中药 3 剂，未见明显疗效。观其舌苔白厚腻，辨证为湿热阻滞，湿重于热。察所用中药，亦有清热、化湿、利湿药。为何作用不显著？考虑为祛湿药力量不足所致，遂以达原饮方，厚朴、草果、槟榔同用，直达病所，开达膜原祛湿，处方三剂。学生下午服用一剂后，自感恶寒加重，全身怕冷明显，体温亦有所上升，遂急忙来教室找我询问。我觉得中药应该没问题，煎服法也得当，先观察一下看看，并嘱其回宿舍后多饮开水。三剂服完后，来门诊告之，体温已正常。问其初服中药当日寒战情况，谓当天服药后约寒战 20 分钟左右，继之全身汗出，到晚上体温已降至正常，续服第二、第三剂后，未再发热。

按：本人虽治发热患者较多，但服药后出现如此现象者，遇到的较少。本病例是不是完全符合温病的战汗，尚需进一步研究以及更多临床病例的支持。本患者湿邪阻滞，通过达原饮治疗，湿热消除，气机通畅，人体正气恢复，抗邪有力，达到了"战汗透邪"目的。可见，疾病长期在气分留恋，灌溉汤水或服用中药后，增强了正气，改变了正邪双方力量的对比，可暂时出现寒战现象，为疾病向愈之佳兆，熟知此，可免临床慌张矣。

2. 输液反应与战汗现象

临床上可见许多患者在输液过程中出现寒战现象，医护人员多是按输液反应处理。近几年我在思考这样一个问题：既然灌溉汤水等"益胃"法可促使患者发生战汗，输液本身就是"益胃"的具体运用。那么，输液过程中出现寒战现象，是真正的战汗发生还是真正的输液反应表现？此时的寒战能否按温病战汗处理？从温病理论讲，输液过程中，补充了人体水液，使原来正邪交争，气机黏滞不通的现象得以缓解，人体正气抗邪有力，促使邪气外出，此时出现战栗，符合温病的战汗理论。如果是因为输液过程中所使用的药物、器具质量问题及护理操作不当等原因所致，那么其他的患者使用同一批号药物和器具，为何不出现寒战现象？当然不排除个体差异及病机的不同。熟知了温病战汗理论，以后在输液过程中，可以密切观察患者的寒战现象，是出现在外感病中还是内伤病中？是偏于中老年人还是儿童？是在输液初期还是中后期阶段发生？都需要在临床上予以观察研究。总结输液过程中出现的寒战规律，将有助于正确判断疾病的预后及减少医疗纠纷或事故的发生。

【原文】再论气病有不传血分，而邪留三焦，亦如伤寒中少阳病也。彼则和解表里之半，此则分消上下之势，随证变法，如近时杏、朴、苓等类，或如温胆汤之走泄。因其仍在气分，犹可望其战汗之门户，转疟之机括。(7)

【提要】本条讨论了邪留三焦的病因、病机、治疗和转归。

【释义】湿热之邪久羁气分，既不从表而解，也未化燥入于营血，则可留于手少阳三焦，使其气机升降失调，水道不利。其临床表现，"亦如伤寒中少阳病也"，即有寒热往来之症。此外，由于湿阻三焦气机，水道不畅，故必伴有胸腹痞满、小溲混浊短少、舌苔厚腻等症。

湿热留于手少阳三焦，虽与伤寒少阳病同为病在少阳，且均可见寒热往来之症，但毕竟病因不同，病位有手经与足经之分，故治疗方法有别。伤寒少阳病为无形邪热郁于半表半里，足少阳胆经枢机不利，故治疗须以小柴胡汤外透内清足少阳半表半里之邪，即"和解表里之半"；而湿热留于三焦，则为有形之水湿或痰浊与热相合，阻遏手少阳三焦，使其气机升降失调，水道不畅，故治疗须以杏仁、厚朴、茯苓等药，宣上、畅中、渗下，或用温胆汤之类理气祛湿为主，使湿浊之邪分道而消，热亦随之而出，即"分消上下之势"。湿热留于手少阳三焦，病属气分阶段，若治疗得法，使气机宣畅，尚可如疟疾一般，通过战汗而达邪外出。

【临床心悟】

1. 半表半里证治疗四法

温病之邪不在卫表，又非完全入里，而是处于少阳、三焦、膜原等半表半里位置者，称为半表半里证，其最主要的热型特点是往来寒热。半表半里证的病因可分温热、湿热两大类，其治法大致有四种。

（1）和解少阳　是和解少阳胆经郁热的一种治法。主治单纯热邪郁于少阳胆经，不夹湿邪者。主要临床表现见于《伤寒论》少阳病中，如往来寒热、胸胁苦满、心烦喜呕、口苦咽干、目眩等。代表方剂小柴胡汤。

（2）清泄少阳　是清泄少阳胆经半表半里邪热，和降胃中痰湿的一种治法。主治湿热邪气郁于少阳，枢机不利，胃失和降者。本证多见于某些湿热性温病，症见寒热往来、口苦胁痛、烦渴溲赤、脘痞呕恶、舌红、苔黄腻、脉弦数等。代表方剂蒿芩清胆汤（《通俗伤寒论》：青蒿、竹茹、半夏、茯苓、黄芩、枳壳、陈皮、碧玉散）。

（3）分消走泄　是宣展气机，清化三焦邪热痰湿的一种治法。主治邪热与痰湿阻遏于三焦而气化失司者。本证见于各种湿热性温病湿重于热阶段，症见寒热起伏、胸痞腹胀、溲短、苔腻等。代表方剂如温胆汤（《备急千金要方》：枳实、竹茹、半夏、陈皮、茯苓、甘草、生姜、大枣）加减，或以叶天士所说的杏、朴、苓之类为本法的基本药物。

（4）开达膜原　是用疏利透达之品开达盘踞于膜原的湿热秽浊之邪的一种治法。主治湿热秽浊之邪郁伏膜原者。本证多见于湿温或湿热性瘟疫的早期，症见寒甚热微，脘痞腹胀，身痛肢重，苔白腻如积粉，舌质红、绛甚或紫绛。代表方剂如达原饮、雷氏宣透膜原法。

运用时应注意以下几点：①和解少阳法的小柴胡汤，其病因不夹湿邪，舌苔不腻，偏于薄黄为主。②清泄少阳法的蒿芩清胆汤，病因为湿热，且湿热并重或热重于湿，故以舌苔黄腻为辨证要点。③分消走泄与开达膜原二法，皆适用于病因为湿邪较重者，清热之力较弱，其作用侧重于疏化湿浊，临床若见苔白腻或白厚腻者，宜用此法。

2. 蒿芩清胆汤组方来源于本条及仲景小柴胡汤

蒿芩清胆汤出自清代俞根初《通俗伤寒论》。该方是在张仲景《伤寒论》小柴胡汤和解少阳法的基础上，又结合叶天士本条所说"或如温胆汤之走泄"思想创立而成，彰显了俞根初在熟读经典的基础上又有所发挥和创新。小柴胡汤证乃热邪郁于足少阳半表半里，故以苦辛柴胡、苦寒黄芩相配以清泄胆热。俞氏家乡浙江绍兴，地处江南，湿气较重，小柴胡汤为东汉中原地带医圣张仲景所创，对于湿邪较重者，柴胡不是其适应证。因而俞氏以苦寒芳香化湿，轻宣透泄湿热之青蒿易苦辛燥烈之柴胡，既有苦寒清热之性，又有芳香化湿、轻宣透热之功。黄芩配半夏，苦辛通降，祛除在里之湿热，既有和解足少阳胆之功，又有通利手少阳三焦之效。俞氏又参本条，加入古人温胆汤，在于分消走泄，又加碧玉散，更增清利之力。蒿芩清胆汤可谓和解表里法与分消走泄法共用，手、足少阳并治的代表方剂。正如何秀山在此方按语中所说："足少阳胆与手少阳三焦合为一经。其气化，一寄于胆中以化水谷，一发于三焦以行腠理。若受湿遏热郁，则三焦之气机不畅，胆中相火乃炽。故以蒿、芩、竹茹为君，以清泄胆火。胆火炽，必犯胃而液郁为痰，故臣以枳壳、二陈，和胃化痰。然必下焦之气机通畅，斯胆中之相火清和，故又佐以碧玉，引相火下泄，使以赤苓，俾湿热下出，均从膀胱而去。此为和解胆经之良方，凡胸痞作呕，寒热如疟者，投无不效。"我临床每遇湿热病发热，舌苔黄腻者，首选此方，确有佳效。

【原文】大凡看法，卫之后方言气，营之后方言血。在卫汗之可也，到气才可清气，入营犹可透热转气，如犀角、元参、羚羊角等物，入血就恐耗血动血，直须凉血散血，如生地、丹

皮、阿胶、赤芍等物。否则前后不循缓急之法，虑其动手便错，反致慌张矣。（8）

【提要】 本条概述卫气营血病机的深浅层次及卫气营血证候的不同治法。

【释义】 一般情况下，卫分证之后是气分证，营分证之后是血分证。说明了温病卫气营血的一般传变规律，同时也提示了温病的病位浅深和病情的轻重。关于温病的传变规律，一般来说，新感温病初起，邪气往往首先侵袭肺卫，表现出恶寒发热等卫分病变；继而邪气多传入气分，影响脏腑的功能，出现但热不恶寒、口渴等症；若进一步发展，可深入营分，耗伤营中阴液，影响心之神明，出现身热夜甚、舌绛、神昏等症；最后可深入血分，耗血动血，导致出血、蓄血或动风等症。关于温病的病位浅深和病情轻重，一般来说，邪在卫分，病位最浅，病情最轻；邪在血分，病位最深，病情最重；气分证较卫分深重，较营分轻浅；营分证较气分深重，较血分轻浅。

"在卫汗之可也"，指邪在卫分，宜用汗法，使邪从表而解即可，不可早投清里之剂，以免阻遏气机，使邪不得外透。但要注意，因为温病是感受温邪所致，温邪在卫表，虽也用汗法，只宜用辛凉之剂，不可用治寒邪束表的辛温之剂，以免过于发汗，伤津助热，反生他患。

"到气才可清气"，指温邪由卫表入里，邪正剧争，出现气分之证，才可用清气之法治疗。叶氏在这里既指出了气分证的治疗大法，同时也进一步强调了寒凉清气之剂不可早投，即温邪在卫而未入气分不可滥用，否则寒凉之药易凉遏气机。"清气"并非具体一法，而是泛指治疗气分证的方法，包括轻清宣气、辛寒清气、苦寒泻火、苦寒攻下、清热祛湿等，临床上应根据气分证的具体情况而合理选用。

"入营犹可透热转气"，仍是强调透热外出的重要性。因为温邪虽由气分传入营分，但并未深入血分，尚有转出气分而解的可能，所以治疗时仍应设法透热外出。"犀角、玄参、羚羊角等物"，是治疗营分证的清营养阴主药，透热转气即运用轻清透邪之品，如银花、连翘、竹叶等，使热邪可从营分转到气分而解。

"入血就恐耗血动血，直须凉血散血"，既指出了血分证的病机特点，又强调了血分证的治疗关键。"耗血动血"为血分证的基本病机。所谓"耗血"，主要指热邪耗伤血中津液，导致血液黏滞，运行障碍，并有血亏病理；所谓"动血"，主要指邪热灼伤血络，迫血妄行，导致各种出血，如吐血、衄血、便血、发斑，或血溢脉外，热与血结而成瘀血之证。热入血分，病位最深，难以用轻清之品使之外透，其治疗"直须凉血散血"，而要达到"凉血散血"的目的，就需将凉血止血药与活血散瘀药、养阴生津药合理配合，使凉血止血而不留瘀，活血散瘀而不动血，"生地、丹皮、阿胶、赤芍等物"是常用药物。

【临床心悟】

1. 多证候同时用药原则

"卫之后方言气，营之后方言血"，说明了温病发展具有卫气营血证候的传变特点。四个证候之间在治疗上应全面考虑，虽然初诊时患者可能是某一个证候，但在治疗时可以对其前后证候同时用药。如一个气分证的白虎汤证，在运用白虎汤治疗时，可考虑卫分证的药物，如使用薄荷等，也可加入后一证候营分证的药物，如生地等。如果双证候、三证候或四证候同时用药，对于临床上一些急危重症患者，可顿挫病势，使邪气自内而外尽快消散，有较好的临床效果。如银翘散、白虎汤、清营汤、犀角地黄汤四方合用即体现了卫气营血四个证候同时治疗的原则（见下表），虽然来诊时可能是某一个证或两个证候，但在目前临床上，这种治疗原则经常运用，也有较好的疗效。

四证候同时用药举例表

卫分证	气分证	营分证	血分证
薄荷、牛蒡子	黄芩、石膏	生地、玄参	丹皮、丹参

在运用多证候同时治疗时，应注意两点：一是辨证使用某一证候主要方药；二是某一证候症状表现不著时，也可考虑使用，以体现透达或防变的思想。

2. 卫表证重视辛味药

温邪袭人，自外而入，可致腠理闭塞，卫气郁滞；邪自内发，阳热不达于外，郁闭体内，二者皆可出现"不通则热"的基本病理。故开腠宣郁，启闭达热，是治疗温病发热的重要方法，且不可一味采取大剂苦寒清热之品。正如《松峰说疫·治瘟疫慎用古方大寒剂论》中云："若用大寒之剂，直折其火，未有驱邪之能而先受寒凉之祸。受寒则表里凝滞，欲求其邪之解也，难矣。"辛味之品，味辛气香，性善流通。用于温病发热能起到开通腠理，宣闭启窍，逐邪外出，泄湿透热，保持人体气机畅达之效。温病表证，使用辛凉解表药属正治，但辛温类药物更具有开通、宣郁、达邪等作用，在温病中也常常佐之。临床可从患者寒热的轻重及汗出的畅否等情况，来判断使用不同的辛温解表药。若热郁较重，表闭无汗者，可选用麻黄、桂枝等药，如张仲景的麻杏石甘汤。方中用麻黄辛温宣肺开腠理，与石膏相伍，可用于温病风温咳喘证；吴鞠通治温疟的白虎加桂枝汤，用桂枝"领邪外出，作向导之官，得热因热用之妙"（《温病条辨·上焦篇》第50条）。该方用治热痹高热，关节红肿痛具有良好疗效。若热郁较轻，少汗或汗出不畅者，可选用芥穗、苏叶、防风、豆豉、葱白等，如银翘散用芥穗之芳香散热解毒，俞根初的葱豉桔梗汤用葱白、豆豉，也取其辛温开表、透邪外出的作用。温病发热选用辛温解表药物，不是取其辛温发汗，而是开泄腠理，发越郁阳，使热邪潜消。辛温祛湿类药具有宣化湿邪、透泄郁热、疏畅气机之效用，多适用于湿温病发热患者。湿为阴邪，非温不化。辛温祛湿之品，多芳香轻灵流通，宣扬发散，起到气化则湿化、气化则热散的目的。

3. 温病中透邪法的运用

透邪是温病中最常用一法。所谓"透"，即透达、透散、透发、宣透、通透之意，指通过使用轻清透达之品，使邪气由表而解或由里达外、由深出浅而解的一种治法。根据病变部位或邪气不同，可有疏透、清透、通透、宣透、开透、搜透等不同方法。

温邪是温病的病因，因此，在透邪理论指导下，清透法较常用。薄荷、牛蒡子、双花、连翘等轻清气薄之品清透并施。气热者，石膏与薄荷清气透卫；夹湿者，豆卷合青蒿化湿宣透；津伤者，稍佐甘寒生津作汗之品以透邪。在卫气营血各证候的发热中，我经常选择苦寒微辛味的青蒿治疗，尤其西药常规抗炎、对症、抗病毒治疗无效时，效果明显。此药气禀芳香，具清透之功，他药无比。抓住证候表现有身热不退、午后夜间尤甚，或恶寒或不恶寒，结合舌脉详辨湿热、温热，以青蒿配合黄芩，或青蒿配合鳖甲等为主，治疗四季发热患者，效果颇佳，急性发热患者一般3～4剂则邪透热清。

4. 瘀血证的治疗思路（图4）

瘀血是现在临床常见证，其原因笔者归纳为"二必三多"，即外伤必瘀、出血必瘀、久病多瘀、怪病多瘀、年老多瘀。

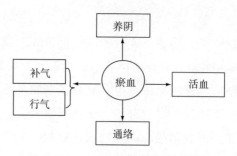

图4 瘀血的治疗思路图

（1）血瘀要活血，血活瘀自消　在临床运用活血化瘀药时，我常分三级：虫类一级活血药，如水蛭、土元、虻虫等；二级活血药：三棱、莪术、乳香、没药、蒲黄、五灵脂等；三级活血药：当归、川芎、桃仁、红花等。另外尚有清热活血药，如丹皮、赤芍、丹参等。活血药分级对于掌握活血化瘀的运用较为方便和实用。

（2）血瘀要养阴，阴充血自散　临床每遇瘀血证时，我常在组方时加入养阴血药，如白芍、生地、熟地、玄参、当归、花粉、枸杞、萸肉等。瘀血证不能见瘀血就只用活血法，滋养阴液是治疗瘀血证的重要法则。补充水，水液充足，则瘀血证可明显改善，这就是叶天士说的"散血"之意，散血即包括活血和养阴两层意思。纵观古人活血化瘀名方，大多方内有补养阴血之品，这也是治疗瘀血证的一个重要规律。古人所谓"水浅瘀始成"即是此理。

（3）血瘀要补气，气足则血旺　人之所有者，血与气耳。脉中流行的一是气，一是血，血瘀者，气不行。对于气虚而致瘀血者，必须配伍补气药，如黄芪、党参、人参、西洋参等。

（4）血瘀要理气，气行则血行　根据血瘀原因及部位，可分别配伍不同脏腑的行气药，如香附、郁金、元胡、青皮、柴胡、砂仁等。

（5）**血瘀要通络，络通血自活**　血在脉中行，瘀血除了要用活血化瘀外，对于瘀血者，还需配伍通经络药物，如穿山甲、地龙等。可根据病情轻重，分别使用虫类通络药及藤类通络药。

【原文】且吾吴湿邪害人最广，如面色白者，须要顾其阳气，湿盛则阳微也。法应清凉，然到十分之六七，即不可过于寒凉，恐成功反弃，何以故耶？湿热一去，阳亦衰微也。面色苍者，须要顾其津液，清凉到十分之六七，往往热减身寒者，不可就云虚寒而投补剂，恐炉烟虽熄，灰中有火也。须细察精详，方少少与之，慎不可直率而往也。又有酒客里湿素盛，外邪入里，里湿为合。在阳旺之躯，胃湿恒多，在阴盛之体，脾湿亦不少，然其化热则一。热病救阴犹易，通阳最难。救阴不在血，而在津与汗，通阳不在温，而在利小便。然较之杂证，则有不同也。(9)

【提要】本条论湿邪为病及其治疗等问题。

【释义】叶天士说：我们江苏吴县这地方湿邪害人最重。凡面白无华之人，多为素体阳气不足，若再感受湿邪，则阳气更易受伤，每多发展为湿胜阳微之证，故治疗时要特别注意顾护其阳气。即使湿渐化热，成湿热之证，使用清热之剂亦不可太过，一般来说，清至十分之六七即可。若过于寒凉，恐重伤阳气，前功尽弃，反而转为阳衰之证。

面色青苍之人，多为阴虚火旺之体，感受湿热病邪，每易化热伤阴，因此在治疗过程中，应特别注意顾护津液，除热务尽。即使清至十分之六七，患者热减身凉，亦不可轻易作为虚寒而妄投温补之剂，以防余热未尽，死灰复燃。必须仔细诊察，若确属邪退而阳气偏虚者，才可稍加温补，且从小剂量开始，切不可大剂骤补。

湿热病证的发病，除感受湿热之邪外，还往往与人体内湿有密切关系。如平时嗜好饮酒之人，往往里湿素盛，再感外界湿邪，就最容易内外合邪，发为湿热病证。由于中焦脾胃属土，而湿邪亦为土之气，同气相求，故湿邪最易侵犯脾胃。湿热病证随脾胃阳气之盛衰而有不同病机变化。脾胃阳气旺盛，则湿邪多从热化而病位侧重于足阳明胃，表现为热重于湿之证，即"胃湿"；脾胃阳气虚，阴寒较盛，则湿邪多从寒化而病位侧重于足太阴脾，表现为湿重于热之证，即"脾湿"。上述"胃湿"与"脾湿"两类病证虽然初起表现不同，但随着病程发展，皆可化热化燥，出现相同的证候，即"化热则一"。

关于温病的"救阴"与"通阳"，总的要从温热与湿热两类温病的不同上来认识。温热病证，为感受风热、燥热等阳邪所致，易伤津液，而出现阴亏液涸之证，故治疗重在救其阴液。湿热病证，往往湿邪较重，热处湿中，易出现阳郁湿停之证，故治疗重在通其阳气。一般来说，治疗温热病伤阴比较容易，因温热病所感之邪皆为阳邪，只要及时使用清热养阴之品，即可取效，故"热病救阴犹易"。而治疗湿热病遏阳之证却最为困难，因湿为阴邪，热为阳邪，二者相互矛盾，用药非常棘手。如治湿多用温药，却有助热之弊；治热多用寒药，却有碍湿之嫌，故"通阳最难"。那么，在温病临床上究竟如何"救阴"和"通阳"呢？它与杂病中的"救阴""通阳"有何不同呢？一般来说，杂病中"救阴"主要是滋补精血，而温热病中"救阴"则主要是滋养津液，以充汗源，达邪外出，同时还需要注意防止过汗伤津，故热病"救阴不在血，而在津与汗"。杂病中"通阳"主要是用温热药温阳补虚，而湿热病中"通阳"则主要是宣通阳气，渗利小便，使湿热之邪从小便而去，不可误用温补，故强调"通阳不在温，而在利小便"。此即温病与杂病治疗区别之一，临床需加以注意。

【临床心悟】

1. 面色苍与面色白不同

本条所论证有面色白、面色苍之分，面色白者考虑阳虚，面色苍者考虑阴津虚。西医有时将苍白一起称谓，并认为贫血患者可呈苍白面色。中医面色中白与苍不同，白者是指色，苍是指质地。苍有苍老、沧桑之感，缺少阴血的滋润可导致苍色。气虚者为㿠白，血虚者为淡白。尤其㿠白患者，儿童见此面色多考虑肺气虚。经常出汗易感，双下眼睑处发红，甚者肿胀、发青，说明肺气不足，甚者肾气也亏，出现遗尿现象。有些儿童平时面色尚且红润，每遇感冒使用发汗药后，尤其是大汗后，其面色往往出现㿠白色，这是因为出汗过多更伤肺气之故，腠理疏松，卫阳失固，部分患者热退后则容易出现咳嗽。此时出现咳嗽，治疗应重视补肺气，常用太子参、黄芪等，不可再用太多宣肺止咳之品，否则更易耗散肺气，也可使用五味子、乌梅等药予以收敛固涩。"㿠"字，字典无此字，是一错字，中医长期用之，是因为其代表肺气虚的典型面色，很有临床实际意义。

2. 酒为湿热之最

酒客为长期饮酒的人。酒为湿热之最，饮酒过量而频繁，易导致脾胃受损。湿热停留，湿气阻滞，热郁中焦，时间一久，脾胃更损，酒量就慢慢降低。我治疗一县医院骨科大夫，由于工作手术原因，经常外出饮酒，半年后酒量大减。患者很是痛苦，谓不能饮酒，饭桌上很不舒适，邀我诊治。察其舌苔黄厚腻，给予清热化湿之剂调理两周，舌苔退，后饮酒量大增，甚是高兴。俗云"酒是粮食精，越喝越年轻"，当然不完全正确。

3. 阴津与血虚治法

阴津是血的组成部分。阴津亏虚者，血不一定虚，而血虚者肯定有阴津不足。因而在治疗上，血虚者一定补阴，而阴虚者不一定补血。如四物汤补血方中，既有补血的当归，更有养阴的熟地、白芍，即体现了很好的配伍思路。

4. 利小便可以通阳气

人体阳气不通可导致多部位的症状，如头晕、胸闷、腹胀、肢体酸重等，这是由于湿邪阻滞，困阻气机所致。使用通利小便药物，如泽泻、茯苓等，可使上述症状明显改善。我治疗眩晕时，尤其是痰饮导致的眩晕，必用泽泻，效果很好。对于因湿邪导致的肢体乏力而酸重，运用利小便法，很快乏力好转。上述症状也可见于内伤杂病中，临床上应仔细区分，不能见乏力就谓之气虚而采取补气法。

【原文】再论三焦不得从外解，必致成里结。里结于何？在阳明胃与肠也。亦须用下法，不可以气血之分，就不可下也。但伤寒邪热在里，劫烁津液，下之宜猛；此多湿邪内搏，下之宜轻。伤寒大便溏为邪已尽，不可再下；湿温病大便溏为邪未尽，必大便硬，慎不可再攻也，以粪燥为无湿矣。（10）

【提要】本条说明邪留三焦进一步发展而致里结阳明的治法，同时还对湿温与伤寒所用下法的区别进行了分析。

【释义】病邪停留三焦如能及时给予分消上下，泄化痰湿，随证变法施治，每多外透而解，反之必里结于阳明胃和肠。里结阳明有温热与湿热之别，如伤寒或温热病过程中所见之阳明腑实证，即为温热之邪灼伤胃肠津液，进而与燥屎相结所致；而湿热病过程中所见里结阳明证，则多为湿热阻滞胃肠气机，影响饮食的运化和糟粕的传导，使积滞内停，湿热进而与积滞交结。湿热积滞交阻胃肠的临床表现与阳明腑实不同。阳明腑实以大便燥结或纯利臭秽稀水，舌苔焦燥为特点；而湿热积滞交阻胃肠则以大便溏臭不爽，色黄如酱，苔黄垢腻为特点。湿热里结阳明为湿热积滞内结阳明胃肠，虽非阳明热结，但毕竟属于实证，且邪气已无外透之势，故叶氏谓"亦须用下法"，以导湿热积滞从肠腑而出。若当下不下，恐迁延日久，变证蜂起。

湿热里结阳明与伤寒阳明腑实证，虽病位均在胃肠，皆可以下法逐邪，但其病因病机不尽相同，故在具体应用下法时又有区别。伤寒阳明腑实证，为"邪热在里，劫烁津液"所致，往往大便干燥坚硬，故下之宜猛，如用承气汤之类以"急下存阴"。而湿热积滞交结阳明，大便溏滞不爽，并不像燥屎可一下而解，故不宜用承气汤之类猛攻急下，而宜用理气化湿、导滞通腑之剂，轻法频下，使湿热积滞渐除而正气不伤。即使湿已化燥，而出现阳明腑实之证，应用承气汤亦须谨慎。应用下法逐邪，要掌握分寸，既不可太过，也不可不足，总以胃肠实邪尽除为度。如伤寒阳明腑实，应用承气汤攻下后，大便由燥硬转为稀溏，则为邪尽，不可再下；若为湿热积滞交阻胃肠，应用轻下之法，必待大便由稀溏转为燥硬，方为邪尽，才可停用下法（图5）。

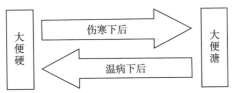

图5 伤寒与湿热性温病下法治疗比较图

【临床心悟】

大便溏垢不爽的治疗

随着人们生活水平的提高，酒、甜食等膏粱厚味的过量摄入，易导致脾胃功能受损，湿热积滞阻于肠道，往往出现大便溏垢不爽而黏滞，排便时间延长，但大便未必干燥。有些患者来诊时诉说，大便特别黏滞，便池冲刷多次才能干净，此类患者多为湿热。如果是儿童，与平时喜食肉类、糖果等食物有关，常表现苔厚腻，口中晨起有味，大便不爽。如果这类患儿饭后易出现腹痛，大多是西医诊断的腹部肠系膜淋巴结炎。中医多属于湿热食阻滞，用清热祛湿消食之法，其腹痛、大便不爽可愈。清代俞根初《通俗伤寒论》中的枳实导滞汤方效果很好，组成为：大黄、枳实、厚朴、槟榔、黄连、连翘、紫草、神曲、山楂、木通、甘草。方中枳实、槟榔、连翘、黄连、神曲、山楂这几味药一定要用。辨证准确，处方合理的话，患者一般服用 1~6 剂即愈。

我在给本科生上温病课时，讲到此部分内容，恰遇班里一男生，认为自己也属于此病机，平时大便溏滞不爽。学生自己处一方来门诊问我可否？通过舌脉症辨，其方证基本吻合，对其方稍作修改，处方一剂。服用一次，另一半让其同宿舍同学服用，两人第二天大便溏滞症状皆明显好转，遂来门诊告之，谓此方乃改善便溏不爽良方也。

【原文】再人之体，脘在腹上，其地位处于中，按之痛，或自痛，或痞胀，当用苦泄，以其入腹近也。必验之于舌：或黄或浊，可与小陷胸汤或泻心汤，随证治之；或白不燥，或黄白相兼，或灰白不渴，慎不可乱投苦泄。其中有外邪未解，里先结者，或邪郁未伸，或素属中冷者，虽有脘中痞闷，宜从开泄，宣通气滞，以达归于肺，如近俗之杏、蔻、橘、桔等，是轻苦微辛，具流动之品可耳。(11)

【提要】本条论述邪结于胃脘的主症、治法及其辨治。

【释义】人的身体，胃脘在上，腹部居下，都属中焦所主。中焦脾胃病常有脘腹按之疼痛，或不按也痛，或脘腹胀满表现。此时一定要望舌，若舌苔黄浊厚腻，说明湿热或痰热较重，可用苦寒泄热之法。如偏于湿热者，可用泻心汤之类加减治疗；偏于痰热者，可用小陷胸汤加减治疗。若舌苔白滑不燥，多为痰湿内盛；苔黄白相兼而润，多为外邪未解，里湿痰浊先结；苔灰白不渴，多为寒湿阴邪内聚，阳郁不伸，或素体脾胃虚寒。凡此诸证，虽见脘痞胀痛，但热象并不明显，而主要为湿浊郁阻胃脘气机所致，故治疗时切不可乱投苦寒泄热之品，以免重伤中阳，冰伏湿邪，而应以杏仁、白蔻仁、橘皮、桔梗等轻苦微辛之品，宣畅上中焦气机，以使湿邪达归于肺，从表而解。

【临床心悟】

1. 脘腹两大病证痛或痞胀的治疗

脘腹由中焦脾胃所主，临床可见脘腹的两大症状：疼痛（按之痛，或自痛）、痞胀，此二症在消化系统疾病中的确常见。遇到脘腹疼痛或痞胀的疾病时，应当察舌象予以诊断。若为舌苔黄腻者，用小陷胸汤或泻心汤治疗。

小陷胸汤由黄连、半夏、瓜蒌组成，为仲景治疗小结胸病名方。见于《伤寒论》第138条："小结胸病，正在心下，按之则痛，脉浮滑者，小陷胸汤主之。"半夏配黄连是仲景常用药对，用于治疗痞证，为寒温并用之法。

泻心汤中以半夏泻心汤（《伤寒论》：半夏、黄芩、干姜、人参、甘草、黄连、大枣）最为常用。在应用半夏泻心汤时，我的经验是：

（1）**脾气虚** 可有乏力、腹胀、便溏、泄泻等，即使上述症状不明显，若是脘腹胀满疼痛时间较长，如数月或数年，治疗时均可在方中加入补气健脾药，我喜欢用党参15～20g。各种参类中药如人参、党参、太子参等，不可见痞满而弃，用之可起到反治法塞因塞用之效。

（2）**胃阳弱** 可有恶食生冷、脘腹冷痛等，方中干姜不可见苔黄而舍，量可在6～9g之间酌情使用。

（3）中焦热　脾胃运纳不健、食积化热上蒸而见口舌生疮、口干口苦、舌红苔黄、脉数等，黄连、黄芩为常用药物。

（4）气机乱　气机升降失常可见胃脘痞满、腹胀、呕吐、下利等，如果苔薄黄腻或黄厚腻，此时寒温并用效果较好，半夏配黄连必用，取其辛开苦降，气机得以恢复，其痞自消（图6）。

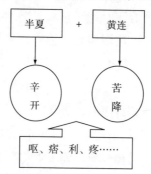

图6　半夏配黄连药对的作用及所治病证图

半夏泻心汤对消化性溃疡、慢性浅表性胃炎、萎缩性胃炎、糜烂性胃炎、胃窦炎、胃脘痛、贲门痉挛、幽门梗阻、肠炎、腹泻、消化不良、肠易激综合征、复发性口疮等消化道疾病，妊娠恶阻等妇科疾病以及泌尿、生殖、呼吸、循环、血液等系统多种疾病均有明显疗效。

2. 脾胃肠病从肺论治思想

《临证指南医案·肺痹》中说："肺主一身之气化也，气舒则开胃进食，不必见病治病。"即指肺气肃降，可助胃气下行。《景岳全书·心腹痛》中也说："胃脘痛证，多有因食、因寒、因气不顺者，然因食因寒，亦无不皆关于气。"《灵枢·口问》曰："谷入于胃，胃气上注于肺。"以上皆说明了脾胃与肺的密切联系。脾胃与肺是母子关系，生理病理相互影响，因此，治疗上密不可分。如清·陈修园常取百合、乌药二味治脾胃病。

他说："百合合众瓣而成，有百脉一宗之象，其色白而入肺，肺主气，肺气降则诸气俱调。"（《医学从众录·心痛》）叶天士也常选用枇杷叶、杏仁、紫菀、薏苡仁、桔梗、通草等流动之品以治脾胃病，临床用之，疗效明显。

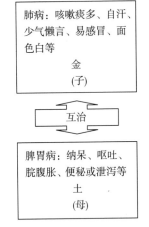

图7 上焦肺金与中焦脾关系图

《素问·示从容论》曰："夫伤肺者，脾气不守，胃气不清。"临床上遇到胃痛、呕吐、呃逆、腹胀等病，在治脾胃病的同时，我喜欢用桔梗、杏仁、牛蒡子等利肺气药，对于改善脾胃肠病证效果较好。

3. 肺病从脾胃论治

肺病是以咳嗽、咳痰、喘憋为主要表现，尤其是儿童或中老年人平时咳嗽痰多之症，可采用六君子汤予以健脾益气，培土生金。临床遇一男患儿，14 岁，咳嗽、痰多一年余。在儿科及内科多次服用宣肺化痰止咳中药，效差。我诊时，患者谓平时喜唾，每上一节课，其座位下就要遗留大量痰液，同桌同学对其意见颇大，患者甚为烦恼。上体育课跑步时也只能跟在后面，无力超越。察其舌淡，苔薄白而润，脉沉。辨证为肺脾气虚而生痰。予以中成药健脾丸常服，肺病而治脾。经 1 月调治，其家长告之，咳嗽、吐痰已愈，学习成绩也有所提高。

薛生白《湿热病篇》临床心悟

导　读

《湿热病篇》的作者为薛雪，字生白，号一瓢，晚年号扫叶老人。生于康熙二十年（1681），卒于乾隆三十五年（1770），享年90岁。清代著名医学家。江苏吴县人，与叶天士同代。薛氏博学多才，能诗善画，工画兰，精书法，字摹苏轼，苍劲浑厚。善拳勇，常手执一铜杖。家中满架缃缥，藏书颇多。乾隆初年曾两次举"鸿博"未遇，遂以医为业，研讨《内经》，究心致力于医苑生涯。时因家乡吴县湿邪较重，故薛氏对湿热病的研究颇有心法。

一、内容特点

《湿热病篇》是温病学中第一部详细论述湿热病的专著，该篇采用自述自注的方式，阐述湿热病的病因及发病机理，辨析湿热病的病理演变规律，完善了湿热病三焦辨证的体系，遣方用药轻清灵动，药少而力宏。同时还附有暑病、寒湿、下利等病证的辨治内容，以与湿热病作鉴别对比。本书对诊治湿热病有重要的指导意义，为后世将温病明确分为温热、湿热两大类奠定了理论基础，起到了承上启下的作用，广为后世所宗，被列为医家必读之书。故清代李清俊在《南病别鉴》序中誉之："……其见之也确，其言之也详，其治之也各得其宜，可为后世法，莫能出其范围者。"

二、版本与读法

《湿热病篇》约成书于乾隆三十五年（1770）以前，初刊于道光十一年（1831）。版本有多种，条文多少互有出入。本书以王孟英《温热经纬》所载《湿热病篇》条文为依据，本书原文后数字，为《湿热病篇》原文条文顺序。

阅读薛生白《湿热病篇》应注意以下两个问题：第一，重视自注内容。《湿热病篇》每条原文后皆有薛氏自注，自注中对条文症状产生的病机、不同条文的鉴别、该条治法思想及所使用的药物进行了分析和阐述，某些自注中所提出的观点甚至比原文中内含的信息量还大。因此，阅读此书时，只有对自注内容熟悉和理解，才能全面掌握薛生白《湿热病篇》学术思想。第二，理解条文药物。《湿热病篇》多数条文下，只列药名，未命名方剂。学习时应根据条文后所列药物，对其作用及适应证进行分析、归纳。薛氏条文后的药物不是简单的罗列，而是体现了薛氏治疗湿热病的众多思想。

三、本书思路

本书选取了《湿热病篇》原文共 16 条内容。条文的选取基于以下原则：第一，以湿热病的正局为主，即湿热病的卫分及气分阶段，而气分证中又选取了上焦、中焦、下焦证的湿热条文，内容能够反映湿热病三焦辨证、治分湿热多寡的学术思想。第二，选取了湿热病变证、类证、后期调理等部分条文。先有内伤，脾虚湿停是湿热病的发病内因，故选取了部分脾虚、肾虚条文，病证以呕吐、痢疾等消化系统疾病为主。第三，本书所选条文涵盖了湿热病的提纲、病因病机、治法及方药，湿热病的正局、变局、类证、变证及后期调理。第四，《湿热病篇》有关营血分及心包证原文未选取，详在本书《温病条辨》部分分析。

【原文】湿热证，始恶寒，后但热不寒，汗出胸痞，舌白，口渴不引饮。（1）

自注：此条乃湿热证之提纲也。湿热病属阳明太阴经者居多，中气实则病在阳明，中气虚则病在太阴。病在二经之表者，多兼少阳三焦，病在二经之里者，每兼厥阴风木。以少阳厥阴同司相火，阳明太阴湿热内郁，郁甚则少火皆成壮火，而表里上下充斥肆逆，故是证最易耳聋、干呕、发痉、发厥。而提纲中不言及者，因以上诸症，皆湿热病兼见之变局，而非湿热病必见之正局也。始恶寒者，阳为湿遏而恶寒，终非若寒伤于表之恶寒，后但热不寒，则郁而成热，反恶热矣。热盛阳明则汗出，湿蔽清阳则胸痞，湿邪内盛则舌白，湿热交蒸则舌黄，热则液不升而口渴，湿则饮内留而不引饮。然所云表者，乃太阴阳明之表，而非太阳之表。太阴之表四肢也，阳明也；阳明之表肌肉也，胸中也。故胸痞为湿热必有之证，四肢倦怠，肌肉烦疼，亦必并见。其所以不干太阳者，以太阳为寒水之腑，主一身之表，风寒必自表入，故属太阳。湿热之邪从表伤者十之一二，由口鼻入者十之八九。阳明为水谷之海，太阴为湿土之脏，故多阳明、太阴受病。膜原者，外通肌肉，内近胃腑，即三焦之门户，实一身之半表半里也。邪由上受，直趋中道，故病多归膜原。要之湿热之病，不独与伤寒不同，且与温病大异。温病乃少阴、太阳同病，湿热乃阳明、太阴同病也。而提纲中不言及脉者，以湿热之证脉无定体，或洪或缓，或伏或细，各随证见，不拘一格，故难以一定之脉拘定后人眼目也。

湿热之证，阳明必兼太阴者，徒知脏腑相连，湿土同气，而不知当与温病之必兼少阴比例。少阴不藏，木火内燔，风邪外袭，表里相应，故为温病。太阴内伤，湿饮停聚，客邪再至，内外相引，故病湿热。此皆先有内伤，再感客邪，非由腑及脏之谓。若湿热之证不夹内伤，中气实者其病必微，或有先因于湿，再因饥劳而病者，亦属内伤夹湿，标本同病。然劳倦伤脾为不足，湿饮停聚为有余，所以内伤外感孰多孰少，孰实孰虚，又在临证时权衡矣。

【提要】论述了湿热病的提纲，列举了湿热病初起的典型症状。自注中主要讨论了湿热病病因病机、病位等。

【释义】湿热病，初起有始恶寒，后但热不寒，汗出胸痞，舌白，口渴不引饮六大症状。湿邪阻遏阳气，肌表失温而恶寒，而寒邪伤表则恶寒较重。随着湿邪的入里化热，则出现不恶寒而发热。热盛于阳明则汗出，湿蔽于胸部清阳则胸痞，湿邪内盛则舌苔白腻，湿热郁蒸则舌苔黄，热则液不升而口渴，湿则饮内留而不引饮。

湿热病为感受外界湿热病邪所致，"太阴内伤，湿饮停聚，客邪再至，内外相引，故病湿热"，此即湿热病内外相引的发病特点。薛生白又说："劳倦伤脾为不足，湿饮停聚为有余。"指出脾与湿之间的标本关系，此处"不足"，当理解为因劳倦伤脾，脾不健运，或因过饱过逸，使脾气困滞，而导致内湿停留。在外感受湿热病邪，在内太阴脾失健运导致内湿停留，内外之湿相合，而发生湿热病。

薛氏自注说："邪由上受，直趋中道，故病多归膜原"，"阳明为水谷之海，太阴为湿土之脏，故多阳明太阴受病"，明确指出湿热病病变的中心在中焦脾胃。其中"病多归膜原"一句，从膜原受邪后主要出现中焦脾胃的表现来看，病在膜原侧重于脾胃的病变，这也说明湿热病病变的中心是中焦脾胃。

湿热病发展过程中，因患者体质的差异，有偏于阳明和太阴的不同。薛氏说："中气实则病在阳明，中气虚则病在太阴。"病在阳明病机偏于胃，表现为热重；病在太阴病机偏于脾，表现为湿重。

本条提纲中所列的六种症状，都是湿热病正局的见症。湿热病邪在卫分及邪郁蒸于气分尚未化热化火的证候就是正局。湿热病湿热蕴蒸日久化燥化火或深入营血，出现手厥阴心包和足厥阴肝经的病变，即是湿热病的变局。变局的表现，有耳聋、干呕、发痉、发厥等。

湿热病与温热病、伤寒的不同之处，主要为感受病邪和病变部位的不同。湿热病为感受湿热病邪所致，初起表证为太阴阳明之表，所以湿热病初起必见头重如裹、四肢倦怠、肌肉酸痛、胸痞等表现。温热病就是薛氏自注中说的"少阴太阳同病"的温病，实际指的是伏气温病的春温。春温作为温热类温病的代表，发于冬春两季，发病机理为"少阴不藏，木火内燔，风邪外袭，表里相应"，发病急，伤阴重，初起即见高热烦渴，甚至出现神昏痉厥的严重证候。

【临床心悟】

1. 湿热病的临床发病情况

湿热病临床发病较广，我国南方多于北方，沿海多于内陆，这主要与当地的气候环境湿热有关。另外还与人们的饮食过于肥甘、嗜酒等关系密切。在湿热病证常发地区，医生对于湿热病的诊断往往较易，而在有些省份往往不被重视。我在门诊接诊的一些患者中，有的舌苔白腻、白厚腻或黄厚腻者，前医仍然采取清热之法，而不重视祛湿，以致病程延长。临床上许多疾病可以从湿热论治，如口腔溃疡患者，如果溃疡长于口腔黏膜，其色或白或黄，又有苔腻者，此为湿热型溃疡，治以清热祛湿即可，可用薏苡仁、滑石、栀子、黄连等药清热泻火祛湿，方选吴鞠通的薏苡竹叶散（《温病条辨》：薏苡仁、竹叶、滑石、白蔻仁、连翘、茯苓、通草）。此类患者若长期反复发作，多为脾气虚弱，还应佐以健脾之药，如黄芪等。既能健脾又能祛湿的药物如苍术、白术是治疗此类口腔溃疡的常用一组对药。若口腔溃疡只生于舌面，发红而疼痛，此为温热阴伤型，当清心火而育肾阴，生地、竹叶、连翘、玄参等药常用，可选用《温病条辨》的清营汤方。如果舌面及黏膜上都有溃疡，以上两种治法可以合之。再如咽喉疼痛而化脓者，当佐以祛湿之法，可用薏苡仁、滑石等，不可只用清热解毒利咽之药。若咽痛红肿，只需清热解毒就可以了。

2. 引起湿邪发生的常见因素

病原体：柯萨奇病毒、脊髓灰质炎病毒、肝炎病毒、沙门杆菌、痢疾杆菌、布氏杆菌、真菌、阿米巴原虫、丝虫等。

物理因素：环境温度太高，环境湿度太大。

化学因素：酒精中毒，苯中毒。

营养因素：维生素 B_1 缺乏，胆固醇和脂肪摄入过多。

其他：长期使用抗生素。临床体会，长期使用抗生素的患者，舌苔多白腻、黄腻，尤其是一些对胃肠有损害的抗生素，如阿奇霉素等，最容易损伤脾胃之阳，导致湿邪的停留。

3. 湿热病邪的特点

《景岳全书·湿证》曰："然湿证虽多，而辨治之法，其要唯二：则一曰湿热，一曰寒湿而尽之矣。"朱丹溪也说："六气之中，湿热为病，十居八九。"（《格致余论·生气通天论病因句辨》）

（1）复合病因　湿热是湿与热合，是湿和热两种病因交滞，故称复合病因。湿邪一年四季都有，与其他邪气夹杂，则有不同名称，致病也异。正如喻嘉言所说："湿在冬为寒湿，在春为风湿，在夏为热湿，在秋为燥湿。"（《医门法律·风湿论》）

（2）半阴半阳　湿为阴邪，热为阳邪，湿热互结，故有半阴半阳之称。其特点氤氲黏腻，如油入面。薛生白原文 11 条注云：“热为天之气，湿为地之气，热得湿而愈炽，湿得热而愈横”。

（3）阻气困阳

1）困清阳——头昏沉：《素问·生气通天论》曰：“因于湿，首如裹。”

此类患者非常类似于内伤肾虚之证。临床可见一些青少年平时易表现头昏、头沉、头重，头脑不清晰，上课没精神，易困顿，越到考前越重。家人谓其虚证，予以多种补养品滋之。甚至医者也不知，予以六味地黄丸、健脑补肾丸等治疗，以致头昏越重。其实此证多为湿热困阻头部清阳，非肾虚也，治以祛湿即可。遇到此类患者，我一般用温病名方菖蒲郁金汤（《温病全书》：石菖蒲、郁金、栀子、连翘、灯心、竹叶、丹皮、竹沥、木通、玉枢丹）治疗，六剂即可好转或痊愈。

头昏沉病案

张某，男，21 岁，省城某大学学生，2005 年 6 月 12 日初诊。头昏沉 4 年，加重 2 月。记忆力减退，并有头晕，乏力，纳呆，舌淡红，苔黄稍腻，脉滑稍数。辨证：湿热塞窍，浊邪害清。方选菖蒲郁金汤加减。

处方：菖蒲 10g，郁金 10g，半夏 10g，炒白术 12g，泽泻 10g，白蔻仁 6g，栀子 9g，连翘 10g，云苓 12g，炙甘草 6g。4 剂，水煎服。

服用第 2 剂后，头沉明显减轻，4 剂后，诸症消失。

按：病发于青年，经常头昏沉，乏力，记忆力减退，很容易误诊为肾虚或气虚证。该学生之前也曾多次服用补肾中成药，效果不显。用菖蒲郁金汤 4 剂后，感觉头脑清晰。临床每遇此类患者，该方用之皆有良效。菖蒲配郁金，开窍化湿行气；栀子、连翘"像心"入心经，以清心脑之热；泽泻、云苓导湿从小便而走；半夏配白术、白蔻仁燥湿健脾理气。服用中药或平时日常饮食中，嘱患者少食或不食易生湿热之食物。此类患者日常饮食行为非常重要，若服着中药，每天再喝点酒，或再食一些炸鸡、巧克力等食物，中药效果就差多了。

2）困胸阳——胸痞满：两乳之间为膻中，膻中为气海。湿热之邪易困阻胸中阳气，致胸部憋闷、气喘。这些患者的憋闷短气，活动后反而减轻，与气虚证劳累后加重不同，此为湿邪困阻胸阳所致，尤其是形体较胖或者久坐安逸之人更是如此。中药瓜蒌、半夏、薤白等药对此证有效，或者选用张仲景瓜蒌薤白半夏汤（《金匮要略》：瓜蒌、薤白、半夏、白酒）。临床上一些冠心病患者，经常表现胸闷、气短，甚至疼痛，某些医生不加辨证，见冠心病就用补气活血之法，未免片面。其实，痰湿闭阻胸阳所致的冠心病为临床常见型，如果从痰湿治疗，效果不错，对缓解胸闷气短很有效。其辨证要点为苔腻或形体肥胖，平时痰多等症。

3）困中阳——脘腹胀：湿热阻中是湿热必有的病理。湿热困阻中焦脾胃，升降失司，往往易出现脘腹胀满。此种胀满，不可只用理气之品。临床见脘腹胀满者即采取理气法治疗者不乏其人，往往愈理愈胀。祛湿是治疗此种腹胀之大法，既能祛湿又能行气的中药为首选，如枳实、厚朴、草果、槟榔等。也可选用醒脾行气化湿的药物，如砂仁、白豆蔻等。

4）困卫阳——肌酸痛：卫气有温分肉、肥腠理功能。湿邪困阻卫气导致卫气流通不畅，其生理功能得不到正常发挥，往往出现四肢肌肉沉重无力、酸疼不适，这些患者类似于气虚。我接诊的一部分此类患者，多是因误用补气之法，大量使用黄芪，仍然四肢乏力者，我给以祛湿之法并佐以健脾，乏力状态很快好转。若病程较短，舌苔黄腻或白腻，更应采取祛湿之法。四妙丸对此种下肢乏力效果良好。我治疗某大学一男生，门诊时见两男生搀扶此学生来诊。问其表现，谓两下肢极度乏力，行走困难。青年两下肢无力，诊断当慎重。我仔细检查其神经系统各种体征和反射，皆正常，又排除了格林－巴利综合征等其他神经病变。察其舌象：舌红，苔黄厚腻。患者自述小便黄。综合辨证为湿热下注，阳气不畅。予以四妙丸（《成方便读》：苍术、黄柏、牛膝、薏苡仁）加减，4剂后诸症消失。

（4）弥漫全身，脾胃中心　土无定位，湿无专证，湿无定形，易着于肌肤，滞于筋骨，阻于气分，痹阻诸窍，停于脏腑，故湿热之邪全身无处不到，蒙上、阻中、流下、溢外为常见病理。但上、中、下三焦，以中焦脾胃为病变中心。阳明胃为水谷之海，太阴脾为湿土之脏，脾胃同属中土，而湿为土之气，与脾胃属同气相求、同类相从，所以湿热病邪侵入人体后，易趋中焦脾胃，使脾失升运，胃失和降，出现脘痞、腹胀、呕恶、便溏、苔腻等症状。而平素脾胃湿盛者，更易感受湿热病邪而发病，这种发病特点，又称为里湿与外湿"内外合邪"。因此，判断有无消化系统表现，可以协助诊断此时患者是否有夹湿邪病因。

（5）隐匿起病　湿热之邪致病，若追问其发病原因，患者往往叙述不清，说明湿热之邪具有隐匿起病特点。《杂病源流犀烛·湿病源流》："湿病之因，内外不同如此，然不论内外，其熏袭乎人，多有不觉，非若风寒暑热之暴伤，人便觉也。"《温热逢源·伏温夹湿内陷太阴发黄疸肿胀泄利等证》说："有一种湿热蕴于太阴者，初起不见湿象，但觉热象蒸郁不扬，脘闷口甜，而胃口无病，仍可纳谷，舌上不见浊苔，其湿热深郁于脾脏。"

（6）**矛盾症状**　湿热为半阴半阳之邪，为一对相反的矛盾病因，因而其致病的临床表现也存在着矛盾现象。如发热：自觉热重，他人觉凉；体温虽高，热势不重；虽有发热，口不渴或渴不欲饮，或大渴；面不红反淡黄；脉不数反迟缓；不烦躁反呆痴；大便数日不下但下后不一定硬反而溏；舌苔不黄反而白等。临床上若遇矛盾症状时，当考虑是否为湿热病病因。

（7）**较难辨证**　《温病条辨·下焦篇》第42条中说："其在上焦者，如伤寒；其在下焦也，如内伤；其在中焦也，或如外感，或如内伤。至人之受病也，亦有外感，亦有内伤，使学者心摇目眩，无从捉摸……较之风火燥寒四门之中，倍而又倍，苟非条分缕析，体贴入微，未有不张冠李戴者。"故湿热致病，具有似实非实、似虚非虚、似寒非寒、似燥非燥、似热非热、似风非风等辨证的不确定性。

（8）**伤阴伤阳，病程较长**　湿为阴邪，易伤阳气，后期若湿重的话，可以进一步伤脾肾之阳而出现便溏、小便短少、腰膝冷痛等。若湿邪化燥或热邪较重，可以化火化燥而伤阴动血。如夏秋季的急性泄泻，不采取及时的祛湿清热之法，先伤脾阳，再伤肾阳，日久脾肾阳虚而形成慢性泄泻。再如肠伤寒患者后期可出现便血，即是湿热化火动血之故，若及时清泄肠中湿热，可预防肠伤寒的诸多并发症。

（9）**四季皆有，长夏为主**　湿虽为长夏主气，但不独主一时一方，故四季皆有，八方咸存。饮食、环境、气候变化、体质等诸多因素皆可导致湿热病邪的产生。天地阴阳二气升降交感，则湿邪生焉。

（10）**纳垢秽浊**　湿热病邪可表现为大便垢滞，带下秽浊，小便混浊，口气熏人，舌苔垢腻，面色垢滞等。

4. 湿热病共同表现

单纯湿邪致病概括有"重、闷、呆、腻、濡"五大症状，即肢体困重、胸脘痞闷、纳呆、舌苔腻、脉象濡。再加上"热"的病因，所以湿热之邪致病常见有六大症状，即"热、重、闷、呆、腻、濡"。通过发热的程度、舌苔的白还是黄、脉象的濡缓还是濡数等，来判断湿热病中湿与热的轻重。

【原文】湿热证，恶寒无汗，身重头痛，湿在表分，宜藿香、香薷、羌活、苍术皮、薄荷、牛蒡子等味。头不痛者，去羌活。(2)

自注：身重恶寒，湿遏卫阳之表证，头痛必夹风邪，故加羌活，不独胜湿，且以祛风。此条乃阴湿伤表之候。

【提要】此条论述湿邪伤表尚未化热的证治。

【释义】湿在于表，即湿热初起在卫表，湿明显重于热，故初起表现常有恶寒无汗、身重头痛等。治以辛温芳香为主，以藿香、香薷辛温芳化，疏散表湿，行气和中；羌活、苍术皮祛风除湿，疏表止痛；薄荷、牛蒡子有助透邪解表之功。湿热病以头重头沉为多，头痛多由于夹风邪，所以头不痛可去羌活。

【临床心悟】

1. 头重、头胀、头痛病因及治法

湿则重，热则胀，寒则痛，这是中医认识六淫致病的一般特点，很有临床意义。有些患者头重如裹，头沉头昏，整日感觉抬不起头来。此类患者应从祛湿着手，湿祛则清阳展，头重头沉自消，前面所讲的菖蒲郁金汤是治疗本证的有效方剂。如果患者经常头胀明显，甚则头胀如裂，临床上很少考虑用行气药，这多是火热所致，予以清热泻火或平肝潜阳即可。我常用天麻钩藤饮（《杂病证治新义》：天麻、钩藤、生石决明、川牛膝、桑寄

生、杜仲、山栀、黄芩、益母草、朱茯神、夜交藤）或镇肝息风汤（《医学衷中参西录》：怀牛膝、生赭石、生龙骨、生牡蛎、生龟甲、生杭芍、玄参、天冬、川楝子、生麦芽、茵陈、甘草）加减治疗，中药夏枯草、钩藤、黄芩使用频率较高。此种头胀也可运用引热下行药，如川牛膝等。有寒故痛也，临床上很多疼痛患者多因寒邪引起，头痛、心痛、胃痛、腹痛、腰痛、四肢痛等最常见的原因就是寒，因而散寒通经是止痛的基本思路。

2. 羌活治痛症效果好

《汤液本草》谓羌活"太阳经头痛，肢节痛，一身尽痛者，非此不治"，《本草汇言》曰：羌活"盖其体轻而不重，气清而不浊，味辛而能散，性行而不止，故上行于头，下行于足，遍达肢体，以清气分之邪之神药也"，还言羌活能"通畅血脉"。故羌活为疏利气血、止痛之良药，辨证加入可以作为广谱止痛药使用。我在治疗各种头痛病中，无论是外感还是内伤都加入羌活，止痛效果快而持久。李东垣有首治头痛的名方"选奇汤"，出自《东垣试效方》，由四味药组成，其中就有羌活一味，与方中黄芩、防风、甘草同伍，用治一切头痛病，可以作为基础方加减运用。羌活气味雄烈，辛温走窜，祛风散寒除湿作用皆备而用治一切风寒湿三气所致病者，因而除头痛外，痹证必用羌活。我治四肢关节痛、腰痛、肢麻、发凉等病，用羌活配以补气健脾、散寒温肾活血之品，效果不错，一般服用1～2周疼痛明显减轻。痛经的患者我也用羌活。痛经原因很多，但以寒凝胞宫最常见，以桃红四物汤（《医宗金鉴》：桃仁、红花、当归、赤芍、熟地、川芎）加羌活，或配以补肾药，或配以理气药，或配以补气健脾药，服用1～2个月经周期，疼痛即可好转或消失，若能坚持服用3～5个月经周期，效果更好。另外，羌活配青黛也可用于三叉神经痛等。

3. 藿香疗脾胃病效果佳

藿香既可入药，也可作调味料或直接食用。四川名菜"藿香黄花鱼"、吉林名菜"庆岭活鱼"均用藿香做香料。《本草正义》谓藿香乃"舌苔浊垢者，最捷之药"，《本草图经》中也说其"治脾胃吐逆，为最要之药"。说明了藿香有较好的治疗脾胃病作用，尤其是舌苔较重者，或表现为呕吐等。临床每遇舌苔腻或厚腻，不论是白还是黄的患者，方中均伍以藿香，效果明显。另外，因藿香性辛味芳香，香能通窍，故对鼻窍不利的感冒、鼻炎等，有利鼻窍、通鼻塞作用。

【原文】湿热证，恶寒发热，身重关节疼痛，湿在肌肉，不为汗解，宜滑石、大豆黄卷、茯苓皮、苍术皮、藿香叶、鲜荷叶、白通草、桔梗等味。不恶寒者，去苍术皮。(3)

自注：此条外候与上条同，唯汗出独异。更加关节疼痛，乃湿邪初犯阳明之表。而即清胃脘之热者，不欲湿邪之郁热上蒸，而欲湿邪之淡渗下走耳。此乃阳湿伤表之候。

【提要】此条论述湿邪伤表，湿已化热的证治。

【释义】此亦湿邪伤表之候，故有恶寒、身重等症。与上证不同的是湿已化热，故有发热。脾主四肢，主肌肉，湿着肌肉、肢节，则身重关节疼痛。其特点是肌腠关节疼痛和发热不为汗解。前证湿未化热，治以芳香辛散为主；本证湿已化热，治以轻清泄热，淡渗利湿。滑石、豆卷、白通草清热兼以渗湿；藿香叶、鲜荷叶芳香化湿；茯苓皮、苍术皮宣表渗湿；桔梗宣通上焦肺气，肺气化则湿亦化。诸药共奏清热祛湿、分消湿热之功。

【临床心悟】

1. 表有皮肤、肌肉之分

从薛氏原文第二条、第三条看，湿在表分、湿在肌肉均属于卫表证，可见表并非单纯发生于皮毛部位，皮肤、皮下组织、肌肉都有可能成为表证发生的位置。湿邪容易侵犯肌肉，寒邪容易侵犯皮肤，故前者多出现肌肉沉重而酸，后者则容易出现无汗恶寒而疼。在用药上，前者宜用祛湿药，后者宜用散寒药。表证部位的细分化，将有利于正确辨证用药。临床上，遇到表证时，也应正确区分邪气在皮肤还是在肌肉，还是二者皆有。《金匮要略》中的麻杏薏甘汤证，就有寒湿郁于皮肤及肌肉两个部位，故用麻黄治皮肤无汗，薏苡仁解肌肉之湿，二者合用，邪气自肌肉皮肤而消，用于治疗风寒湿侵入，见一身尽疼，发热，午后较甚者。《伤寒论》中的麻黄汤，用麻黄开皮腠，用桂枝解肌肉，故麻黄、桂枝相伍，发汗力宏。

2. 表湿治疗可用利尿法

本条论述的是卫表证，但薛氏在治疗上用了较少的入卫表证的药物，而选用了大量的治膀胱的利尿药。这是因为肺主皮毛，肺与膀胱为上下水源关系。湿热郁于卫表，治膀胱即是治卫表，是中医整体观的运用，临床不可不知（图8）。我曾写过一篇"卫分发热用滑石浅说"的小短文，讲的就是滑石虽为利尿药，但也可通利皮腠使汗出的内容。

3. 荷叶升清降浊，散瘀止血

清代名医叶天士、吴鞠通、费伯雄、张聿青及近现代名医丁甘仁、孔伯华、蒲辅周、程门雪等多喜用荷叶，其治疗的病种也相当广泛。荷叶性平无毒，气清香，味微苦涩，入肝、胆、脾、胃、心、肺、大肠等经，具有清解暑邪、轻宣透邪、升清降浊、醒脾开胃、止血散瘀、降脂减肥等功效。该药虽似平淡，

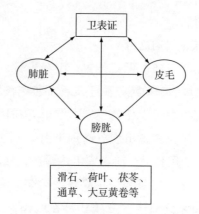

图8 "肺－卫－皮－膀胱"四者之间的整体观思想图

但其轻清、轻宣、轻散、轻透、轻升、轻降之性，却可以轻去实、以轻御重，用之中的，往往会收到意想不到的效果。

另外，荷叶既可升清止血，又能宣散瘀血，有很好的止血效果，可用于吐血、咯血、衄血、便血、尿血、血淋、崩漏、产后恶血等一切血证。基于叶天士、吴鞠通用鲜荷叶治鼻衄的经验，我用荷叶30g配合仙鹤草30g治疗便血、崩漏有良效。

【原文】湿热证，寒热如疟，湿热阻遏膜原，宜柴胡、厚朴、槟榔、草果、藿香、苍术、半夏、干菖蒲、六一散等味。(8)

自注：疟由暑热内伏，秋凉外束而成。若夏月腠理大开，毛窍疏通，安得成疟。而寒热有定期，如疟证发作者，以膜原为阳明之半表半里，湿热阻遏，则营卫气争，证虽如疟，不得与疟同治，故仿又可达原饮之例。盖一由外凉束，一由内湿阻也。

【提要】此条言湿热阻遏膜原的证治。

【释义】邪伏膜原，除见恶寒发热交替或寒热时起时伏外，还应见到舌苔白腻甚至垢浊，脘腹痞闷等湿浊内盛的症状。本证与疟疾相类，但疟疾发有定期，系内有伏暑，外束秋凉所致。而本证寒热无定期，寒甚热微，为湿热阻遏，营卫气争，故治疗时仿吴又可达原饮宣透膜原、辟秽化浊。以柴胡透达少阳之邪；厚朴、草果、槟榔、半夏苦温燥湿，疏理中焦；藿香、菖蒲芳香化湿，宣通上焦；六一散利湿泄热，通导下焦。全方合奏宣达膜原，辟秽化浊之功。

【临床心悟】

1. 寒热如疟的发热恶寒特点

既不在表也不在里的发热恶寒，其形成原因为热郁半表半里，少阳枢机不利，正邪分争。此部位的发热恶寒特点为：寒与热的不同时性。发热恶寒的特点是寒热往来，交替发作，即恶寒时无发热，发热时无恶寒，这是诊断半表半里证发热恶寒的最主要依据。由于疾病不同，恶寒、发热的形式也不一样，常见两种情况：

（1）发热恶寒的规律性　恶寒与发热交替发作，发有定时，每日发作一次，或二三日一发。如一患者1日上午9时先恶寒后发热，几小时后，热退身凉；2日如常人；3日上午9时上症复作。此类发热恶寒多见于疟疾，隔一日发作者名间日疟。这种恶寒程度较重，初恶寒时，可呈战栗鼓颔之状。

（2）发热恶寒的无规律性　即恶寒与发热交替发作时，寒热作为整体考虑无明显规律性，可一日一发，亦可一日数发，但仍具备寒与热交替特点，不像疟疾那样有绝对规律。此种情况多见于急性肾盂肾炎、菌毒血症、胆囊炎等病。不论哪种疾病，只要病在半表半里，伴有少阳证的一症或多症，如口苦咽干、胸胁苦满、心烦喜呕等，则可考虑是往来寒热热型特点。

2. 膜原证以湿热病邪多见

温病中的膜原证，为半表半里证，常见病因为湿热阻滞，多见于急性热病或传染病的初期，表现为寒战高热或寒热往来如疟，舌苔厚腻如积粉。辨证时抓住舌苔厚腻特征。临床若见高热持续不退，并有此舌苔表现，即可按膜原证论治，予以疏利透达膜原之法，运用吴又可达原饮（《温疫论》：槟榔、厚朴、草果、知母、芍药、黄芩、甘草），或薛生白此条方药，或雷丰的雷氏宣透膜原法（《时病论》：厚朴、槟榔、草果、黄芩、粉甘草、藿香叶、半夏、生姜）等。这些方药中都有三味共同药物，即厚朴、槟榔、草果，三药协同直达膜原巢穴以行气祛湿透达，力宏效著，用之得当，很快热退身凉。

2003年9月，在门诊遇到我校中药系一男生，持续发热5天，体温在39℃左右波动。先前也一直运用中药治疗，效果不著。察其舌苔白厚腻，显然湿邪存在。观他医用药，也有藿香、半夏、云苓等祛湿药，为何效不显？盖此湿非一般湿热阻于一般部位，而是湿邪较严重阻于膜原之半表半里，应该采用疏利透达膜原方药治之。我在方中加用了厚朴、槟榔、草果三药，并佐以半夏、藿香、云苓等，再以柴胡为引，服药1剂，便热退痊愈。

在全省乡镇以上中医医生骨干培训班上，我讲解了该类发热的特点及治疗。济宁一赵姓学生听课用心，回家遇到一发热老妪，思量热型及伴症极似我授课中的膜原发热，遂处以达原饮4剂，患者服后发热退，未再反复。第二次来听课时，赞此方药疗效神奇。

膜原病证不仅表现在温病过程中，目前很多疾病如支气管哮喘、风湿、类风湿、肝胆结石及胰头肿物导致的阴黄、抗精神病药物引起的副作用等等皆可从膜原考虑。

病在膜原的发热，若在早、中期，可兼有太阳、阳明经之证，其加减用药，吴又可颇有心得，可参考，他说："凡疫邪游溢诸经，当随经引用，以助升泄，如胁痛、耳聋、寒热、呕而口苦，此邪热溢于少阳经也，本方加柴胡一钱；如腰背项痛，此邪热溢于太阳经也，本方加羌活一钱；如目痛、眉棱骨痛、眼眶痛、鼻干不眠，此邪热溢于阳明经也，本方加干葛一钱。"（《温疫论·温疫初起》）

【原文】湿热证数日后，脘中微闷，知饥不食，湿邪蒙绕三焦，宜藿香叶、薄荷叶、鲜荷叶、枇杷叶、佩兰叶、芦尖、冬瓜仁等味。（9）

自注：此湿热已解，余邪蒙蔽清阳，胃气不舒。宜用极轻清之品，以宣上焦阳气。若投味重之剂，是与病情不相涉矣。

【提要】本条为余湿蒙绕三焦的证治。

【释义】湿热余邪蒙绕，胃气未醒，故脘中微闷，知饥而不欲饮食。以藿香叶、薄荷叶、鲜荷叶、枇杷叶、佩兰叶轻宣上焦气机，芳香化湿而醒胃气；芦尖、冬瓜仁轻清余热，微渗余湿。诸药合用，共收宣畅肺胃气机，宣化上焦余湿之功。本证不可投味重之剂，选用轻清之品宣畅上焦阳气，达到治疗中焦脾胃病之目的。本方后世命名为薛氏五叶芦根汤。

【临床心悟】

1. 轻宣上焦治耳聋

酒为湿热之最，嗜酒者易生湿热。湿热蒸郁于上，容易导致头目不清、耳聋等症。2008 年 7 月，门诊治疗一耳聋患者华某，男，26 岁，患病一月余。起初因朋友聚会，饮酒过量，致第二天耳鸣、耳聋，听力减退。某医院诊为"神经性耳聋"（轻度），治疗月余无效。来诊时除耳聋外，自觉头沉头重，舌苔薄黄稍腻，脉濡。证属湿热蒙于清阳，耳窍失灵。治以宣化上焦湿热，以薛氏五叶芦根汤加葛根、菖蒲、郁金行郁开窍，6 剂症状减轻。后以此方调理月余而愈，并嘱患者忌酒及辛辣之物。

2. 调畅中焦治纳呆

临床上有许多食欲不振的患者，并非都是脾虚。湿热困阻中焦脾胃，导致升降失司、胃气不苏、脾气不醒也是纳呆的常见原因。此类纳呆，单纯健脾或单纯消食往往效果不显。如果采取宣化湿热之法，取芳香之品，苏醒脾胃，则可恢复中焦脾胃运化功能，纳差自有好转。薛氏五叶芦根汤轻清透泄湿热，无论外感、内伤所致的纳呆症治疗都有效果。如赵某，女，5 岁，2007 年 6 月 3 日就诊。食欲不振 1 年余，无论肉类还是蔬菜，进食极少，喜食甜食及冷饮，伴有消瘦，面部虚浮淡黄，时腹胀，大便时干时稀，舌苔微黄腻，脉濡稍数。辨证湿热阻滞，脾胃运化失常。治以宣畅湿热之法，处以薛氏五叶芦根汤加砂仁、生白术，7 剂，逐渐纳好。后改用健脾益气而巩固，持续服药 4 周，食欲大增，体重增加。方中芦根甘寒，多用于清泄肺胃之热，但对于儿童纳呆者，我每佐以此药，对于改善食欲有较好效果。

3. 宣散湿热治发热

薛氏五叶芦根汤对于湿热轻证发热患者有较好的退热作用。门诊遇 1 例 7 岁男童，夏季发热半月余，持续不退，体温波动在 37.8℃ ~38.8℃ 之间。发热午后明显，伴有脘闷不饥，时有恶心。用抗生素及西药退热药，热稍退后复升。先前用蒿芩清胆汤及三仁汤治疗，效不著，后经用五叶芦根汤加青蒿 30g，3 剂，体温降至正常。运用薛氏五叶芦根汤治疗湿热病发热时注意两点：一是湿热不重，察舌苔微腻，与单纯的三仁汤及蒿芩清胆汤治疗的湿重或湿热并重者有所不同，因湿热轻，当用极轻之药宣散之；二是湿热困扰于中焦脾胃症状明显，有脘中微闷、纳呆、欲呕等消化系统一般症状。

【原文】湿热证初起，发热汗出，胸痞，口渴，舌白，湿伏中焦。宜藿梗、蔻仁、杏仁、枳壳、桔梗、郁金、苍术、厚朴、草果、半夏、干菖蒲、佩兰叶、六一散等味。（10）

自注：浊邪上干则胸闷，胃液不升则口渴。病在中焦气分，故多开中焦气分之药。此条多有夹食者，其舌根见黄色，宜加瓜蒌、楂肉、莱菔子。

【提要】本条阐明湿伏中焦，始见化热，湿重于热者，治宜辛开化湿为主，少佐清热。

【释义】湿热之邪蕴伏中焦，始见化热的证候，症见发热汗出、胸痞、口渴、苔白等症。湿热邪气影响上中焦肺脾之气的宣化，故胸痞脘闷；湿重于热，故苔白；湿浊中阻，气不布津，故口渴而不欲饮。本证基本病机为湿热蕴阻，气机不宣，故用杏仁、枳壳、桔梗等轻宣上焦肺气，取气化则湿亦化之理；郁金、菖蒲、藿梗、佩兰、蔻仁等芳香化浊；苍术、厚朴、草果、半夏等苦辛温燥湿化浊；六一散清利湿中之热。全方上中下兼顾，而以中焦为主。

胃液不升之口渴，由湿邪内阻，气不布津，津液不能上升所致，与胃液不足之口渴者不同，故薛氏治以化湿为主，湿化则气布，气布则津升，津升则口渴除。本条总属湿邪偏盛，郁伏中焦证，自注中说"多有夹食者"，说明常兼夹饮食内伤因素，舌根黄色属湿与食相夹而化热，苔亦必厚，加瓜蒌、山楂、莱菔子消食导滞，清化痰热。

【临床心悟】

1. 治水湿图

中医以文字见长，不像数理化有充足的图画可以理解。但中医理论来源于生活，是由最初的朴素观逐渐形成的一门医学。讲到祛湿法时，多数学生感到祛湿法甚多，有治肺、治脾、治肾、发汗、利尿、宣湿、化湿、燥湿、利湿等诸法，难以掌握。

如果画一盛满水的锅，告诉学生祛除锅内水的办法就是中医治湿的方法，则一目了然（图9）。肺为五脏六腑之华盖，水之上源，采取宣化湿邪，开畅肺气，使肺主宣发肃降功能正常，水自然消除，如薛氏本条中的桔梗、杏仁等药是为宣湿也。脾主运化，喜燥恶湿，运用苍术、半夏、厚朴等药以干燥之土培之，生湿之源得以控制。利湿为治湿较快方法，无论湿在三焦任何部位，均可以采取此法，如茯苓、泽泻、车前子、六一散是也。

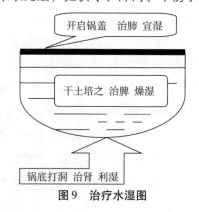

图9　治疗水湿图

2. 薛氏治湿四法

薛生白的《湿热病篇》是温病中第一部详细论述湿热病的专著，论中对于湿邪的治疗，常采用宣湿、化湿、燥湿、利湿四法，本条体现得尤为突出。为了更好地服务于临床，对薛氏治湿四法进行概述。

（1）宣湿法　是用芳香宣透或微苦而辛之品，通过宣畅肺气，使"肺为水之上源"的功能恢复，津液得以上下输布，湿邪消除。适用于湿温初起，症见身热午后较甚，汗出不解，或发热恶寒无汗，身重头痛，小便短少，苔白腻，脉濡缓等。如《湿热病篇》原文第2条："湿热证，恶寒无汗，身重头痛，湿在表分。宜藿香、香薷、羌活、苍术皮、薄荷、牛蒡子等味。"

论中香薷辛温开通，苍术皮以皮入皮，可使肺气得以开宣，湿邪可得宣化。再如第 10 条："湿热证，初起发热，汗出胸痞，口渴舌白。湿伏中焦，宜藿梗、蔻仁、杏仁、枳壳、桔梗、郁金、苍术、厚朴、草果、半夏、干菖蒲、佩兰叶、六一散等味。"本条虽论湿在中焦，但薛氏用苦温之杏仁，开宣肺气，气化则湿化，配合桔梗、枳壳宣降肺气，升降气机，使水道通调，给湿邪以去路，达到《医原·湿气论》中所说的"启上闸，开支河，导湿下行，以为出路"的目的。

（2）化湿法　是用气味芳香的药物醒脾、运脾，促进脾胃运化，消除湿浊。适用于湿浊中阻，脾为湿困之证。脾为湿土之脏，盖脾喜燥而恶湿，土喜暖而爱芳香。香可通气，能行中焦之气机，还可以解除因湿浊引起的脾胃气滞的症状，如脘腹痞满，嗳气吞酸，呕吐泄泻，食少体倦，舌苔白腻，脉濡缓等。如《湿热病篇》原文第 2、8、10、13、14 条中用藿香、蔻仁、佩兰叶、郁金等。薛氏取此等药物的芳香之气，助脾醒胃，正气得畅，湿邪自除，故能止呕逆，开胃进食。

（3）燥湿法　是用味苦性温的药物，燥脾土，健脾运。适用于湿浊内盛，脾为湿困，运化失常所致病证。如《湿热病篇》原文第 12 条："湿热证，舌遍体白，口渴，湿滞阳明，宜用辛开，如厚朴、草果、半夏、干菖蒲等味。"湿为阴邪，非温不化。薛氏多用苦温药物燥湿，疏利中焦气机，使上焦得通，津液得下。湿为阴邪，其性黏滞，湿邪中阻，易伤脾阳，更碍气机。气滞、阳虚又使湿邪内生，加重湿病。湿不自化，气机调畅则湿邪易化，所谓"气化湿亦化，气行则水行"。

（4）利湿法　是用甘淡之品以通利水道，渗泄水湿，使湿邪从小便而出。适用于湿热下注，小肠泌别失职，症见便溏、尿赤。如《湿热病篇》原文第 11 条："湿热证，数日后，自利溺赤，口渴，湿流下焦，宜滑石、猪苓、茯苓、泽泻、萆薢、通草等味。"历代医家均强调治湿应因势利导，给邪以出路。湿热病证中，利小便既可以使湿从下而解，又有利于湿热两分，则病轻而缓。故薛氏应用茯苓、滑石、通草、泽泻、猪苓、萆薢等甘淡之品，淡渗利湿，使湿邪从小便而解。同时，滑石、通草性寒，还具有清热的作用，使湿祛热除。

薛氏治湿四法，概括了治疗湿邪的基本大法，许多治湿方剂的药物组成也离不开这四种治法，因而掌握了治湿四法，也就明白了治湿的一般规律，临床上选方用药则有章可循。

发热病案

5年前，高中一同学晚7点打电话说其子发热2天，体温39℃左右，时呕吐，怕冷，少汗。因患者不能来诊，遂问其舌苔情况，谓舌苔白兼黄，厚厚一层。我判断是湿热所致黄腻苔。此为湿热过于卫气证。应采取清热祛湿之法治疗。祛湿采取薛氏四法，清热以辛凉为主。

处方：藿香10g，炒杏仁6g，白蔻仁10g，滑石15g，半夏9g，芦根15g，柴胡15g，双花15g，连翘10g，黄芩10g，竹叶9g，荆芥9g，炙甘草5g。2剂，水煎服。并嘱头煎10分钟，二煎7~10分钟。两次煎药共400mL，分两次服。

第二天下午打电话说，服用上方1剂后当晚下半夜体温即降到正常，第二剂未再服用，孩子已去上学，也未再发热。

按：本证有湿有热，治湿采取了治湿四法。炒杏仁宣湿；藿香、白蔻仁化湿；半夏燥湿；滑石利湿。也可理解为三仁汤用意。治热选用了银翘散中的双花、连翘、竹叶、荆芥、芦根；小柴胡汤选用了柴胡、黄芩、半夏。用小柴胡汤是考虑患者病程2~3日，且有呕吐，根据《伤寒论》第379条"呕而发热者，小柴胡汤主之"，遂用小柴胡汤和解半表半里，和胃止呕。

用银翘散是因为患者有怕冷，少汗，说明卫表郁闭，腠理不畅。三仁汤合银翘散合小柴胡汤，使表、半表半里及部分里湿热之邪自内外上下分消，湿祛热清，自然奏效。

【原文】湿热证，数日后，自利，溺赤，口渴，湿流下焦，宜滑石、猪苓、茯苓、泽泻、萆薢、通草等味。(11)

自注：下焦属阴，太阴所司。阴道虚故自利，化源滞则溺赤，脾不转津则口渴。总由太阴湿盛故也。湿滞下焦，故独以分利为治，然兼证口渴胸痞，须佐入桔梗、杏仁、大豆黄卷开泄中上，源清则流自洁，不可不知。

【提要】本条阐述湿流下焦，泌别失职，治当以分利为主，并较深入地分析了湿热为患的特点。

【释义】湿热阻于下焦，小肠不能分清泌浊，所以小便赤涩而大便溏泄；湿邪阻滞气机，津液不能上升，故口虽渴而不甚思饮。治以分利湿邪，以茯苓、猪苓、泽泻淡渗利湿，通利小便，湿邪既去，则小肠分清泌浊功能得以复常，溏泄自然得止；滑石利水通淋，萆薢分利湿浊，通草清热利尿，药取淡渗利湿之品，以求湿热两分，邪从下泄。

本证湿滞下焦，泌别失职，有自利、小便涩赤、口渴等症，薛氏"独以分利为治"，所选药物皆淡渗利湿、通利小便之品。自注中提出若兼胸痞口渴，则佐桔梗、杏仁、大豆黄卷开泄中上焦气机，达到源清流洁的目的。自注中所言"太阴湿盛"之语，是提示本证病机为湿重热轻，并非指病位在脾。

【临床心悟】

1. **源清则流自洁的临床意义**

清代薛生白将文学术语"源清则流自洁"植入医学中，来说明肺与其他脏腑的整体关系，临床上诸如癃闭、水肿、淋证、黄疸、泄泻、便秘等病证据此指导可获较好效果，体现了中医整体观论治思想（图10）。

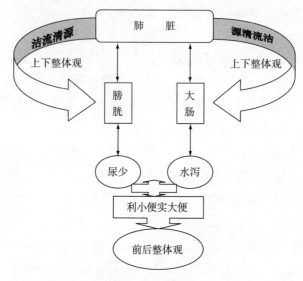

图10　本条临床意义图

"源清则流自洁"意思是源头的水清，下游的水也清。最早见于《荀子·君道》："源清则流清，源浊则流浊。"本条对水湿留于大肠导致的泄泻，除用一般利水渗湿药外，还特别强调"须佐入桔梗、杏仁、大豆黄卷开泄中上，源清则流自洁，不可不知"。薛氏特别强调用桔梗、杏仁等药开泄上焦肺之源头，使下焦之水道通畅，最终达到治愈疾病的目的。对于临床上诸多病变皆可采用"源清则流自洁"理论。

（1）癃闭　临床上癃闭多从肾和膀胱论治，而肺脏功能失常亦是癃闭发生的常见原因。如热壅肺气，失于宣肃，不能通调水道，无以下输膀胱，而成癃闭之证，可表现为小便不利或点滴不通，咽干，烦渴，咳嗽，舌红苔薄黄，脉数。治宜清泄肺热，通利水道，方用清肺饮（《证治汇补》：茯苓、黄芩、桑白皮、麦冬、车前子、山栀、木通）加减。方中黄芩、桑白皮清泄肺热；麦冬润肺养阴；木通、车前子通利小便。李用粹也在《证治汇补·癃闭》中指出："一身之气关于肺，肺清则气行，肺浊则气壅，故小便不通，由肺气不能宣布者居多，宜清金降气为主，并参他症治之。"临床上除了肺热壅盛外，风寒闭肺、肺气亏虚等病因也可导致肺失宣降，不能通调水道而发癃闭，治疗上宜根据不同的临床表现辨证用药。

（2）水肿 《景岳全书·肿胀》曰："凡水肿等证……水化于气，故其标在肺。"肺为水之上源，又肺为娇脏，易受外邪侵袭，故肺脏功能失常亦是病发水肿的重要原因之一。如眼睑浮肿继则四肢全身浮肿，并伴有恶寒、发热、肢节酸楚；或咽痛、舌红、脉浮滑数；或咳嗽、苔薄白、脉浮滑或浮紧。此即为风邪袭表，肺气闭塞，通调失职，风遏水阻，风水相搏所致。治宜疏风解表，宣肺利水，方用越婢加术汤（《金匮要略》：麻黄、石膏、甘草、大枣、白术、生姜）加减。常用麻黄上宣肺气，发汗解表，使水湿从毛窍外散，多与生姜、白术、甘草同用；桂枝甘温，既温脾阳以助水运，又温肾阳以助膀胱气化。

（3）淋证 王履在《医经溯洄集·五郁论》中指出："肺金为肾水上源，金受火铄，其令不行，原郁而渗道闭矣，宜肃清金化，滋以利之。"《医学正传·淋闭》亦有："原其为病之由，皆膏粱之味，湿热之物，或烧酒炙肉之类，郁遏成痰，以致脾土受害乏力，不能运化精微，清浊相混，故使肺金无助，而水道不清，渐成淋闭之候。"由此可见，肺脏功能失常，亦可引发淋证。如小便灼热刺痛，色黄量少，若兼见咽干口渴，咳嗽，痰黄黏稠，舌质红，苔黄腻，脉数等上焦热证，则为上焦肺热移于下焦膀胱，膀胱湿热以致膀胱气化不利，小便频急淋漓不尽。上源不清，则下流不洁，故治疗宜清肺泄热，利湿通淋。以八正散（《太平惠民和剂局方》：木通、车前子、萹蓄、瞿麦、滑石、甘草梢、大黄、山栀、灯心）为基础方，以清热利湿通淋，加黄芩、连翘、竹叶、桑白皮等清肺泄热的药物以清金泻火，滋水之上源，使上源清则下流自洁。

（4）黄疸　黄疸是以目黄、身黄、小便黄为主症的一种疾病，其中目睛黄染是其重要特征。在"五轮学说"中白睛属肺；"身黄"为全身皮肤黄染，皮毛亦属肺；肺为水之上源，肺气郁闭，不能通调水道，故小便黄。如《伤寒论·辨阳明病脉证并治》曰："阳明病，无汗，小便不利……身必发黄。"肺气郁闭不宣，腠理闭塞则无汗，水道不通则小便不利，湿与热无外泄之机，内蕴于里，湿热熏蒸，则发为黄疸。治宜宣肺通腑，祛湿利小便，给邪气以出路。方选茵陈蒿汤（《伤寒论》：茵陈蒿、栀子、大黄）加连翘、杏仁、石膏、枳实、黄柏、茯苓等药。茵陈蒿清热利湿退黄；连翘、杏仁、石膏清宣肺气；大黄、枳实、黄柏通腑泄热，栀子、茯苓使湿从小便而去。茵陈蒿与大黄协同使用，退黄效果更好。

（5）泄泻　"无湿不成泄"，无论外湿还是内湿均与肺脏关系密切。如肺卫不固，外感风、寒、湿邪从表入里，伤及脾胃，使升降失司，清浊不分，或肺失宣肃，不能通调水道，水湿内停，脾失健运等均可导致泄泻。此类泄泻可日达十余次，大便清稀如水下注，无臭秽，腹中雷鸣，可兼见恶寒、咳嗽、全身酸楚、舌淡、苔薄白、脉浮滑等。此乃风寒犯肺，宣降失职，肠道传导失司所致。治以温肺散寒，化饮止泻。方用小青龙汤（《伤寒论》：麻黄、桂枝、芍药、干姜、细辛、甘草、半夏、五味子）加减，并加入健脾祛湿药。当肺病传化入里引起泄泻时，不能只看表面现象，当寻病之上源，源清流洁，泄泻自可向愈。

（6）**便秘** 便秘为大肠传导失司所致，与肺、脾、肾、胃、肝均有关，但与肺的关系更为密切。唐荣川《血证论·便闭》曰："肺遗热于大肠则便结，肺津不润则便结，肺气不降则便结。"叶天士擅长用紫菀、枇杷叶降肺气以通大便，以微辛微苦之品辛开苦降，调畅气机，肠腑得通则便秘自除。临床上肺热炽盛移于大肠，燥热结于肠道则现大肠结热证，表现为大便秘结不通，咳喘憋气，痰黄而黏，口渴喜饮，苔黄腻，脉滑数。治疗应从肺热咳喘着手，清肺化痰与通便泻下并施，方用宣白承气汤（《温病条辨》：石膏、杏仁、瓜蒌、大黄）合清金化痰汤（《统旨方》：黄芩、山栀、桔梗、甘草、贝母、知母、麦冬、桑白皮、瓜蒌仁、橘红、茯苓）加减。故治疗便秘不能仅仅局限于肠道，当知病于下者取之上，肺源清洁，下流自然畅通。

2. 水泻的治法

大便水样泄泻，一日数次，而小便短少，这是小肠的分清秘浊功能障碍所致。小肠应该把水分到前阴膀胱，而此时却把水分到后阴大肠，故出现泄泻如水样。此种泄泻的治疗，不用止泄方法，只需分利小便，如本条中所用的滑石、猪苓、茯苓、泽泻、萆薢、通草等味，让湿邪从膀胱出，后阴大肠水液就少，泄泻则止。这就是中医所说的"利小便而实大便"之意。用了通利小便药物后，小便即明显增多，这是好现象。有些儿童水样腹泻，孩子喝水也不少，就是不解小便，或解小便量甚少，这说明水液大部分都跑到后阴大肠了，所以尿少。此类泄泻为水泻，去西医院治疗肯定是输液补水，而中医治疗恰恰相反，补水的药物如生地、玄参、麦冬等不可用，而要用祛水湿、利水湿的办法治疗，其泄泻则愈。

薛氏又说，此类泄泻也可佐入桔梗、杏仁、大豆黄卷等治肺药物，以宣降肺气，恢复肺为水之上源功能，从而达到治疗泄泻的目的。不仅便秘治肺，泄泻也可治肺。

【原文】湿热证，舌遍体白，口渴，湿滞阳明，宜用辛开，如厚朴、草果、半夏、干菖蒲等味。(12)

自注：此湿邪极盛之候。口渴乃液不上升，非有热也。辛泄太过即可变而为热，而此时湿邪尚未蕴热，故重用辛开，使上焦得通，津液得下也。

【提要】本条阐明湿邪极盛，尚未化热，治宜辛开。

【释义】舌遍体白为湿盛之象。湿邪阻遏，气不布津则口渴，若属湿邪化热之渴，其苔必黄腻。本证当有其他湿浊内阻见症，如脘闷呕恶、大便溏滞等。治宜苦温燥湿，辛香开气，故选用厚朴、草果、半夏、干菖蒲等苦温香燥之品，以燥湿化浊、辛开理气，使湿邪得化，气机得畅。

本条湿邪尤为偏盛。其形成，或感受湿邪偏多，或中气素亏、内湿素盛。在治疗上，厚朴、草果、半夏、菖蒲等都属苦温香燥药，既可燥湿，又可理气，即是"辛开"之意，但只可暂用而不可久用，一见湿开热显，即转手燥湿清热。本证是湿热病发展过程中的一个证候，可向湿邪化热的阶段发展，特别是经过苦温香燥药物治疗，湿开热透，临床每见热象逐渐明显，如口渴欲饮、苔变黄色、发热较高等，应清热燥湿并用，或清热为主而佐以祛湿。

【临床心悟】

口渴一症临床常见，既有阴伤水液不足而致的口渴，也有湿饮停留，正津不布导致的口渴。本条文讲的是后一种，即"水多"导致的口渴，《伤寒论》中的五苓散及苓桂术甘汤所论述的口渴就属于此类。此种口渴也会表现大渴，欲饮水数升，饮不解渴，甚则越饮越渴。对于此种口渴应当祛除水湿，湿饮祛除后，人体正常的津液得以输布，口渴就明显好转。千万不可再与滋养阴津法，否则越滋越重。阴伤口渴，临床医生大都明晰，故临床见口渴即用养阴生津法治之者不乏其人，因而临床上要明辨。正如徐灵胎所说："胃中干而欲饮，此无水也，与水则愈；小便不利而欲饮，此蓄水也，利水则愈。同一渴，而治法不同，盖由同一渴，而渴之象不同，及渴之余症，亦各不同也。"[《伤寒论类方·五苓散（一）》]

中医学中有较多类似的问题，我归纳为以下两点：①同一症状可出现于相反的两个病机中。如"口渴"一症，既可见于水少，即阴伤，也可见于水多，即湿重。再如大肠腑气不畅，数日不便，既可见于大肠津亏，肠失濡润，也可见于湿邪停留，影响大肠腑气传导。②同一病机可产生相反的两个症状。如肾阳虚既可表现尿少，也可表现尿多，临床上不管是少尿还是多尿，只要符合肾阳虚病机，就可采取同一温补肾阳之法。再如燥邪袭肺同一病机，既可产生少痰，也可产生多痰。由此看出，中医诊治疾病，重点不在症状而在证型，重点不在病名而在病机。因此，辨证论治是中医的特色和精华，需细心体会。

口渴病案

高某，男，12岁，口渴半年余，于2007年8月16日初诊。患者半年前因过食冷饮后出现口渴，并逐渐加重。近两月来，每昼夜饮水3~4热水瓶，夜间必备暖水，否则口渴难忍，影响睡眠。来诊时，望其精神疲惫，面色虚浮而白，舌质淡红，苔薄白而润，切脉沉弱，并有纳呆，时呕，小便清长，大便偏稀。综合病情，此症口渴非热盛阴伤，乃阳气虚衰，不能气化，水湿停留，正津不能上承所致。当温阳利水，祛湿健脾之法治之。选《伤寒论》五苓散方合本条部分药物。

处方：茯苓15g，桂枝10g，白术15g，泽泻10g，车前子15g（包），半夏7g，菖蒲8g，草果6g。6剂，水煎服，并嘱患儿禁食生冷。

服药 6 剂后，渴饮症状明显减轻，夜不再饮水，白日饮水量也减。续服 6 剂，口渴症状完全消失。后以健脾补肾之法调理，温补阳气以防复发，调理月余而愈。

按：本例患者口渴非热盛伤阴，乃是脾阳虚弱，水饮停留，正津得不到布散而致，采取温阳散水之法获效。若辨证不准，盲目使用寒凉清热药，会导致更伤脾阳，水湿停留更重。我校伤寒老前辈李克绍教授对此类口渴患者辨舌苔最为重视，认为舌苔白滑是辨识水气内停的一个主要特征。他曾治一例被确诊为尿崩症的 7 岁患儿，神色、脉象无异常，唯舌色淡有白滑苔，如刷了一层薄薄不匀的糨糊，因思此证是水饮内结，与五苓散 4 剂后痊愈。

【原文】湿热证，初起即胸闷不知人，瞀乱大叫痛，湿热阻闭中上二焦。宜草果、槟榔、鲜菖蒲、芫荽、六一散各重用，或加皂角，地浆水煎。(14)

自注：此条乃湿热俱盛之候。而去湿药多、清热药少者，以病邪初起即闭，不得不以辛通开闭为急务，不欲以寒凉凝滞气机也。

【提要】本条为湿热秽浊阻闭上中二焦的证治。

【释义】初起即胸闷、瞀乱、不知人，非热闭心包，乃湿热秽浊阻闭气机，蒙蔽清窍之象。大叫痛者，多因胸脘和胁腹剧痛，湿浊闭阻气机使然。因其湿热俱盛，兼夹秽浊，熏蒙阻闭，当急以辛通开闭，除湿逐秽治之。草果、槟榔、芫荽等辛香燥湿辟秽，以开气机之阻闭；鲜菖蒲芳香化浊逐秽，以解清窍之壅塞；六一散清热利湿泄浊。若阻闭壅塞更甚者，可再加皂角之辛窜开通，地浆水解暑去浊。

【临床心悟】

1. 痧证病因及治疗

本证表现即是痧证。痧证易发生在夏季，尤多发生于湿热弥漫的地方，如原始森林、大山之间、房屋背阴及其他湿热秽浊较多之处，因此本病又称为"龌龊"。某些地方百姓因科学知识不够，往往将此病归为神灵作怪，如北方叫"撞客"，南方人称"客忤"。多突然起病，胸闷或不知人或腹痛等，为湿热秽浊之气阻滞气机所致。内服芳香化湿、燥湿开窍之药有效，如条文中所说的菖蒲、草果等。刮痧对本病也有一定效果，因刮痧后气血通畅，湿开热散，可使神清气爽。芳香开窍醒神的中成药也有效，如行军散等。

清代医家郭志邃《痧胀玉衡》一书，是现存中医古籍中第一部比较系统的痧证专著，它首次较为系统地总结了清代以前有关痧证辨治的基本理论与实践经验。郭氏基于八纲辨证的痧证治则，临床特定的刮、放、药三大治法以及诸痧治疗、禁忌与病后调理等，为后世对于痧证的辨证治疗和刮痧疗法的系统研究打下良好的基础。

2. 皂角和皂角刺的应用

（1）皂角开窍调气　皂角主要归肺与大肠经，善通肺肠之气。又因肺开窍于鼻，故皂角能通鼻窍。取其药末少量涂于鼻孔，有刺激黏膜引起剧烈打喷嚏之效，因可通利鼻部气机，故可治鼻炎鼻塞不通等。肺主一身之气，鼻气通，全身气机也条畅，过去苏醒神志之方，如《医学心悟》中的搐鼻散中就有皂角。

（2）皂角涤除胶痰　肺中有痰，不易咳出，甚至呈胶状，可用皂角6～10g加入辨证用方中。临床上每遇哮喘发作，痰多不能平卧者，服后可迅速排痰，或从气道出，或呕吐从食道出。

正如尤在泾所说："皂角味辛入肺，除痰之力最猛。"（《金匮要略心典·肺痿肺痈咳嗽上气病脉证治》）《本经逢原》中谓："用治风痰，牙皂最胜。"《金匮要略·肺痿肺痈咳嗽上气病脉证并治》中的皂荚丸即是治疗肺中痰盛的基本方剂，论中说："咳逆上气，时时吐唾浊，但坐不得眠，皂荚丸主之。"可供参考。运用时注意以喘咳胸憋，不能平卧，痰浊胶黏难咳，或咳出大量痰后喘息减轻为要点。

（3）皂刺通络散结 本品辛散性强，善通经活血，药力能直达病所，是一味具有温通消结功能的动药。对于某些时间较久的肿块，如扁桃体肿大、淋巴结肿大、乳腺增生、瘢痕疙瘩、纤维瘤、某些腹内肿块或癌肿块等，用一般消肿散结之品不愈者，可用皂角刺 10 ~ 20g，起到消散肿物之功效。

（4）皂刺行血止痛 皂刺治跟骨骨刺疼痛，可用醋煮熏泡；与补肾活血散寒祛湿方药配合可治坐骨神经痛。皂角刺性温味辛，辛散温通，散寒行血通络，尖锋锐利，直达病所，通络止痛，对于上述诸症引起的疼痛，无论寒热虚实，以其为主，随证配伍确有良效。止痛时可用 30 ~ 50g。

3. 地浆水功效特点

地浆水制作方法是掘地三尺左右，在黄土层里注入新汲的水，搅混，等澄清后取出。最早见于《金匮要略·禽兽鱼虫禁忌并治》："治食生肉中毒方：掘地深三尺，取其下土三升，以水五升，煮数沸，澄清汁，饮一升即愈。"《金匮要略·果实菜谷禁忌并治》中也用地浆水治"食诸菌中毒，闷乱欲死"及"蜀椒闭口者"。《本草纲目·地浆》也记载："解一切鱼肉、果菜、药物、诸菌毒。"

煎药用水，看似简单，实则复杂。"地浆水"是否还蕴含较强的能量场效应，可作用于生命机体及促进新陈代谢，还有待进一步研究。如今煎药用水基本上以自来水为主，它符合古人要求的洁净、新鲜、流动的原则，正如宋代《圣济总录·煎煮》中说："凡煎药当取新水，令极清洁。"其他使用的还有矿泉水、蒸馏水、纯净水、磁化水等。古人提到的其他用水，今人已经较少使用了。

【原文】湿热证，呕恶不止，昼夜不差，欲死者，肺胃不和，胃热移肺，肺不受邪也，宜用川连三四分，苏叶二三分，两味煎汤，呷下即止。(17)

自注：肺胃不和最易致呕，盖胃热移肺，肺不受邪，还归于胃。必用川连以清湿热，苏叶以通肺胃。投之立愈者，以肺胃之气，非苏叶不能通也，分数轻者，以轻剂恰治上焦之病耳。

【提要】本条为湿热病肺胃不和，胃逆呕恶的证治。

【释义】湿热蕴结胃中，阻遏胃气之下行，致胃中湿热壅遏，熏蒸于肺，肺失宣降。胃气以下行为顺，肺气以宣降为畅，今湿热蕴结熏蒸，扰乱肺胃肃降功能，以致呕恶不止，昼夜不差。其病变重心在于胃热之熏蒸上扰，故重用黄连清除湿热，降胃火之上冲，苏叶通降顺气，疏郁降逆，共奏清热除湿、降逆止呕之功，此属苦辛通降法之具体应用。

湿热病见呕逆，并非都兼有少阳胆的病变，本条呕恶不止，昼夜不差欲死，就属于肺胃不和，胃气上逆的呕吐。湿热阻胃，胃气失降，反夹湿热上犯于肺，肺不受邪，还归于胃，以致肺胃不和而呕，可知本证还可见苔微黄腻、口渴不欲饮等症。本证用药分量极轻是其特点，其中道理，自注中阐发无遗。

【临床心悟】

呕吐本为胃气上逆，当用和胃降逆法，而本条治疗上采用苏叶，辛温上行发散，似乎对呕吐不利。实则本条呕吐有肺气不宣降病理存在，故与黄连配伍，寒温并用，一苦一辛，辛开苦降，宣上达下，宣降同施，使湿热之邪自有出处。重用黄连，少用苏叶，用治湿热阻中或湿热阻于肺胃而致的呕吐、呃逆、嗳气等症，效果良好。如果从辨病上来看，可有呼吸及消化系统同时发病症状，从辨呕吐物看多为黄色，或黏液或苦水。此方应用妙在频频呷服，使其缓缓而入，可避免服之即吐之弊端。《素问·至真要大论》云："诸呕吐酸，暴注下迫，皆属于热。"故凡临床上呕吐、呃逆、妊娠恶阻、胃痛、脘腹疼痛、失眠、眩晕、吐血、喘咳等，符合本条病机者，可以加减运用。二味药量变化如下：

黄连量大于苏叶：多用于肺胃不和，胃热移肺，肺不受邪，还归于胃者，症见呕恶或呃逆、咳嗽、恶寒等肺胃症状。因其热重于湿，故黄连剂量宜偏重，我常用量一般是黄连9g，苏叶6g。还可加入栀子、黄芩、瓜蒌等味。

苏叶量大于黄连：多用于肺胃不和，肺气壅滞者，症见呕恶痰多或呃逆、恶寒、咳嗽、喷嚏、清涕、头痛等。因湿重于热，故苏叶剂量宜偏大，我临床用量一般是黄连6g，苏叶10g。还可加入杏仁、橘皮、藿香、佩兰等辛开之品，也可合用茯苓、薏苡仁等甘淡之味。

李克绍先生在《胃肠病漫话》中记载运用本方治疗一呕吐患者，特录于此：

邻人王某，男，50多岁，农民。偶尔似觉感冒，但没有明显的寒热症状，却频频作呕，又呕不出什么，从早至午，几无休止，非常苦恼，求治于余。经诊查后，既不是寒吐，也不是单纯的热吐，舌苔微黄薄腻。即诊断为湿热呕吐，用黄连1.5克，苏叶1克，水煎服。患者第二天来诉，此药服下之后，胸中觉得十分拘紧，像有人用手大力抓住一般，想有意地试呕吐也不能了。自后再未服其他药物，呕吐也未发作。

李克绍先生对此方治呕吐的机理阐明简要，他说："这样的小方，为什么能治呕哕不止这样的重病？说起来也真有趣味，不要看他昼夜呕哕不止，其实这并不是什么重病，只不过是胃上口有点湿热，湿热刺激，才引起呕吐，而呕吐却排不除掉这样的湿热，所以才昼夜不止。用少量的黄连、苏叶，清除掉局部的湿热，不再刺激，也就不呕吐了。"

【原文】湿热证，身冷脉细，汗泄胸痞，口渴舌白，湿中少阴之阳，宜人参、白术、附子、茯苓、益智等味。（25）

自注：此条湿邪伤阳，理合扶阳逐湿。口渴为少阴证，乌得妄用寒凉耶。

【提要】本条论述寒湿的临床表现和治法。

【释义】此条所论寒湿证出现在湿热证之后，由湿热证转化而来，湿热证后期既伤阴又伤阳，本条为伤阳。身冷、脉细、舌白为阳气虚衰，肢体失于温养所致；汗泄胸痞为寒湿阻遏气机，阳气虚不得摄液所致；口渴为气不化液，必不欲饮水。薛氏说此为湿中少阴之阳，用扶阳逐湿法。人参、附子、益智仁

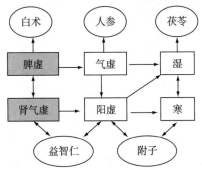

图11　"寒湿－气虚－阳虚－脾阳－肾阳"整体观图

温补脾肾之阳而益气，白术、茯苓健脾渗湿，诸药合用，标本兼治（图11）。

【临床心悟】

脾阳根于肾阳，气虚日久则阳虚，脾为生湿之源，故寒湿证的治疗当注重"寒湿－气虚－阳虚－脾阳－肾阳"发展之路线，薛氏本条扶阳逐湿汤即体现了整体观治疗思想。

从图11可以看出，对于寒湿证的治疗，需明辨在脾在肾之部位，或以健脾为主，或以补肾为主。还要审察寒湿二气之偏重，或以祛湿为主，或以散寒为主。不管哪种情况，都要考虑整体观理论。掌握了该图，临床上加减用药就一目了然，针对某一脏腑或某一病理病变之轻重，分别加减某部分药物。后人将本条药物命名为薛氏扶阳逐湿汤，药虽仅五味，但体现了多个方剂，如独参汤、参附汤等。若方中再加干姜、甘草，方剂名称就更多了，如理中汤、附子理中汤、四君子汤、四逆汤、通脉四逆汤、通脉四逆加人参汤、附子干姜汤、甘草干姜汤、甘草汤、肾着汤等，这些系列方剂在《伤寒论》《金匮要略》中论述得较多，可以对照其原文细心体会。临床见有寒湿证，即可用本条思想治疗。我每遇到慢性泄泻、水肿等病属于阳气虚者，常以此系列方加减运用，颇为得心应手。

【原文】湿热证，初起壮热口渴，脘闷懊忱，眼欲闭，时谵语，浊邪蒙闭上焦。宜涌泄，用枳壳、桔梗、淡豆豉、生山栀，无汗者加葛根。（31）

自注：此与第九条宜参看，彼属余邪，法当轻散；此则浊邪蒙闭上焦，故懊忱脘闷。眼欲闭者，肺气不舒也。时谵语者，邪郁心包也。若投轻剂，病必不除。经曰：高者越之。用栀豉汤涌泄之剂，引胃脘之阳而开心胸之表，邪从吐散。

【提要】 本条所论为湿热浊邪蒙闭上焦气分之候。

【释义】 本证为暑湿、湿热浊邪蒙蔽上焦清阳，欲闭心包之候。壮热口渴，脘闷懊憹，为湿邪化热，由卫入气，阻于上焦，气机不畅，热郁神扰所致。湿热之邪阻于上焦气分，欲内蒙心包，则眼欲闭而时谵语。本证眼欲闭、时谵语，与热入心包之神昏谵语、舌质红绛不同，神志症状较轻，故用栀、豉、枳、桔以清开上焦之气，气化湿亦化，湿去则热孤。原文说"宜涌泄"，并说栀豉汤为涌泄之剂，似不确切。本条实为用栀子豉汤加枳壳、桔梗治疗湿热上蒙所引起的神志异常的轻证，并非涌吐。

【临床心悟】

1. 升降气机治疗脑神疾病

脑神疾病甚多，既有头痛、头晕，也有中风、厥证、痴呆等。脑位最高，上有颅骨所盖，人体气血左升右降，升到头部极顶必旋即而下。正常人升降平衡，气血流畅，神清气爽而无病。机体一旦受到内外之邪的侵袭，人体一身之气到此不得宣越，必然导致脑内气机郁滞，重者因郁致瘀，使气血精髓的平衡转化失调，势必造成元神功能障碍（图12）。

外感、内伤因素，如六淫、疫疠之邪直接犯脑，或情志、痰饮、饮食等均可影响气机升降。因而无论外感还是内伤，升降两类药物同用是治疗脑病的基本大法，但要辨明升降孰多孰少。如急性脑出血、急性精神分裂症等病，多因暴怒、情志不遂等因素导致气逆而上，此为升多降少，显然在治疗上宜降多升少，比如枳实、瓜蒌、代赭石、大黄常用。某些站立性眩晕，或某些劳累后头脑病加重，宜考虑气血升少病理，当用升麻、柴胡或补气养阴血之法调理。无论哪种情况，升降同施是治疗脑病常法。一旦气血逆乱于脑，则一身气机之源虚衰，全身气血运行不循常道，

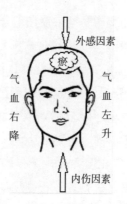

图 12　脑部病变气血升降图

水津不能四布，充斥于脑，或气滞，或血瘀，或痰生。

我治头痛时经常用川牛膝与防风、羌活配伍，治眩晕时川牛膝与天麻配伍，即是升降之法同施的具体运用，临床见效较快。

2. 桔梗配枳壳的临床应用

《素问·举痛论》有"百病生于气"之说，即临床上许多疾病的发生与气的异常运动变化有关。因此，调理气机，恢复气的升降出入功能，病自然而愈。临床上用桔梗、枳壳配伍，取其一升一降，升降相宜，调理全身气机，是最常用的升降气机的对药。桔梗，性平，味苦辛，主升，有宣肺祛痰排脓之功；枳壳，性微温，味苦，主降，有行气宽中除胀之效。用之得当，可使多系统疾病向愈。尤其对具有升降功能作用特点的脏腑，效果更好，如肺、脾、胃等。

（1）用治肺系病证的咳嗽、喘憋、痰多、鼻塞、流涕等

桔梗配枳壳用于呼吸系统病变，吴鞠通《温病条辨》杏苏散方中即有明确记载，桔梗、枳壳各二钱助杏仁以宣利肺气，治外感凉燥。宋·钱乙《小儿药证直诀》败毒散方中，桔梗、枳壳各一两与人参合用，用以治疗小儿正虚感冒。外感邪气，不管

属寒、属热，多影响肺的宣降功能。咳嗽起于肺，肺主宣发肃降，司一身之气，宣降失常，则有咳嗽、喘、鼻塞、流涕、无汗、头身痛、咽部不适、发热等一系列表现。因而治疗肺病立法上既宣又降，宣中有降，降中寓升，方可恢复其生理功能。但治疗外感咳嗽总体宣大于降，这是立法之本。若只宣不降或只降不宣都会导致疗效欠佳。桔梗配枳壳两味药为宣降同施的基本药物，外感咳嗽此二味必用。桔梗只宣不降，枳壳只降不宣，二味相伍，宣降并用。桔梗量大于枳壳，宣多于降；若是内伤咳嗽，枳壳用量可等于或大于桔梗。

（2）用治脾胃肠病证的呃、呕、胀、泄、痛等　脾之运化主升，胃之受纳传导主降。脾胃位居中焦，有气机升降之枢纽之称，因而治疗脾胃病证需升降同施。《临证指南医案·脾胃》云："脾胃为病，最详东垣，当升降法中求之。"可见恢复其升降功能在治疗脾胃病之中的重要性。在运用桔梗配枳壳药对治疗脾胃病时，要根据脾与胃功能的偏盛偏衰正确加减用药：脾病重用升药，胃病则重用降药。

【原文】湿热证，七八日，口不渴，声不出，与饮食亦不却，默默不语，神识昏迷，进辛香凉泄，芳香逐秽，俱不效。此邪入厥阴，主客浑受，宜仿吴又可三甲散，醉地鳖虫、醋炒鳖甲、土炒穿山甲、生僵蚕、柴胡、桃仁泥等味。（34）

自注：暑热先伤阳分，然病久不解，必及于阴。阴阳两困，气钝血滞而暑湿不得外泄，遂深入厥阴，络脉凝瘀，使一阳不能萌动，生气有降无升，心主阻遏，灵气不通，所以神不清而昏迷默默也。破滞破瘀，斯络脉通而邪得解矣。

【提要】本条讨论湿热病深入厥阴，致络脉凝瘀，气血呆滞，灵机不运的证治。

【释义】湿热病得病七八日，其口不渴，声不出，饮食后病也不减，不语，神识不清，系病久神识呆滞，灵机不运之故，与热陷心包和湿热蒙窍之神志异常不同，故进辛香凉泄或芳香逐秽均不能取效。治当活血通络、破滞散瘀。醉地鳖虫、醋炒鳖甲、土炒穿山甲三味咸寒破结，化瘀通络；僵蚕祛风解痉，化痰散结；柴胡疏肝解郁，升举阳气，引邪外出；桃仁破血逐瘀。全方共奏破滞祛瘀、通络搜邪之效。

"邪入厥阴，主客浑受"，是本证的基本病理。"主"指正气，包括阴阳、气血、脏腑、经络等。湿热病日久，正气耗损，气机阻滞，脉络不畅，成为病后脉络凝瘀的内在病理基础。"客"指病邪，在此指暑湿病邪，也包括痰、瘀等病理产物。"主客浑受"指湿热余邪在正气亏损、气血经脉不畅的情况下深入阴分血络，形成了脉络凝滞的顽证。

【临床心悟】

1. 虫类药物亦温柔——谈虫类药物临床应用

记得初学中药时老师常说：虫类药物如全蝎、蜈蚣、水蛭、土元等不要随便运用，副作用极大。但从自己多年临床经验看，虫类药物辨证使用，剂量把握正确，则效果满意，且无副作用发生。

（1）偏于无血的虫类药多走卫分、气分 如蝉蜕、僵蚕、全蝎等，一般以搜剔风邪、通经达络为擅长。如僵蚕配蝉蜕可用于卫分证的发热、咳嗽、咽痛等，也可用于内伤病中的一般气分病证，如慢性咽炎、慢性蛋白尿等；全蝎用于急性三叉神经痛、神经性头痛等。

（2）偏于有血的虫类药多走营分、血分 如水蛭、土元、山甲、鳖甲、地龙等，一般偏活血通络，软坚散结，具有攻逐搜剔之性，多用于瘀血肿块或阴分痰核等。

（3）陆海空三军协同，立体作战，其力猛而迅速　陆上行走或爬行的活血药如土元、全蝎等，配伍天上飞的虻虫等，再加上水里游的水蛭等药，合之作用较猛，实证肿块或瘀血明显者可依此立法，体现用药如用兵之意。

2. 虫药治病举例

（1）僵蚕配蝉蜕祛风止痒　我常用僵蚕配蝉蜕祛风止痒，治疗皮肤病瘙痒、咽痒咳嗽、眼痒而瞬目等。风盛则痒，对于顽固性"痒"症，无论是外部看得见的皮肤还是内部看不见的脏腑，在辨证的同时配伍此药对，止痒效果很好。对于因痒而咳、因痒而动、因痒而不寐等引起的原发病，随着痒的消失，疾病亦愈。

（2）土元治痛经、痹证　不通则痛。不通的原因往往是气血阻于经络运行不畅，对于疼痛日久不愈者配伍虫类药，止痛迅速。妇科病中痛经原因很多，其中有瘀血者多见，月经色暗有块，来时腰腹疼痛难忍，我一般在桃红四物汤等方中加入土元 10g，缓解疼痛及月经色暗有块有良效，一般服 1～3 个月经周期，疼痛即可消失。对于痹证的腰腿疼痛者，在方中加入土元止痛效果也好。

【原文】湿热证，壮热口渴，自汗，身重，胸痞，脉洪大而长者，此太阴之湿与阳明之热相合，宜白虎加苍术汤。（37）

自注：热渴自汗，阳明之热也；胸痞身重，太阴之湿兼见矣。脉洪大而长，知湿热滞于阳明之经，故用苍术白虎汤以清热散湿，然乃热多湿少之候。白虎汤仲景用以清阳明无形之燥热也，胃汁枯涸者，加人参以生津，名曰白虎加人参汤；身中素有痹气者，加桂枝以通络，名曰桂枝白虎汤，而其实意在清胃热也。是以后人治暑热伤气身热而渴者，亦用白虎加人参汤；

热渴、汗泄、肢节烦疼者，亦用白虎加桂枝汤；胸痞身重兼见，则于白虎汤加入苍术以理太阴之湿；寒热往来兼集，则于白虎汤中加入柴胡，以散半表半里之邪。凡此皆热盛阳明，他证兼见，故用白虎清热，而复各随证以加减。苟非热渴汗泄，脉洪大者，白虎便不可投。辨证察脉，最宜详审也。

【提要】此为热重湿轻之候，治以清热为主，兼以化湿。

【释义】湿热证若表现出壮热口渴，自汗，脉洪大而长者，此为阳明热盛之象；身重胸痞，为太阴脾湿之证。此为热多湿少之候，即阳明热盛为主兼太阴脾湿，故用苍术白虎汤清热燥湿。石膏辛寒，辛能解肌热，寒能胜胃火；知母苦润，苦以泻火，润以滋燥；甘草、粳米益气养胃；苍术除太阴之湿。自注中列举了白虎加人参汤、白虎加桂枝汤、白虎汤加柴胡方的适应证。

【临床心悟】

1. 苍术配知母——燥润结合

燥能祛湿，润能生津，燥湿同治，属矛盾治法。此种治法多用于既有痰湿之邪阻滞的苔腻、自觉咽中有痰湿，又有阴伤而口干等，苍术与知母相伍即是如此。本条既有湿邪又有热邪伤阴病理，两药结合，既能祛湿又能清热养阴。苍术配知母或玄参，我多用于治疗糖尿病苔腻又有口干者，也用于口舌生疮、疮面发白、苔黄腻，又有舌红、口干之象。再如半夏配麦冬药对也是常用的燥润结合配伍，此药对我常用于表现为咽干但同时又自觉咽部有痰的患者，对于改善咽干痛有明显疗效。燥润配伍时，两类药物各自剂量要根据燥和湿不同的病理轻重或多或少。

2. 白虎加苍术汤应用体会

白虎加苍术汤为宋代朱肱方，治疗温病发热以热重湿轻为辨证要点，即发热重，伴有口渴，同时又有苔腻、胸脘痞闷的症状。临床上用其治疗上呼吸道感染、小儿夏季热等，有明显的退热效果。上呼吸道感染咽痛者可加僵蚕、蝉蜕、双花、连翘；小儿夏季热苔腻明显者，加入青蒿30g。

白虎汤用于热入阳明之实证，加人参用于阳明热盛兼气阴不足，仲景谓之白虎加人参汤；加苍术用于阳明热盛兼湿邪，朱肱谓之白虎加苍术汤。二方病理都有阳明热盛证，不同之处一为水少（气津不足），一为水多（夹湿）。

【原文】湿热内滞太阴，郁久而为滞下，其症胸痞腹痛，下坠窘迫，脓血稠黏，里结后重，脉软数者，宜厚朴、黄芩、神曲、广皮、木香、槟榔、柴胡、煨葛根、银花炭、荆芥炭等味。(41)

自注：古之所谓滞下，即今所谓痢疾也。由湿热之邪，内伏太阴，阻遏气机，以致太阴失健运，少阳失疏达。热郁湿蒸，传导失其常度，蒸为败浊脓血，下注肛门，故后重；气壅不化，乃数至圊而不能便。伤气则下白，伤血则下赤，气血并伤，赤白兼下，温热盛极，痢成五色。故用厚朴除湿而行滞气，槟榔下逆而破结气，黄芩清庚金之热，木香、神曲疏中气之滞，葛根升下陷之胃气，柴胡升土中之木气，热侵血分而便血，以银花、荆芥入营清热。若热盛于里，当用黄连以清热，大实而痛，宜增大黄以逐邪。昔张洁古制芍药汤以治血痢，方用归、芍、芩、连、大黄、木香、槟榔、甘草、桂心等味，而以芍药名汤者，盖谓下血必调藏血之脏，故用之为君，不特欲其土中泻木，抑亦赖以敛肝和阴也。然芍药味酸性敛，终非湿热内蕴者所宜服。倘遇痢久中虚，而宜用芍药、甘草之化土者，恐难任芩、连、大黄之苦寒，木香、槟榔之破气。若其下痢初作，湿热正盛者，白芍酸敛滞邪，断不可投。此虽昔人已试之成方，不敢引为后学之楷式也。

【提要】本条讨论湿热痢疾的证治。

【释义】湿热秽浊内伏太阴脾经，阻遏气机，失于运化，故胸痞、腹痛；升降失常，气机壅滞，故里急后重；湿热内蕴，毒滞肠中，脂络损伤，故下脓血稠黏；脉软数，即脉濡数，为湿热内蕴之象。治以清热除湿，解毒化滞。药用黄芩炭、银花炭、荆芥炭清热凉血解毒，以除脓血；厚朴、陈皮、木香、槟榔、神曲除湿行气疏滞，以解后重；柴胡、葛根调理脾胃升降，并使气津上升。气机调达，则胸痞、腹痛、窘迫诸症可解。如热毒炽盛或里热壅实者，大黄、黄连也可加入。

【临床心悟】

1. 伤气则下白，伤血则下赤

痢疾表现之一是下利赤白脓血，便脓为病在气分。"脓"为何物？脓者，水也。痰、饮、水、湿、脓五者可谓同源而异流。治脓之法，即是祛湿化痰逐水之法。因此，痢疾脓多者，宜加入祛湿药，祛湿药的选择以宣湿、化湿、燥湿为主，如杏仁、砂仁、藿香、半夏、苍白术等。古人治痢有禁忌利湿法之说，如茯苓、车前、泽泻等药宜少用或不用。下血者，谓热重入血，肠络损伤而便血，应注重清热凉血药之运用，如丹皮、赤芍等。如果慢性痢疾热不重而便血者，多为阳气虚而不摄，也宜用入血之药，如当归等。

2. 调气则后重自除，升提则下坠自消

大便时肛门有坠重之感，西医谓之肠黏膜充血水肿，而中医则有气滞气虚之说。气滞者宜行气，气虚者宜补气。行气以行胃、肠、肝气为主。薛氏自注中提到的诸药行气语句较为实用，如"厚朴除湿而行滞气""槟榔下逆而破结气""木香、神曲疏中气之滞"等，厚朴、槟榔、木香确为治疗痢疾常用之药。正如薛氏《湿热病篇》第43条自注中说："后重有虚实之异，实为邪实下壅，虚由气虚下陷……治后重者，有行气升补之殊。

虚实之辨，不可不明。"另外，痢疾中的"后重下坠"感，也可理解为中气下陷病理，下陷即可升提，"葛根升下陷之胃气，柴胡升土中之木气"。说明了此两味药治疗痢疾的重要性。薛氏在自注中对某些药物的行气特点及作用部位分析得如此透彻，值得吾辈学习，今人只知某药行气理气，但很少了解其行气特点。

3. 里急由热所生，详辨实热虚热

里急即大便时窘迫欲便，而便仍不舒。里急多由热所生，有实热虚热之分，正如《素问·至真要大论》中说："诸呕吐酸，暴注下迫，皆属于热。"薛氏《湿热病篇》第43条自注中云："凡里结属火居多，火性传送至速，郁于大肠，窘迫欲便，而便仍不舒。故痢疾门中，每用黄芩清火，甚者用大黄逐热。若痢久血虚，血不足则生热，亦急迫欲便，但久坐而不得便耳。此热由血虚所生，故治以补血为主。里结与后重不同，里结者急迫欲便，后重者肛门重坠。里结有虚实之分，实为火邪有余，虚为营阴不足。"实热者，薛氏用黄芩、大黄，临床治疗痢疾大都推崇；营阴不足者，当归、芍药治痢常用。

4. 热痢清热药的选择

急性热痢虽属肠道病变，但大肠与肺相表里，胃和肠又一气相通，再结合张仲景肝热致痢说等，因此，治疗热痢时，清热药的应用除选常用的清大肠热的药物外，如马齿苋等，尚需重视作用于肺、胃、肝等脏腑的清热药，如清肺与肝胆的黄芩、双花，清胃热的黄连，清肝热的白头翁、秦皮等。

5. 治痢基本方

综合以上理论，临床上我治痢疾经常运用的四味药是：芍药、木香、槟榔、葛根。四药含有行血和阴、调气缓急、升提升清之功用。湿热痢合芍药汤（《素问病机气宜保命集》：黄芩、芍药、炙甘草、黄连、大黄、槟榔、当归、木香、肉桂）；**热毒痢合白头**

翁汤（《伤寒论》、白头翁、秦皮、黄连、黄柏）；**寒湿痢合不换金正气散**（《太平惠民和剂局方》：厚朴、藿香、甘草、半夏、苍术、陈皮、生姜、大枣）；**虚寒痢合真人养脏汤**；**阴虚痢合黄连阿胶汤**；**休息痢合连理汤**（《张氏医通》：人参、白术、干姜、炙甘草、黄连、茯苓）。

【原文】痢久伤阳，脉虚滑脱者，真人养脏汤加甘草、当归、白芍。**（42）**

自注：脾阳虚者，当补而兼温。然方中用木香，必其腹痛未止，故兼疏滞气。用归芍，必其阴分亏残，故兼和营阴。但利虽脾疾，久必传肾，以肾为胃关，司下焦而开窍于二阴也。况火为土母，欲温土中之阳，必补命门之火，若虚寒甚而滑脱者，当加附子以补阳，不得杂入阴药矣。

【提要】本条讨论痢久损伤脾阳的证治。

【释义】痢疾日久，脾胃虚寒，中气下陷，大便滑脱不禁，证属寒利。临床除滑脱脉虚外，还当伴有形寒肢冷、腹痛喜按、舌淡苔滑、腹中隐痛等症。真人养脏汤由人参、当归、白术、肉豆蔻、肉桂、甘草、白芍、木香、诃子、罂粟壳组成，有温中补虚，涩肠固脱之功用。加当归、白芍、甘草，意在增强和营养阴缓急的功效。真人养脏汤中本有当归、白芍，在此可认为加重其量。

本证久痢，脾阳虚甚必累及肾阳，故补脾阳的同时应配用补肾阳的药，可与四神丸同用，或原方中加附子、干姜等温热药。

【临床心悟】

1. 久泄无火说

凡痢疾或泄泻日久不愈，必伤肾阳，故有"久泄无火""久泄无不伤及脾肾"之说，因而补益脾肾是治疗慢性痢疾、慢性泄泻的常用之法。"脾阳虚者，当补而兼温"，即脾阳虚是在脾气虚的基础上发展而来的，治疗应在补益脾气的基础上加入温脾阳药物，可用人参、白术补脾，干姜温脾阳。脾阳虚日久累及肾阳，故薛氏提出的"欲温土中之阳，必补命门之火"很有见的。补命门之火，如肉豆蔻、肉桂等药（图13）。薛氏所论，对治疗脾肾阳气虚引起的诸病，可谓提纲挈领。

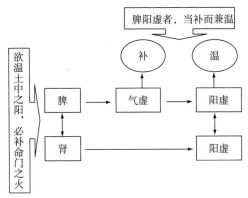

图 13　"脾气虚－脾阳虚－肾阳虚"病机变化及治法图

2. 真人养脏汤应用

该方出自《太平惠民和剂局方》，组成为：人参、当归、白术各六钱，肉豆蔻半两，肉桂、甘草（炙）各八钱，白芍药一两六钱，木香一两四钱，诃子一两二钱，罂粟壳三两六钱。功用涩肠固脱，温补脾肾。主治久泻久痢，脾肾虚寒证。该方治疗各种慢性泄泻或痢疾皆有明显疗效，诸如小儿秋季腹泻、结直肠癌术后腹泻、中老年慢性腹泻、慢性结肠炎、溃疡性结肠炎、放射性直肠炎等。正如方后所说："老人、孕妇、小儿暴泻，急宜服之，立愈。"真人养脏汤药味较多，如果记不住方的组成，知道治疗本证之大法自可组方。前条所讲的治痢四味药：芍药、葛根、木香、槟榔，加上补（人参、白术）而兼温（干姜、炮姜），再加入补命门之火药（肉豆蔻、肉桂、补骨脂等），即可组成治疗脾肾阳虚之泄泻或痢疾的方剂。痢久或泻久，易致滑脱，此时可加入收涩之品，如诃子、乌梅、芡实、莲子等。

方中罂粟壳有涩肠止泻之功，无论急慢性泄泻或痢疾，用之皆有很好的止泻作用，并且能迅速缓解腹痛症状。但急性期用之，止泄的同时也会敛涩邪气，虽当时可以止泄，但过几日可能复发。因此，某些医生治疗急性泄泻或痢疾时，为显示其即时疗效，大量使用，是一种不正确的治疗方法。该药有成瘾性，不宜常服，儿童禁用。

吴鞠通《温病条辨》临床心悟

导 读

　　《温病条辨》的作者为吴瑭，号鞠通，字佩珩，生于乾隆二十三年（1758），卒于道光十六年（1836），江苏淮阴人。19岁时，其父患病年余，经庸医医治而死，"瑭愧恨难名，哀痛欲绝"，认为父病而不知医，无颜立天地间，于是"慨然弃举子业，专事方术"。四年以后，侄儿巧官患喉瘴，他人用双解散、人参败毒散治之，终因发黄而死。遂广购方书，发奋学医。在二十六岁时，"游京师，检校《四库全书》"，饱览许多珍本秘籍。吴氏三十六岁时，京师温病大作，诸友让其治疗，效果甚好。但他也痛恨世人不识温病，治温病者毫无尺度，败事甚多。吴氏四十岁时（1798）著成《温病条辨》，15年后，其老乡汪瑟庵促其出版，该书遂于1813年刊行。

一、内容特点

　　《温病条辨》是温病学中第一部理法方药皆备的专著，该书在"采集历代名贤著述，去其驳杂，取其精微，间附己意，以及考验"的基础上，进一步建立了完全独立于伤寒的温病学说体系，创立了三焦辨证纲领。写作体裁仿《伤寒论》，并对条文未尽之意进行阐述。书中所列疾病主要为温热、湿热两大类。全书共六卷：卷首，引《内经》原文十九条，以溯温病理论之源。卷一为上焦篇，论述各种温病的上焦证。卷二为中焦篇，论述中焦的各种温病及寒湿证的证治方药。卷三为下焦篇，阐明了温病下焦证的证治方药。上中下三篇条文共238条，方剂

198 首。卷四为杂说，设短篇论文 18 篇，论述温病病因、病机、诊断、治疗、善后等有关问题。卷五为解产难，卷六为解儿难，结合温病理论分别研讨产后调治，产后惊风，小儿急、慢惊风和痘症等。

二、版本与读法

本书以 1958 年 4 月上海卫生出版社出版的《增补评注温病条辨》为主要蓝本，原文后数字为原文编号。阅读《温病条辨》时应注意以下几个问题：第一，熟悉书写体例。《温病条辨》以三焦为纲，病名为目，病名下为原文，原文内容多有经络定位、脏腑辨证、卫气营血辨证，原文后自加分注，有方有论。第二，了解疾病范围。该书论述了九种温病，此九种温病可分温热类、湿热类两大纲。温热类疾病伤阴动血明显，湿热类疾病伤阳阻气较多。第三，兼收叶桂思想。吴鞠通继承了叶天士《温热论》学术思想，故读《温病条辨》时，对某些原文应与《温热论》原文互参。吴氏补充的理法方药，丰富和完善了温病学理论体系。第四，重视方药分析。该书多数方后，体现了方剂的性味组方之法，如连梅汤为"酸甘化阴酸苦泄热法"，新加香薷饮为"辛温复辛凉法"等，熟知了配伍之法，加减药物就变得较易。吴氏对中药的分析非常重视药物与自然界、人体的整体相关性，如"连翘像心，心能退心热""桑叶芳香有细毛，横纹最多，故亦走肺络而宣肺气"等，吴瑭认为"此物性合人身自然之妙"，要求医生必须做到"体物象，察物情"。

三、本书思路

本书选取了《温病条辨》原文共 52 条，其中上焦篇 29 条，中焦篇 13 条，下焦篇 10 条。条文的选取基于以下原则：第一，体现三焦辨证的基本理论内容。有关上焦心肺条文的选取，主要以清宫汤、安宫牛黄丸及吴氏"辛凉三方"为主。中焦脾胃肠条文选取主要以通下法的诸承气汤为主。下焦肝肾的辨证内容以下焦肝肾阴伤、心肾不交条文为主。通过条文的分析和心悟，能够反映临床治疗外感病及内伤病思路。第二，有些原文后的自注内容较长，本书选取时，根据所悟内容做了删减，并用"……"号表示，阅读本书时，可参看其他书籍的完整版。第三，为了反映《温病条辨》整体学术思想，除三焦辨证内容外，尚选取了《卷四·杂说》《卷五·解产难》《卷六·解儿难》的部分条文，此内容主要以理论及妇儿科用药大法为主。

卷一　上焦篇

【原文】温病者：有风温、有温热、有温疫、有温毒、有暑温、有湿温、有秋燥、有冬温、有温疟。(1)

自注：此九条，见于王叔和《伤寒例》中居多……

风温者，初春阳气始开，厥阴行令，风夹温也。温热者，春末夏初，阳气弛张，温盛为热也。温疫者，疠气流行，多兼秽浊，家家如是，若役使然也。温毒者，诸温夹毒，秽浊太甚也。暑温者，正夏之时，暑病之偏于热者也。湿温者，长夏初秋，湿中生热，即暑病之偏于湿者也。秋燥者，秋金燥烈之气也。冬温者，冬应寒而反温，阳不潜藏，民病温也。温疟者，阴气先伤，又因于暑，阳气独发也。

按：诸家论温，有顾此失彼之病，故是编首揭诸温之大纲，而名其书曰《温病条辨》。

【提要】本条讨论温病的范畴、分类、命名以及温病与伤寒的区别。

【释义】吴氏在王叔和《伤寒例》的基础上，根据病因和发病季节，将温病分为九种，即条文所述九种温病。其意是：风温是由于初春阳气升动而又风木当令所发生的风邪夹温的温病。温热是春末夏初，阳热弛张所导致的病变，即春温之病。温疫是感天地疠气而发生的传染性流行病。温毒是由于感受秽浊太甚所致。暑温是指发于正夏的暑病中偏于热盛的温病。湿温是发于长夏初秋的暑病中偏于湿盛的温病。秋燥是发于秋天燥邪所致的温病。冬温是指冬令应寒而反大温所造成的病变。温疟是由于其人阴气先伤，夏伤于暑，阴伤而阳热亢盛的一种疟疾。

各位医家对温病的论述，往往顾此失彼，不够全面，故在编写《温病条辨》时，首先把各种温病的基本概念提出来，作为一个大纲，然后再逐一进行论述，并命名本书为《温病条辨》。

【临床心悟】

1. 温病的现代医学范畴

九种温病涵盖了现代医学的部分以发热为主的感染性及传染性疾病。如具有温病特点的某些急性传染病：流感、麻疹、流行性腮腺炎、流脑、流行性出血热、登革热等；具有温病特点的某些急性感染性疾病：如大叶性肺炎、败血症、感染性休克等。另外，还有具温病特点的非传染及感染的某些发热性疾病：如中暑、亚急性败血症、急性白血病等。各个系统都有可能出现温病的病理及表现，上至中枢神经系统，下至泌尿系统，外至关节肌肉疾病等。温病的诊治方药不仅用于诸如以上的外感热病，而且广泛用于临床各科的内伤杂病。因此，不必拘泥于发热与否，符合辨证及方药病机皆可运用。例如温病祛湿四法中的宣湿、化湿、燥湿、利湿的方法可应用于内、外伤夹湿的疾病，清热方法中辛凉、辛寒、苦寒、甘寒等方法可用于有热的疾病。温病学是一门临床学科，是一种指导临床治病的方法学，与伤寒学配合，一热一寒，尽也。

2. 环境气候变化，温病越来越多

随着气候的极端变化，地球变得越来越暖，温病的发病率愈来愈高，不仅成为一年四季的临床常见病、多发病，而且多数具有起病急、来势猛、变化快、传变多等特点。新中国成立以来，经过医务界的努力，多数强烈的传染病已被控制，但少数又重新蔓延和流行。还有不少新的传染病陆续被发现，2003年的"非典"，2009年、2013年的禽流感等病已严重威胁人类健康。导致新传染病出现和旧传染病死灰复燃的因素有：国际

航空旅游业的发展；大城市增多，但缺乏足够的卫生配套设施；食品贸易的全球化；细菌对抗生素耐药性的增加；对森林的人为破坏等。

3. 抗生素不能解决所有的热病问题

抗生素的发展可以说是日新月异，为治疗多种感染病提供了有效的武器，但对于某些非细菌引起的疾病，比如病毒疾病，抗生素往往没有效果，并出现了耐药性、毒副作用等问题。青霉素的发明使人类平均寿命提高了几十岁，但正像蒸汽机把人类带入大工业生产时代一样，滥用抗生素对人体内部环境的强度污染，正向全人类敲响警钟，而温病的理法方药为研究治疗这些疾病开辟了广阔的前景。

我在门诊上经常接诊一些发热患者，抗生素打了一两周，甚至更长，热仍不退。观其舌苔黄厚腻，我对患者说：抗生素停停吧，或者减少抗生素的应用品种。有些患者一停抗生素反而发热减轻或就不热了，或者发热时予以清热祛湿之法，运用俞根初的蒿芩清胆汤或叶天士的甘露消毒丹，多数患者1~6剂即可退热。通过多年的临床体会，我认为抗生素属"凉药"，用之日久必伤阳，阳气损伤，影响脾之运化，易生湿邪。因而对于长期应用抗生素者予以祛湿治疗有一定疗效。如果在运用抗生素的同时，提前或同时运用中药祛湿药，是否能够减轻抗生素的副作用，值得进一步研究。

【原文】凡病温者，始于上焦，在手太阴。(2)

伤寒由毛窍而入，自下而上，始足太阳。足太阳膀胱属水，寒即水之气，同类相从，故病始于此。古来但言膀胱主表，殆未尽其义。肺者，皮毛之合也，独不主表乎！治法必以仲景六经次传为祖法。温病由口鼻而入，自上而下，鼻通于肺，始手太阴。太阴金也，温者火之气，风者火之母，火未有不克金者，故病始于此，必从河间三焦定论。再寒为阴邪，虽《伤寒论》中亦言中风，此风从西北方来，乃凛发之寒风也，最善收引，阴盛必伤阳，故首郁遏太阳经中之阳气，而为头痛、身热等症。太阳阳腑也，伤寒阴邪也，阴盛伤人之阳也。温为阳邪，此论中亦言伤风，此风从东方来，乃解冻之温风也，最善发泄，阳盛必伤阴，故首郁遏太阴经中之阴气，而为咳嗽、自汗、口渴、头痛、身热、尺热等症。太阴阴脏也，温热阳邪也，阳盛伤人之阴也。阴阳两大法门之辨，可了然于心目间矣。

……

【提要】提出了太阴温病的首发病位，同时又论述伤寒与温病在发病机理方面的区别。

【释义】一般温病的发病，开始于上焦，主要受邪部位为手太阴肺。

【临床心悟】

1. 治肺思想的理论依据

（1）一身之气归肺主　手太阴肺，位居上焦，主一身之气，正如《素问·五脏生成论》中所说"诸气者皆属于肺"，《素问·举痛论》中所说"百病生于气"。因此，气所生病，可治肺。

（2）精微物质由肺布　《素问·经脉别论》云："饮入于胃，游溢精气，上输于脾，脾气散精，上归于肺，通调水道，下输膀胱。""食气入胃，浊气归心，淫精于脉，脉气流经，经气归于肺，肺朝百脉，输精于皮毛。"因此，凡水谷吸收、代谢之病，皆可治肺。

（3）肺司呼吸，调血行，为水之上源　《素问·灵兰秘典论》曰："肺者，相傅之官，治节出焉。"因此，凡气病引起的血病、水湿痰饮病，可治肺。

温邪犯肺可从肺论治，而寒邪更容易犯肺，《难经·四十九难》中说："形寒饮冷则伤肺。"《灵枢·邪气脏腑病形》谓："形寒寒饮则伤肺，以其两寒相感，中外皆伤，故气逆而上行。"《素问·咳论》也说："皮毛者肺之合也，皮毛先受邪气，邪气以从其合也，其寒饮食入胃，从肺脉上至于肺则肺寒，肺寒则外内合邪因而客之，则为肺咳。"

外邪一寒一温，均易犯肺，因而诸病治肺有其充分的理论依据。

2. 从肺论治的病证

肺的主气功能异常，则百病由生。《素问·至真要大论》言："诸气膹郁，皆属于肺。"《理虚元鉴·劳嗽症论》指出："肺气一伤，百病蜂起。"《临证指南医案·湿》也说："三焦病，先论上焦，莫如治肺，以肺主一身之气化也。"下面略举几例我在临床上治肺的疾病。

（1）耳聋治肺　"耳聋治肺"见于刘河间《素问病机气宜保命集·大头论第三十（耳论附）》："耳者，善非一也，以窍言之是水也，以声言之金也……假令耳聋者肾也，何以治肺？肺主声，鼻塞者，肺也。"耳聋除了与肝胆、肾有关外，有些耳聋患者与肺气失宣、肺失清肃、肺气不足也有密切关联。

耳之听声，非独肾所主，亦为肺之功。在病理上，肺之病变亦能影响耳之功能。对于外感所致耳聋，《丹溪心法·耳聋七十五》指出："耳者，宗脉之所附，脉虚而风邪乘之，风入于耳之脉，使经气痞而不宣，是谓风聋。"《景岳全书·杂证谟》亦谓："耳聋证，总因气闭不通耳。盖凡火邪、风邪，皆令气壅，壅则闭也。"

临床上，有些青少年外出运动锻炼，或迎风急行，或者感冒，之后听力不佳，渐至耳鸣耳聋，此类耳聋就与肺有关。每遇到此类患者，偏于风热，我常用银翘散方加菖蒲、葛根；偏于风寒者，用荆防败毒散。

（2）郁病治肺　郁证多因七情引起，而在七情中，肺一脏独占"七情"中"两情"（悲与忧），除了肝、脾可致郁外，肺也可致"忧郁"。肺的功能异常，则气机不畅，郁结于内而导致心情郁闷。《证治汇补·郁证》云："郁病虽多，皆因气不周流，法当顺气为先。"肺主一身之气，郁证即为气病，理应治肺以调畅全身气机，而全身气机的通畅又有利于脏腑、经络的生理功能的正常发挥。

临床上可见较多胸部憋闷的患者，情志不舒时胸部憋闷更重，甚至影响呼吸感到气短、不能平卧。若问其活动后憋闷加重否？答曰：活动后反而减轻。此证多为肝气郁结，木旺侮金所致，影响肺主一身之气功能。本病属于肝脏引起的郁证，在治肝的同时，我常加入杏仁、瓜蒌、厚朴等药调畅肺气，肺恢复主气功能，胸闷憋气自然好转。

（3）消渴治肺　肺为娇脏而主宣降，为水之上源，敷布津液。肺受燥热所伤，而失治节之能，水不化津，直趋下行，入膀胱故小便频数而量多，肺不布津则口渴多饮。《医学纲目·消瘅门》说："盖肺藏气，肺无病则气能管摄津液之精微，守养筋骨血脉，余者为溲。肺病则津液无气管摄，而精微者亦随溲下，故饮一溲为二。"治肺之法，根据消渴病机，多采用清热润肺、宣降肺气或补益肺气之法。

临床上我喜用辛凉解表药牛蒡子治消渴。该药能升能降，既宣肺透热，又滑润肠道，有明显的通便作用。《中药大辞典》谓牛蒡子有降血糖作用，提取物能显著而持久地降低大鼠血糖。另外，据证加入走肺经的冬桑叶、菊花、葛根等也可明显改善血糖升高现象。

（4）**失眠治肺** 肺与卫气关系最为密切，而卫气与人体的寤寐有关。《灵枢·邪客》曰："卫气者，出其悍气之剽疾，而先行于四末分肉皮肤之间而不休者也。昼日行于阳，夜行于阴……行于阳则阳气盛，阳气盛则阳跷满，不得入于阴，阴气虚，故目不瞑。"治疗失眠我喜欢用辛凉解表药蝉蜕，该药调肺气、畅卫气，可使卫气入于阴，是失眠治肺的最简单例子。肺经的太渊、尺泽等穴位，采取针刺、按摩或穴位用药对失眠也有一定效果。

（5）**痿证治肺** 《素问·痿论》中有"肺热叶焦"之说，指肺有郁热，肺叶受熏灼而失布散精微功能，从而发生肌肉萎缩、四肢无力等，因而痿证可以治肺。王孟英医案中记载了一例痿证从肺论治的医案：治沈峻扬令妹案。其人年逾五旬，体素瘦弱，不寐数夜，目张泪流，口开不闭，舌不能伸，语难出声，身硬不柔，饮不下咽，足冷不温，筋瘈而疼，胸膈板闷，溲少便秘，苔黄不渴，脉则弦细软涩，重按如无。孟英曰：殆由情志郁结，怒木直升，痰亦随之，堵塞华盖，故治节不行，脉道不利也。误进补药，其死可必。但宜宣肺，气行自愈。方用紫菀、白前、马兜铃、射干、石菖蒲、枇杷叶、丝瓜络、白豆蔻，一剂知，四剂瘳。

3. 治肺之法及常用药物

（1）**宣肺法** 以辛味药为主。桔梗为开宣肺气之主药。另外，辛温、辛凉解表药均有宣肺作用。苏叶、荆芥、防风、麻黄、薄荷、牛蒡子、葛根等均可使用，但以质轻走上为主。如《临证指南医案·喘》说："肺位最高，主气，为手太阴脏，其脏体恶寒恶热，宣辛则通，微苦则降，若药气味重浊，直入中下，非宣肺方法矣。"

（2）**降肺法** 以微苦药为主，或者苦味兼有辛味者也可，不可使用太苦。如杏仁、紫菀、枳实、枳壳、苏子、半夏、陈皮为常用药物。其中杏仁既宣又降，尤符合肺之宣降功能，不论寒热，均可配伍运用。

（3）清肺法　以入肺走肺的清肺药为主。以苦味药或甘寒清热药为主，如桑白皮、黄芩、桑叶、鱼腥草、芦根等。

（4）温肺法　以辛热或辛温之药为主，如干姜、细辛等。本法一般多用于内伤阳气虚导致的痰饮水湿病，不适用于温病。对于咳嗽痰稀、量多，尤为常用。

（5）补肺法　多用甘温之药，如黄芪、太子参、党参、人参等。其中黄芪补气的同时，偏于走表，对某些病证伴有汗出、肢体肿胀、皮肤疮疡久不收口等首选。太子参为儿科常用之品，且有止咳平喘之功。

（6）泻肺法　以苦味药为主，苦能降，如桑白皮、葶苈子、地骨皮等。

（7）敛肺法　以酸涩性味为主，如五味子、乌梅、白果、白芍等。本法与宣肺法同用，散收结合，对于肺病日久者常常配伍。故《素问·藏气法时论》有"肺欲收，急食酸以收之，用酸补之"。

（8）润肺法　性味多甘寒，如沙参、麦冬等。其中沙参色白入肺，为肺阴虚首选。李时珍将五种参的颜色归属治疗五脏病，其中沙参色白归于肺，很有临床指导意义。

临证时，上述方法，或一法单用，或两法相参，或多法并用，可随证施之。

【原文】太阴之为病，脉不缓不紧而动数，或两寸独大，尺肤热，头痛，微恶风寒，身热自汗，口渴，或不渴，而咳，午后热甚者，名曰温病。（3）

不缓，则非太阳中风矣；不紧，则非太阳伤寒矣；动数者，风火相煽之象，经谓之躁；两寸独大，火克金也。尺肤热，尺部肌肤热甚，火反克水也。头痛、恶风寒、身热自汗，与太阳中风无异，此处最足以相混，于何辨之？于脉动数，不缓不紧，症有或渴、或咳、尺热、午后热甚辨之。太阳头痛，风寒之邪，循太阳经上至头与项，而项强头痛也。太阴之头痛，肺主天气，天气郁，则头亦痛也，且春气在头，又火炎上也。吴又可谓浮泛太阳经者，臆说也。伤寒之恶寒，太阳属寒水而主表，故恶风寒。温病之恶寒，肺合皮毛而亦主表，故亦恶风寒也。太阳病则周身之阳气郁，故身热；肺主化气，肺病不能化气，气郁则身亦热也。太阳自汗，风疏卫也；太阴自汗，皮毛开也，肺亦主卫。渴，火克金也。咳，肺气郁也。午后热甚，浊邪归下，又火旺时也，又阴受火克之象也。

【提要】论述温病初起的脉象和主要证候特点。

【释义】上焦手太阴温病，初起时可见脉象不缓不紧而动数，或两寸独大。不缓不紧说明与太阳中风、太阳伤寒不同，脉数说明性质为热，两寸候心肺，温邪首犯上焦，病在手太阴，或逆传心包，故或两寸独大。尺肤为易触摸之处，触及尺肤热反映全身热，温病热偏重故身热较著。火性炎上，头在上焦，热邪扰于清窍，故初起亦有头痛。温病初起在肺，肺合皮毛，故亦恶风寒，因热象重，故恶寒较轻微。肺主气属卫，热邪在肺，故有自汗。口渴为热象重之表现，不渴则热尚轻微，肺气失宣则咳嗽。午后热甚，为热邪伤津之象，温邪初起即易伤津，故早期即见午后热甚之象。

【临床心悟】

两寸独大的临床意义

两寸独大，即两寸浮大。寸关尺三部脉中，右寸为肺所主，左寸为心所主，心肺皆居上焦。如两寸浮大，即两寸浮数，以右寸更为明显，即可诊断为温病卫分证，或者说上焦可能出现问题，可见咳嗽、咽痛、头痛、失眠等，正如曹炳章《增补评注温病条辨·上焦篇》评说："右寸独大最为确凭，纵两寸俱大亦必右寸为甚。"说明了右寸诊断温病的重要性。

个人体会，右寸独大的脉象，在寸部或寸以上腕横纹处，甚至在大鱼际下缘也可触及，摸起来似一黄豆粒大小跳动，关及尺部却不明显（图14）。临床每遇此脉象时，即可推断患者上焦有问题，或热或咳，或咽痛或头晕等。

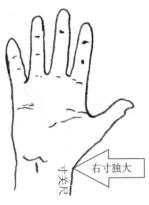

图14　右寸独大脉图

《难经·三难》对此脉象的描述更加详细，谓之"溢脉"。论中说："脉有太过，有不及，有阴阳相乘，有覆有溢，有关有格，何谓也。然，关之前者，阳之动也，脉当见九分而浮。过者，法曰太过。减者，法曰不及。遂上鱼为溢，为外关内格，此阴乘之脉也。"

在内伤疾病中，如果高血压患者见溢脉，多属阳亢之极候，其血压可能偏高，并随时有脑卒中的可能。

右寸浮大诊肺，如感冒、咳嗽、鼻塞流涕、咽痛等；左寸浮大诊心，如心悸、失眠、胸闷、心痛等。

【原文】太阴风温、温热、温疫、冬温，初起恶风寒者，桂枝汤主之；但热不恶寒而渴者，辛凉平剂银翘散主之。温毒、暑温、湿温、温疟，不在此例。（4）

按：仲景《伤寒论》原文，太阳病但恶热不恶寒而渴者，名曰温病，桂枝汤主之。盖温病忌汗，最喜解肌，桂枝本为解肌，且桂枝芳香化浊，芍药收阴敛液，甘草败毒和中，姜、枣调和营卫，温病初起，原可用之。此处却变易前法，恶风寒者主以桂枝，不恶风寒主以辛凉者，非敢擅违古训也。仲景所云不恶风寒者，非全不恶风寒也，其先亦恶风寒，迨既热之后，乃不恶风寒耳，古文简质，且对太阳中风热时亦恶风寒言之，故不暇详耳。盖寒水之病，冬气也，非辛温春夏之气，不足以解之，虽曰温病，既恶风寒，明是温自内发，风寒从外搏，成内热外寒之证，故仍旧用桂枝辛温解肌法，俾得微汗，而寒热之邪皆解矣。温热之邪，春夏气也，不恶风寒，则不兼寒风可知，此非辛凉秋金之气，不足以解之。桂枝辛温，以之治温，是以火济火也，故改从《内经》风淫于内，治以辛凉，佐以苦甘法。

桂枝汤方

桂枝_{六钱}　芍药_{炒，三钱}　炙甘草_{二钱}　生姜_{三片}　大枣_{去核，}二枚

煎法服法，必如《伤寒论》原文而后可，不然，不唯失桂枝汤之妙，反生他变，病必不除。

辛凉平剂银翘散方

连翘_{一两}　银花_{一两}　苦桔梗_{六钱}　薄荷_{六钱}　竹叶_{四钱}　生甘草_{五钱}　芥穗_{四钱}　淡豆豉_{五钱}　牛蒡子_{六钱}

上杵为散，每服六钱，鲜苇根汤煎，香气大出，即取服，勿过煎。肺药取轻清，过煎则味厚而入中焦矣。病重者，约二时一服，日三服，夜一服；轻者三时一服，日二服，夜一服；病不解者，作再服。盖肺位最高，药过重则过病所，少用又有病重药轻之患，故从普济消毒饮时时轻扬法。今人亦间有用辛凉法者，多不见效，盖病大药轻之故，一不见效，遂改弦易辙，

转去转远，即不更张，缓缓延至数日后，必成中下焦证矣。胸膈闷者，加藿香三钱，郁金三钱，护膻中；渴甚者，加花粉；项肿咽痛者，加马勃、元参；衄者，去芥穗、豆豉，加白茅根三钱，侧柏炭三钱，栀子炭三钱；咳者，加杏仁利肺气；二三日病犹在肺，热渐入里，加细生地、麦冬保津液；再不解，或小便短者，加知母、黄芩、栀子之苦寒，与麦、地之甘寒，合化阴气，而治热淫所胜。

方论：按温病忌汗，汗之不唯不解，反生他患。盖病在手经，徒伤足太阳无益；病自口鼻吸受而生，徒发其表亦无益也。且汗为心液，心阳受伤，必有神明内乱、谵语癫狂、内闭外脱之变。再，误汗虽曰伤阳，汗乃五液之一，未始不伤阴也。《伤寒论》曰：尺脉微者为里虚，禁汗，其义可见。其曰伤阳者，特举其伤之重者而言之耳。温病最善伤阴，用药又复伤阴，岂非为贼立帜乎？此古来用伤寒法治温病之大错也……本方谨遵《内经》风淫于内，治以辛凉，佐以苦甘；热淫于内，治以咸寒，佐以甘苦之训。王安道《溯洄集》，亦有温暑当用辛凉不当用辛温之论，谓仲景之书，为即病之伤寒而设，并未尝为不即病之温暑而设。张凤逵集治暑方，亦有暑病首用辛凉，继用甘寒，再用酸泄酸敛，不必用下之论。皆先得我心者。又宗喻嘉言芳香逐秽之说，用东垣清心凉膈散，辛凉苦甘。病初起，且去入里之黄芩，勿犯中焦，加银花辛凉，芥穗芳香，散热解毒；牛蒡子辛平润肺，解热散结，除风利咽。皆手太阴药也。合而论之，经谓"冬不藏精，春必病温"，又谓"藏于精者，春不病温"，又谓"病温虚甚死"，可见病温者，精气先虚。此方之妙，预护其虚，纯然清肃上焦，不犯中下，无开门揖盗之弊，有轻以去实之能，用之得法，自然奏效。此叶氏立法，所以迥出诸家也。

【提要】温病初起邪在卫分证治。重点讨论了银翘散的适应证及其运用。

【释义】温邪犯于手太阴肺经，不论发生于风温、温热、温疫、冬温，如初起时有较明显的怕风或怕冷症状，偏于风邪为主的，治疗可用桂枝汤。如只发热而没有怕风、怕冷症状，并有口渴，治疗就须以辛凉平剂银翘散为主。至于温毒、暑温、湿温、温疟等病，因病机有所不同，所以不能按上例治疗。

【临床心悟】

1. 表证恶寒的临床特点

表证恶寒，为外邪侵袭，卫阳被郁，肌表失煦所致。古人说："有一分恶寒，便有一分表证。"说明恶寒在表证中的诊断价值。温病都有发热，只要在疾病初期，获得了恶寒特点，就可明确有表证。表证恶寒具有以下特征：

（1）寒热的同时性　是温病卫分证恶寒的最基本特征，即患者恶寒的同时又有发热的表现。若只有发热或单有恶寒，可排除表证。

（2）恶寒的全身性　恶寒是患者自觉怕冷，得衣被而不减。表证恶寒突出表现在全身，尤其背部明显，轻则有"啬啬恶寒""淅淅恶风"感，重则恶寒战栗。

（3）恶寒的短暂性　表证的恶寒持续时间比较短暂，可几小时或数小时，而持续数日的情况少见。现在许多人初得表证时，自己已服用了很多西药或中成药，因疗效不显，尔后找中医诊治。这种患者的恶寒存在时间会更短。另外，表证恶寒的患者，望诊可见其厚衣加身、倦卧不语等阴证症状，也可辅以诊断。

2. 里证恶寒的临床特点

温病中的里证恶寒，习惯上称为"厥"，其产生机理皆为

"阴阳气不相顺接"。常见于两种情况：

（1）**恶寒的局部性** 此种恶寒称为热厥，即真热假寒证。为热毒炽盛，郁闭于内，气机逆乱，阳气不能外达四肢所致。如《温病条辨》中安宫牛黄丸所治的"四肢厥冷"，《伤寒论》白虎加人参汤中的"时时恶风""背微恶寒"，大承气汤中的"肢厥"等，皆属于"寒在皮肤，热在骨髓"（《伤寒论》第11条）。此时恶寒，多呈现四肢清冷，但胸腹灼热，并伴有烦躁谵语、气息粗大、汗多、尿短赤、便秘或神昏、舌红或绛、苔黄燥、脉沉实等。恶寒的程度因热而定，"厥深者热亦深，厥微者热亦微"（《伤寒论》第335条）。对热厥初期，应及时采取清热、通下、开窍等法，防止因内闭外脱而出现通体皆厥的寒厥。

（2）**恶寒的全身性** 温病里证见到全身恶寒，通体清冷，为病情较重之象。一般称为寒厥或阳脱。多由湿热性疾病湿邪较重，阳气大伤，虚寒内生，或者大汗、失血而阳气衰竭，全身失于温煦所致。此恶寒多伴有面色苍白、汗出淋漓、气短息微、神情淡漠、舌淡而润、脉微细欲绝等症。

3. 咽喉部症状的邪气辨治

咽喉部为肺胃之门户，咽喉的症状常见有咽喉疼痛、干、痒、嘶哑、无声、堵塞感等。疼痛者多为风热，银翘散加减；急性期咽干而渴者多为阴伤，应用银翘散的同时，加入甘寒清热养阴药润之，如玉竹、花粉、沙参、麦冬等；咽痒者为风，风盛则痒，僵蚕、蝉蜕、荆芥、防风、钩藤、薄荷等祛风药常用；嘶哑者属气阴虚，生脉散方有效；无声者多为风寒闭，麻黄汤或三拗汤或荆防败毒散等方祛风散寒；咽喉自觉有堵塞感者，多为痰气，半夏厚朴汤治疗。

4. 银翘散治病思路

银翘散十味药，可分为四组，分别体现了温病四种治法思想。

（1）治发热寻找邪气出路　清·周学海《读医随笔·卷四》就有"用药须使邪有出路"论题，外感病更宜如此。温邪袭人，初起邪在卫分，导致卫气被郁，开阖失司，针对温邪侵入人体的途径和致病机理，治疗应以开腠逐邪为主要方法。故吴鞠通在用药时从寻找邪气的出路入手，运用双花、连翘辛凉透表并兼芳香辟秽的功效，使邪气从外而解之时又防止了秽浊之气阻滞气机之嫌，同时也能清泄里热，使热邪从内消除。另加甘、辛、淡、寒的竹叶，甘养阴，辛走外，淡渗下，寒清热，使邪从上、从下而走。三味药相合，使在表的热邪从外、从下、从内而解。正如《医原·百病提纲论》言："盖邪从外来，必从外去。毛窍是肺之合，口鼻是肺、胃之窍，大肠、膀胱为在里之表，又肺、胃之门户，故邪在汗解为外解，邪从二便解亦为外解。"

（2）选药寒温并用　《温病条辨》开篇提到了桂枝汤，说明了温病也可选用辛温药。故吴氏在银翘散中用少量辛而微温的荆芥穗、淡豆豉，以其辛温开腠理的功效助辛凉君药发散表邪、透热外出，两者虽是辛温药，但在此方中与大量辛凉药相配，辛而不烈，温而不燥，既可透散邪热又可避寒凉遏伏。可见，正确应用辛温疏散之品因势利导，不仅无伤阴之弊，反有热因热用之妙，可助温热之邪向外透达。

寒温并用法在温病中有多处体现，如白虎加桂枝汤中用桂枝"领邪外出，作向导之官"，麻杏石甘汤中的麻黄配石膏，辛温解表宣肺不助热且又避免了石膏的冰遏气机之嫌。此法在暑温、湿温等病中应用更广，如新加香薷饮和卫分宣湿饮里的辛温香薷，不仅解在表之寒，更助青蒿透表之力，两者相配，相得益彰；再如藿朴夏苓汤中芳香的藿香、淡豆豉和辛温的厚朴、半夏、蔻仁，诸药的芳香辛温之性使与热相结的湿邪得化。另外在外敷的三黄二香散中的乳香、没药，"两香透络中余热而定痛"。寒温并用的思想充分体现了温病治疗中处方立法的灵活性。

（3）重视开宣肺气　《温病条辨·上焦篇》说："凡病温者，始于上焦，在手太阴。"故温病在治疗中多用开宣肺气之法，尤其在治疗上焦病时，更重宣肺透邪。银翘散即依据"治上焦如羽，非轻不举"（《温病条辨·卷四杂说·治病法论》）的原则，选用轻清宣透之品以清宣肺卫之邪。另如桑菊饮之桑叶，芳香有细毛且横纹最多，亦走肺络而宣肺气；宣中有降的杏仁和只降不宣的桔梗相配，宣降同施，调理肺的宣降功能。

（4）养阴贯穿始终　温邪伤人，易损伤人体津液。因此，在治疗用药时，《温病条辨·中焦篇》第 1 条注中指出："温病伤人身之阴，故喜辛凉、甘寒、甘咸以救其阴。"又说："伤寒一书，始终以救阳气为主……本论始终以救阴精为主。"（《温病条辨·卷四杂说·汗论》）银翘散方中用鲜芦根煎汤的意义即在于此，芦根甘寒，清热不伤胃，生津不敛邪，生用清热生津功效更佳。治疗下焦温病用养阴法属于正治法，《温病条辨·下焦篇》第 18 条说："在上焦以清邪为主，清邪之后，必继以存阴；在下焦以存阴为主，存阴之先，若邪尚有余，必先以搜邪。"常用鳖甲、龟甲、玄参、知母等。

5. 银翘散方部分药物应用体会

（1）荆芥　荆芥为辛温药，运用时以"汗出有无为凭，鼻塞流涕为据"，即无汗少汗或鼻塞流涕较重时，荆芥必用，且用量可大些，成人多用 10～15g，儿童 5～10g，否则荆芥可少用或不用。

（2）竹叶　竹叶，辛、甘、淡、寒，既能清热泻火，使热邪从小便走，味辛又能入肺自外解。应用时以"热势高低为凭，咽痛程度为据"，即发热重，体温在39℃以上者，或体温虽不高，但咽喉疼痛较重，竹叶量可大些，成人量我常用10g，否则用量可少。温病卫气营血治疗方剂中皆可运用竹叶，如治气分证的凉膈散、营分证的清营汤、心包证的清宫汤等皆有竹叶，退热快，无副作用，且为食疗药物。

（3）薄荷　处方时注明后入或另包，头煎出锅前2分钟即可。张锡纯说得更具体，"只宜七八沸"，说明薄荷煎煮时间不宜过长。药物的后入是临床上常遇到的情况，根据不同的药物所治不同病情，后入时间也是不同的，如木香、砂仁、白豆蔻、沉香、青蒿、香薷、钩藤、大黄等，气味芳香，借其挥发油取效的这类中药，人们习惯称为后下药，煎煮时间虽都是后入，但有长有短，不可均是3~5分钟。

（4）淡豆豉　《温病条辨》中用了两种豆豉，一种是淡豆豉，属辛温之品，为豆科植物大豆的种子与辛温的麻黄、苏叶蒸罨加工而成。淡豆豉"黑豆性平，作豉则温，既经蒸罨，故能升能散"（《本草纲目·大豆豉》），质轻辛散，能疏散表邪，且发汗解表之力颇为平稳，有发汗不伤阴之说。另一种是香豆豉，为辛凉之品，为大豆与清热药青蒿、桑叶一起蒸罨。一温一凉，作用不同，当区别使用。

（5）芦根　既能清热又能养阴，中空之品，甘寒而轻清，为必用之药。芦根清热而不伤正，养阴而不滋腻，不仅对于温热性疾病热邪伤阴有效，而且对于湿热性疾病过程中，湿邪化燥伤阴，表现为舌苔黄厚而干，用芦根也较为平和。其止呕效果也明显，在治疗因热导致的发热呕吐时，我常使用芦根，该药属于食疗药物，用量可稍大。

（6）金银花　金银花质体轻清，气味芬芳，性属甘寒，既能清热解毒，又能透热于外，且可芳香辟秽。金银花为国家卫计委发布的食疗药物，因其有甘味，甘寒者能补阴，所以金银花在清热的同时又有补益阴液作用，或者说至少不伤阴。可在20～50g之间加减运用。

（7）连翘 《本草纲目·连翘》谓其"微苦辛"，《医学衷中参西录·药物》曰："连翘，具升浮宣散之力，流通气血……能透表解肌，清热逐风，又为治风热要药。"又言："按连翘诸家皆未言其发汗，而以治外感风热，用至一两，必能出汗，且其发汗之力甚柔和，又甚绵长。"《徐大椿医书全集·连翘》曰："连翘之气芳烈，而性清凉，故凡在气分之郁热皆能已之，又味兼苦辛，应秋金之令，故又能除肝家留滞之邪毒也。"可见，连翘味苦辛凉，功透表解肌、清热解毒，为治风热要药，可使热邪自内向外透解。儿童患者，发热的同时又有伤食积滞现象者，我常配伍连翘，既能清热，又能消散肠中食积阻滞。

（8）牛蒡子 古名"恶实"，始载于《名医别录》，列为中品。牛蒡子为菊科植物牛蒡的果实，其性凉而味辛、苦，归肺、胃经。能清热解毒，疏散风热，宣肺透疹，利尿排脓，有利咽喉、通鼻窍、润肠道之功，为肺系病证最常用之药。我每遇到咳嗽、咽痛咽痒、喘憋患者，皆用之。儿童感冒发热，多由咽喉病变引起，且多伴有便秘、鼻塞，牛蒡子一药三用，可迅速缓解症状。牛蒡为一种蔬菜，其果实牛蒡子用后也无副作用，个别人可有大便次数稍多现象，是因其缓泄肠道，可使热邪自大肠而走，也是牛蒡子祛热的机理。有轻微便秘者，儿童用量可在10g左右。唐代名医孙思邈曾亲自栽种过许多药物，其中就包括牛蒡子。他经常把牛蒡的嫩苗和根当蔬菜吃，认为有补益作用。

6. **银翘散加减药物原则及应用**

（1）据兼症 吴氏银翘散方后的加减法简单而有效，经得起临床验证。

比如咳嗽者，加杏仁。以热为主，咳嗽较轻者，加入杏仁可利肺气。对于发热兼咳嗽者，我常配伍杏仁，用后不仅咳嗽减轻，而且退热也较快，起到了气化则热散的作用。

衄者，多为热盛迫血而出血，吴氏加白茅根以凉血止血，效果很好。临床发现许多儿童发热时，有鼻衄现象，加入白茅根10～20g，与银翘散方中芦根同用，既可清热，又能止血。关于白茅根的降温作用早在清代已有记载。如张锡钝在《医学衷中参西录·医方》中说："白茅根甘凉之性，既能清外感余热，又能滋胃中津液。至内有郁热，外转觉凉者，其性又善宣通郁热使达于外也。"并把白茅根列为治疗温热病的重要单味药物。白茅根止血作用广泛，凡是因热导致出血者，如眼底出血、齿衄等皆可应用，用量一般较大，在30～60g之间。尿血时可配仙鹤草、小蓟等。白茅根为禾本科植物白茅的根茎。其性寒、味甘，能清热凉血、利尿通淋。茅、芦根皆为中空之品，味甘性凉，对于中空结构的脏腑，表现为有热或热伤阴者，如气管、肝胆管、输尿管等病变皆可用之，可获佳效。正如《医学衷中参西录·药物》云："白茅根，味甘，性凉，中空有节，最善透发脏腑郁热。"

另外，白茅根有以药护药的独特功能，能保持药材不变色，不霉变，不生虫，有效成分不走失。如人参、天麻、白花蛇、三七等珍贵的药物，通过它养护的药材光亮、新鲜。此保鲜作用也用于水果中，如经过白茅根、连翘提取物处理的草莓，其腐败速度降低、营养物质的消耗减少，显著延缓了草莓在贮藏期间的品质降低。

（2）据病程　据病程加减用药是吴氏用药的一大特点，病情发展到二三日时，温邪可能伤阴或进入气分，此时吴氏清热祛邪一般原则是先用甘寒养阴。因为寒能清热，凡甘能补，故对热邪伤阴之病理用之颇当。再不解，可和苦寒药同用，起到甘苦合化阴气之功。吴氏通篇 198 方，可以说没有一首方剂是属于苦寒剂，在运用苦寒之药时，吴氏对策：一是加入甘寒药，起到甘苦合化，既不伤阴，也能制约苦寒药的副作用；二是据病程加减，病程到了两三天后，热邪可能比较重，可以用苦寒药，如黄芩、栀子等。现在临床上有些中医不遵守此法，本是卫分证，或初入气分，初病一两日，即用大量苦寒，致使人体气机冰遏，导致病程延长或硬结形成。

7. 银翘散煎、服法

（1）煎法　银翘散原方为散剂，煎煮时间肯定要短。散剂一般情况下煎一次即可。煎前凉水浸泡 20 分钟左右，武火急煎，沸腾后 7~8 分钟即可服用。现在多数医院大都无银翘散制剂，如需运用，可自己制备，杵散装袋备用。凡遇此类患者，成人每次可用 18g，告诉患者回家后，按照上法煎服即可。其作用比银翘解毒丸等中成药效果好得多。

若在临床上使用银翘散中药饮片时，上述煎药时间要加倍，可煎 10~15 分钟，并煎煮 2 次。所有的解表剂煎药时切勿时间过长，否则其解表作用减弱，疗效就差了。有些病家确实不知煎法，逢中药都煎半小时至一小时，这是不完全正确的，而煎人参、附子等药时，可以时间长些。因此，徐灵胎《医学源流论·煎药法论》说："煎药之法，最宜深讲，药之效不效，全在乎此。"

（2）服法　成年人所煎药量约为 400mL 左右，可分 2~4 次服用。一般情况下，首次服用时过半，量可多一些。根据吴氏思想，无论病情轻还是病情重，晚上都要服一次。睡前加服的方法，对于外感病的治疗尤为重要，因为外感病势急且传变快，只满足于白天两次服，效果就差。尤其是夜热、夜咳者更应晚上加服一次。另外，内伤疾病如失眠、皮肤夜痒等，也需夜晚加服一次。

8. 银翘散无"开门揖盗"之弊，有"开门驱盗"之功

开门揖盗即打开大门，作揖迎接强盗之意，在中医治法当中属于不正确疗法。银翘散方中药物以辛味为主，辛能透、能通、能散，可以说有打开腠理，使邪气外出之功。辛温配合辛凉，使之成为辛凉平剂，非大开腠理之剂，有"汗"法之功、祛邪之能，而无发汗伤阴之弊，故称有开门驱盗之功。

9. 银翘散有"轻以祛实"之能、"预护其虚"之功

（1）轻以祛实 "轻可去实"首见于徐之才《药对·十剂》，是指麻黄、葛根等轻扬宣散之品的功效。轻可去实的含义有以下几点：其一，用具有疏散解表作用的药物以治疗邪在卫表之实证，如风热束表证、风寒束表证、燥邪袭表证等。其二，用药轻清平淡或轻巧量小治疗重病实证，疗效卓著。其三，具有扬轻抑浊、开上启下作用的药物，以治疗实证。

（2）预护其虚 温邪伤阴，初期卫分证即可见咽干等，因此银翘散所治的卫分证一开始即用芦根养阴，体现了吴鞠通"本论始终以救阴精为主"的阴液未伤先防思想。另外通过辛凉解表，邪气得以及时解除，邪去则正安，不致再伤津液也有预护其虚之意。邪在上焦肺卫或热盛肺经之时，虽然是温病初期，但同样表现出口渴、尿短等阴液受伤的症状。此时温邪初犯，阴伤未著，故主以祛邪，佐以养阴扶正，邪去则可保津，即"预护其虚"。此外桑菊饮、清络饮、桑杏汤等，综观这些方剂，除辛凉宣透的药物外，都佐以甘润之品，如沙参、梨皮等以护阴生津。

10. 银翘散临床运用体会

我常用此方治疗三大疾病：一是用于风热感冒。以咽痛、鼻塞为基本症状，没有明显发热或发热不高时使用。有些患者属于寒热夹杂，故可佐以辛温解表药。辛温药物对于开腠理、通鼻窍、祛除肢体疼痛很有效，如方中荆芥、淡豆豉。淡豆豉一药我常用麻黄或苏叶代替，也可用防风，如果患者头身疼痛较重，可用羌活以祛风散寒除湿止痛。二是用于外感发热，温热、湿热引起的发热都可以。若见发热时舌苔黄腻，为温夹湿邪，可合用蒿芩清胆汤方；若舌红苔不腻者，可合用小柴胡汤，此时青蒿或柴胡用量可大些。三是用于皮肤病属于风热者。表现为瘙痒较重，挠则起疹而发红，舌尖红等，可合用刺蒺藜、苦参、白鲜皮、丹参、瓜蒌皮、玄参、生地等。另外，我在运用银翘散时，通常加入僵蚕、蝉蜕对药，既能利咽喉，又可祛风止痒，同时退热也较明显。

【原文】太阴风温，但咳，身不甚热，微渴者，辛凉轻剂桑菊饮主之。（6）

咳，热伤肺络也。身不甚热，病不重也。渴而微，热不甚也。恐病轻药重，故另立轻剂方。

辛凉轻剂桑菊饮方

杏仁二钱　连翘一钱五分　薄荷八分　桑叶二钱五分　菊花一钱
苦梗二钱　甘草八分　苇根二钱

水二杯，煮取一杯，日二服。二三日不解，气粗似喘，燥在气分者，加石膏、知母；舌绛暮热，甚燥，邪初入营，加元参二钱，犀角一钱；在血分者，去薄荷、苇根，加麦冬、细生地、玉竹、丹皮各二钱；肺热甚加黄芩；渴者加花粉。

方论：此辛甘化风、辛凉微苦之方也。盖肺为清虚之脏，微苦则降，辛凉则平，立此方所以避辛温也。今世佥用杏苏散通治四时咳嗽，不知杏苏散辛温，只宜风寒，不宜风温，且有不分表里之弊。此方独取桑叶、菊花者：桑得箕星之精，箕好风，风气通于肝，故桑叶善平肝风；春乃肝令而主风，木旺金衰之候，故抑其有余，桑叶芳香而细毛，横纹最多，故亦走肺络而宣肺气。菊花晚成，芳香味甘，能补金水二脏，故用之以补其不足。风温咳嗽，虽系小病，常见误用辛温重剂销烁肺液，致久嗽成劳者不一而足。圣人不忽于细，必谨于微，医者于此等处，尤当加意也。

【提要】本条论述温邪犯肺，邪热不甚而咳嗽较著时的证治。

【释义】风温初起，主要表现为咳嗽，身不甚热而微渴，这是温热之邪犯肺损伤肺络所致。病证较轻，病机主要在于肺气不宣，故治法只宜用辛凉轻剂桑菊饮即可，而不宜用清热力较强的辛凉平剂银翘散等，否则病轻药重是不适当的。

【临床心悟】

1. 桑菊饮味少量轻

桑菊饮整方用量 12 钱 6 分，以清代度量折合成现代剂量约 37.8g，不到 40g，体现了吴氏"治上焦如羽"思想。由于受到温病学家思想的影响，我在处方用量上一般较轻，而且味数也不多，十味左右，从临床上看，效果也不错。可见疗效并非取决于中药的量大量小，而在于精确的辨证。这和西医的道理有时不同，如肺内炎症，青霉素 320 万单位不够，就翻倍 640 万单位，再不行就用 1280 万单位，还不行，要考虑多种抗生素联合运用。中医认为咳嗽等病，其病机就是肺的宣降失常，调和了宣降，恢复了治节功能，其咳嗽自止。宣的药物量大就会开泄腠理，发汗太过，伤及肺气而日久不愈；降的药物量大痰就不易咳出，会出现胸闷憋气等。因此，中医治病量大量小不是关键，关键的是整体思想和辨证论治这两个重要的中医特色。

2. 桑菊饮疗小儿目眨

我临床上用本方合银翘散治疗了多例小儿目眨病，一般服到四剂即愈。急性期小儿目眨，往往伴有眼睛涩痒，或白睛发红，也无明显不适者。本病多为风热所致，风盛则痒，或者是因为肝热引起，另外还要排除小儿模仿他人之行为。在应用中药时，采取患者"先熏、后喝、再洗"三步骤，即煎药时运用药之热气熏蒸眼部（不要太近，防止烫伤），两次合煎后口服，余下少量用干净纱布蘸中药汤液外洗眼部。并嘱患者少食牛、羊肉等容易上火的食物。

3. 桑叶止咳

桑叶始载于《神农本草经》，药用历史悠久。桑叶为桑科落叶乔木桑树的叶，味苦、甘，性寒，有散风祛热、清肝明目之功效。吴鞠通在此方论中说："桑叶芳香有细毛，横纹最多，故亦走肺络而宣肺气。"说明桑叶外观像肺的纤毛、细支气管，故有入肺止咳嗽的道理。以风热、风燥为主，风寒也可佐以使用。我治疗咳嗽时，尤其对于夜间咳嗽，痰少者，桑叶必用。既能清伏热又能止汗止咳，成年人可用 15g 左右，没有任何副作用，为食疗药物。如果咳嗽伴有呕吐时，桑叶可配枇杷叶甘寒质润，二药相须为用，清敛降润之功更佳。

另外，每日取桑叶 15g，以沸水浸泡作茶服用，对治疗青春痘、妇女面部黄褐斑有效，一般服用 15 天到 1 个月可见色斑变浅。研究发现桑叶有美白作用的成分，能显著地减少黑色素的生成，并具有较高的安全性，对人体皮肤无毒无刺激。

4. 桑叶止汗

其止汗之功已为众多医家所识。《本草备要》记载医案云："严州有僧，每就枕，汗出遍身，比旦，衣被皆透，二十年不能疗。监寺教采带露桑叶，焙干为末，空心米饮下二钱，数日而愈。"基于此，临床每遇见夜间盗汗患者，在辨证的基础上加入桑叶，止汗效果佳。

5. 桑叶药对

（1）桑叶配薄荷叶　薄荷叶辛凉而散，主入肝经，其性升散，功可疏散肝胆经风热，桑叶辛凉质润而宣降肺金。二药合用，治疗肺病外感或内伤肝肺不和所致的咳嗽、憋气等症，符合《内经》肝升于左、肺降于右之理。

（2）桑叶配菊花　桑叶配菊花辛香气凉，能够疏散外感风热或燥热之邪，合用则能较好地宣肺止咳，又能清肝息风。常用于风热眼疾、肝阳肝火之头痛、头晕等。

（3）桑叶配杏仁　为治咳嗽必用药对，二药配伍，既宣又降，符合肺之生理，寒热所致咳嗽均可加减使用。

【原文】太阴温病，脉浮洪，舌黄，渴甚，大汗，面赤，恶热者，辛凉重剂白虎汤主之。(7)

脉浮洪，邪在肺经气分也。舌黄，热已深。渴甚，津已伤也。大汗，热逼津液也。面赤，火炎上也。恶热，邪欲出而未遂也。辛凉平剂，焉能胜任，非虎啸风生，金飙退热，而又能保津液不可，前贤多用之。

辛凉重剂白虎汤方

生石膏研，一两　知母五钱　生甘草三钱　白粳米一合

水八杯，煮取三杯，分温三服，病退，减后服，不知，再作服。

【原文】太阴温病，脉浮大而芤，汗大出，微喘，甚至鼻孔扇者，白虎加人参汤主之；脉若散大者，急用之，倍人参。(8)

浮大而芤，几于散矣，阴虚而阳不固也。补阴药有鞭长莫及之虞，唯白虎退邪阳，人参固正阳，使阳能生阴，乃救化源

欲绝之妙法也。汗涌，鼻扇，脉散，皆化源欲绝之征兆也。

白虎加人参汤方

即于前方内，加人参三钱。

【原文】白虎本为达热出表，若其人脉浮弦而细者，不可与也；脉沉者，不可与也；不渴者，不可与也；汗不出者，不可与也。常须识此，勿令误也。(9)

此白虎之禁也。按白虎慓悍，邪重非其力不举，用之得当，原有立竿见影之妙，若用之不当，祸不旋踵。懦者多不敢用，未免坐误事机；孟浪者，不问其脉证之若何，一概用之，甚至石膏用至斤余之多，应手而效者固多，应手而毙者亦复不少。皆未真知确见其所以然之故，故手下无准的也。

【提要】以上三条论述了阳明热盛、阳明热盛气阴两伤及白虎汤的禁忌证。

【释义】脉浮洪、舌黄、渴甚、大汗、面赤恶热，为邪热在肺经气分，津液已伤。辛凉平剂已不能退其亢盛之热，只有用辛凉重剂白虎汤才能泄热保津。

如果出现脉浮大而芤，汗大出，微喘，甚至鼻孔扇动的，是肺经热盛，气阴俱伤，化源欲绝的征象，此时用补阴药恐来不及，必须用白虎加人参汤。白虎退热救津，人参益气生津，方能救欲绝之化源。如果已出现脉象散大，情况更为危重，应立即用白虎加人参汤，并且须倍加人参，只有这样，才能使元气得以速固，邪热同时外达。

白虎汤方有达热出表的作用，适用于气分热盛的病证。如见脉浮弦而细的，多为阴血虚少，里热未甚之象，不宜用之；见脉沉的，虽说沉脉主里，但沉实有力为里热已结，若沉细无力则为里虚寒，皆非所宜；不渴乃热微，甚则可能有寒象，自不宜用；汗不出者，或表邪郁闭，或里热不甚，或化源已竭，皆非所宜。

【临床心悟】

1. 吴鞠通辛凉三方

银翘散为辛凉平剂，桑菊饮为辛凉轻剂，白虎汤为辛凉重剂，三方为吴鞠通治疗肺病常用方，也是对叶氏"温邪上受，首先犯肺"理论的具体运用。银翘散所治病证偏于肺卫表证，重点在卫，以发热、无汗或少汗、咽痛、头身不适为主要表现。桑菊饮所治病证偏于肺卫表证，重点在肺，以咳嗽、咽干咽痒等为主症。白虎汤所治病证偏于肺热证，以热、咳、喘等为主要表现。临床上若见表里同病，肺卫、肺络、肺脏三部位皆受邪，三方可同时加减运用（图15）。

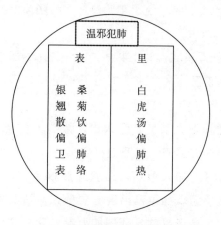

温邪犯肺

表	里
银 桑 翘 菊 散 饮 偏 偏 卫 肺 表 络	白 虎 汤 偏 肺 热

图15　温邪犯肺的三首方剂图

2. 脉洪、脉芤、脉散三脉象

脉象轻取即得者有六：浮、洪、濡、散、芤、革，中取或沉取可决定以上六脉的不同。吴氏此三条中论述了轻取三脉证：阳明热盛的洪脉，治以白虎汤；阳明热盛伤气阴的芤脉，治用白虎加人参汤；阳明热盛严重伤及气阴的散脉，治用白虎加人参汤中人参加倍，或用生脉散。三脉象揭示了热势越来越轻而气阴损伤则越来越重的病理改变。由此，临床诊脉时，采取浮中沉指法，先轻取后沉取，以判断脉象的力度、至数等，静心触摸，用心体会，细心处方，才能有较好的临床效果（图16）。

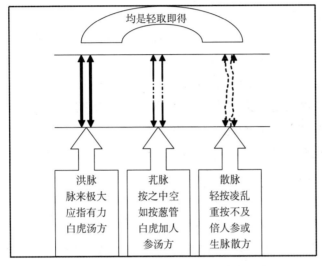

均是轻取即得

| 洪脉
脉来极大
应指有力
白虎汤方 | 芤脉
按之中空
如按葱管
白虎加人
参汤方 | 散脉
轻按凌乱
重按不及
倍人参或
生脉散方 |

图16　洪、芤、散三脉图

3. 白虎汤清热机理

（1）达热出表　白虎汤因石膏味辛而达热出表，故吴鞠通谓其有"达热出表"之功，使在里之热通过肌腠而出，体现了治热找出路思想，因而临床上对于卫气同病者也可考虑加减使用，并非单纯里热证。《本草求真》云："石膏是足阳明腑药，邪在胃腑，肺受火制，故必用此辛寒以清肺气，所以有白虎之名，肺主西方故也。"

（2）生津保津　石膏辛、甘，寒。辛寒清热，使热邪自里而外，甘寒补养上中二焦阴液。知母苦甘寒，苦寒清热自里消，甘寒养中上二焦之阴，再配伍粳米、甘草，从而起到保养胃气以达到生津保津之功。津液充足，燎原之火可灭。

白虎汤以中国四象文化命名，即东青龙、西白虎、南朱雀、北玄武四种动物。白虎位居西方，西方主风、主金、主秋。发热患者未服中药，闻处方白虎汤名，顿感凉意飕飕，达到虎啸风生，金飚退热之功。方有执《伤寒论条辨·辨太阳病脉证并治下篇第三》中说："白虎者，西方之金神，司秋之阴兽，虎啸谷风冷，凉生酷暑消，神于解秋，莫如白虎……风行而虎啸者，同气相求也。虎啸而风生者，同声相应也。"

中医是中国文化的体现，只有了解中国文化，看到了中医方剂名称，就基本知道了作用。西方学生来中国学习中医，一般要先学习中国文化。如果不了解东方历史，不了解东方传统文化，看到白虎汤能退热，不甚理解，可能就要问：White tiger soup, to bring down a fever, why? why? 现在有很多中医方剂，起名很没有文化，如"止咳灵""通便灵"等，认识字就知道作用和效果，缺少了文化底蕴，就少了一份厚重和理论精髓。

4. 白虎汤药物解

（1）**石膏的应用** 张锡纯在其《医学衷中参西录·药物》中谓："石膏……其性凉而能散，有透表解肌之力，为清阳明胃腑实热之圣药，无论内伤外感，用之皆效，即他脏腑有实热者用之亦效。"而对外感发热疗效尤为明显，他说："石膏凉而能散，有透表解肌之力。外感有实热者放胆用之，直胜金丹。"

1）运用指征：临床上有不少医生，只有见到口渴，苔黄燥，才敢用石膏，苔若不黄燥，便畏之如虎。读《胡希恕伤寒论讲座》一书中说"口干舌燥，薄白苔，白苔发燥，不水滑"便可运用石膏，确为经验之谈，可以参考。

2）不必先煎：石膏味辛性寒，久煎能使生石膏辛味散，寒气消，药性减弱，因此，只需把石膏研细共煎即可。从《神农本草经》至《本草纲目》中石膏皆无先煎的特殊要求，只有汪昂《本草备要》中提及"味淡难出，若入煎剂，须先煮数十沸"，《伤寒论》《金匮要略》中所载含石膏的方剂，煎煮方法中也均未要求先煎，研碎即可。

3）量未必重：关于石膏用量，许多医家认为需大量，如《本草备要》载："用之甚少则难见功，白虎汤以之为君，或自一两加至四两……"清·张锡纯《医学衷中参西录·药物》曰："……是以愚用生石膏以治外感实热，轻证亦必至两许，若实热炽盛，又恒重用至四五两或七八两。"并总结："愚临证四十年，重用生石膏治愈之证当以数千计。有治一证用数斤者，有一证而用至十余斤者，其人病愈之后，饮食有加，毫无寒胃之弊。"清·余霖《疫疹一得·疫疹诸方》中的清瘟败毒饮，大剂用石膏六至八两，中剂二至四两，小剂八钱至一两二钱。

笔者经验：用石膏治疗外感发热，成年人 30 ~ 60g 即可。量大未必退热就快，因为石膏主要成分是含水硫酸钙（$CaSO_4 \cdot 2H_2O$），其溶解度不大，一定量即能达到饱和状态。用量太大，其有效成分就不溶解了，既浪费药材，效果又不明显。张仲景用石膏必"碎、绵裹"，就是在考虑其溶解性。有实验表明，石膏在汤剂中一旦达到其饱和度，即使延长煎药时间，其煎出量亦不再增加，而且随着温度上升水液变少，还很有可能由于石膏的重结晶而降低其溶出。

我一研究生同学之朋友的岳父患发热，邀我会诊，辨证为白虎汤证，方中用石膏50g，服一剂后体温降至正常。后来此同学对我说，当时看见处方后和科内同事一致认为50g 石膏太少，此患者先前曾用到每日250g，未见明显退热，没想到50g 也有很好的退热效果。石膏应根据患者病情轻重、年龄、性别等不同采取不同剂量。石膏若用于内伤病，生津止渴时，用量可掌握在 15～30g；若用于荡涤实热，攻逐疫毒时，用量可稍大至 30～90g。

4）性非大寒：历代本草记载石膏的性味"辛、甘"相同，而有大寒与微寒之别。石膏大寒之说，主要倡于唐、宋之后，沿袭成风，畏如虎狼，谓石膏为大寒而致医家不敢用、病家不敢服、铺家不敢卖的"三不敢"局面。陶弘景《本草经集注》、缪希雍《本草经疏》、清代张璐《本经逢原》、黄宫绣《本草求真》、汪昂《本草备要》均言石膏"性大寒"。《神农本草经》言其"味辛，微寒"。《本草纲目》载："石膏辛，微寒，无毒。"《医学衷中参西录·药物》认为石膏可用于产后外感病，曰："若确有外感实热，他凉药或在所忌，而独不忌石膏，以石膏之性非大寒，乃微寒也。"从临床所治诸病及服后反应，石膏应为微寒，并非大寒之品。正如张锡纯所说："其寒凉之力远逊于黄连、龙胆草、知母、黄柏等药，而其退热之功效则远过于诸药。"

5）无碍脾胃：只要辨证有胃热之象，石膏用之并无损伤脾胃之副作用。《本草备要》述："石膏甘辛而淡……寒能清热降火，辛能发汗解肌，甘能缓脾益气，生津止渴。"《医学衷中参西录·药物》说石膏"服后其寒凉之力俱随发表之力外出，而毫无汁浆留中以伤脾胃，是以遇寒温之大热势若燎原，而放胆投以大剂白虎汤，莫不随手奏效"。

（2）知母的应用　知母，性味苦、甘，寒。苦寒能清热，甘寒能养阴，实证、虚证皆可。上中下三焦有实热者可选，三焦阴伤者也用，类似这样作用的药物如玄参、生地等要多学几味。在温热性疾病中，此类药物用途甚广且得心应手。如下焦肾、膀胱有热者，可用知母清热，与黄柏配合效果更著。《本草纲目·药物》载："知母之辛苦寒凉，下则润肾燥而滋阴，上则清肺金而泻火，乃二经气分药也；黄柏则是肾经血分药，故二药必相须而行。"张元素《医学启源·用药凡例》也说："凡小便不利，黄柏、知母为君，茯苓、泽泻为使。"阴伤小便不利而又有热者，知母配芦根、生地，可起到利尿通淋之功。知母治疗肾与膀胱有热而阴伤的水肿，临床上常与黄柏、肉桂配伍，如李东垣《兰室秘藏》之通关丸，用于治疗热蕴膀胱，尿闭不通，小腹胀满，尿道涩痛。

（3）粳米的应用　来源于禾本科植物稻（粳稻）的种仁。粳米稼穑作甘，气味温和，禀容平之德，为后天养命之资。性味甘平，入脾胃经，具补中益气、健脾和胃、除烦渴、止泻利等功用。粳米与中药合煎后，其汤黏稠，患者不易饮用。临床上我常用张锡纯之法，用山药代替粳米，既能调养脾胃之气，又保持药液易饮用的特点。

5. 白虎汤既治外感，也疗内伤

白虎汤及白虎加人参汤不仅可用于外感热病，而且广泛用于内伤杂病。我经常用此方治疗口渴病，其病机是胃热阴伤。口渴一症可见于糖尿病，也可见于神经性多饮多尿症及一般西医诊断不明确的单纯性口渴现象。不管何病，符合方证病机，即可用之。

消渴病案

李某，女，38岁，历城县粮王三村人。患口渴、多饮（3～4暖瓶/日）3个月。伴有尿多，乏力，舌淡，裂纹舌，剥脱苔，脉细弱。辨证为胃热阴伤，肾虚不摄。治宜清胃养阴，益肾之法。方选白虎加人参汤合生脉散合缩泉丸加减。

处方：石膏20g，知母10g，山药15g，人参10g，麦冬15g，五味子10g，天花粉15g，玉竹12g，益智仁10g，乌药10g。6剂，水煎服。

二诊：口渴减轻，夜间不再饮水，偶感心慌，时烦。此为热扰心神，上方加山萸肉10g，郁金10g，栀子6g，再服6剂。

三诊：乏力感减轻，已不口渴，心烦消失。唯有腰膝酸软，时怕冷。此热象已除，改调理脾肾为法。人参10g，五味子10g，补骨脂12g，山萸肉12g，怀牛膝15g，玉竹10g，山药15g，桑寄生15g，佛手6g，桂枝6g，炒白术10g，炙甘草5g。6剂，水煎服。6剂后诸症消失。

按：口渴一症有"水多""水少"原因之别。白虎加人参汤所治的口渴症属于"水少"，即热邪伤阴所致。成无己云："渴者，里有热也。"内有所缺，必外有所求，此类口渴补充阴津后好转。"水多"引起的口渴是由于体内水湿停留，正津得不到气化，水液不能上蒸于口所致，此类口渴不宜补水，应采取祛湿利水之法。阳气通，正津化，则口渴愈。《伤寒论》中的五苓散、苓桂术甘汤、真武汤都是治疗"水多"口渴之方。口渴辨"水多""水少"，可谓提纲挈领，当然也有虚实夹杂者。

阳明无形热盛发热病案

赵某，男，38岁，壮热3天，2010年7月16日初诊。患者3天前因劳动时调摄不慎，致发热，体温高达39.6℃。曾用西药退热药，退后复升。3日后，热势增至40℃，口大渴，欲饮冷饮，饮后即舒。家人说其发热时，四肢末梢发凉，来诊时触其肌肤，果然。舌红苔黄，脉洪大。此乃阳明热盛于内，格阴于外，阴阳气不相顺接之证。治当清热保津，选用白虎汤原方。

处方：生石膏50g，知母10g，炙甘草6g，怀山药15克。服用2剂，发热退。

按：白虎汤治发热时以里热炽盛为病机特点，以热、渴、汗三症为基本表现，见舌红苔黄，即可大胆用之。若有阴伤较重，可用人参，也可用西洋参、党参、太子参等，我常用西洋参。尤其是夏天发热且持续日久不愈者，不能只考虑清热之法，在清热的同时可加入补气药。因为暑邪易耗气伤阴，正常人往往自觉乏力，何况患者？

6. 化源欲绝与心功能不全

《温病条辨·上焦篇》第 8 条自注中论及化源欲绝，谓"汗涌，鼻扇，脉散"是其征兆也。结合上焦篇第 11 条自注"若吐粉红血水者，死不治"，其论与现代医学中的心功能不全极为类似。化源欲绝是指肺不主气，生气之源衰竭的病理变化。肺吸纳天气，复与水谷之气结合形成宗气，宗气具有贯心脉，行气血之功。温病中出现心功能不全时，吴氏治疗思想对临床有较好的指导意义。

（1）**化源欲绝为重证** 化源欲绝为吴氏论及的上焦病死证之一，出现化源欲绝表示病情危重，告诫人们提高警惕，知死才能救生。

（2）**益气养阴法** 热盛阴伤者，白虎加人参汤治疗，"唯白虎退邪阳，人参固正阳，使阳能生阴，乃救化源欲绝之妙法也"。气阴耗伤严重，热势不明显者，用生脉散，或生脉注射液滴注。

（3）**解表治肺法** 结合上焦篇第 11 条自注方，可用银翘散合犀角地黄汤。吴氏说"已用过表药者，去豆豉、芥穗、薄荷"，心功能不全者，往往患者不能平卧，张口抬肩，通过解表，宣降肺气，可使津液得以正常布散，减轻心脏负荷。这为临床上一见心衰即用五加皮、葶苈子等药提供了另一条治心衰思路。

如果内伤疾病中出现心衰，辨证为寒证者，可用麻黄、桂枝、防风等辛温解表药，使肺气通畅，恢复肺之治节，水液宣发肃降正常，可纠正心衰。心衰治肺，是肺为水之上源的具体运用。

7. 白虎汤四禁的灵活加减

第九条提出白虎四禁，四禁之说约束了后人对该方的使用。其实吴氏提出的脉症四禁是指单纯状态下不可运用，若里热明显又兼吴氏所述的相关脉症，可用白虎汤加减用之。脉浮者偏表，可用白虎汤加薄荷、桂枝法；脉弦者，病偏半表半里，加柴胡；脉细者，为气血不足，可加人参；脉沉，示阳明腑实，非阳明经证，可加大黄。至于不渴及汗不出者，运用白虎汤时也可灵活加减，不可拘泥四禁之说。只要抓住肺胃实热这个要点，均可结合病情，灵活应用。

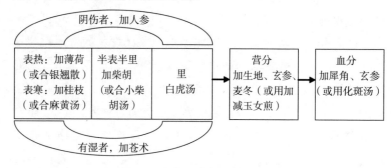

图 17　白虎汤类方运用综合图

在临床上，若见急性发热患者，辨证时若表、里、半表半里三部位不太明晰，或未见患者，电话知其发热三天左右，可用银翘散合小柴胡汤合白虎汤三方同用（图17）。此类用法体现了表、半表半里、里三个部位的同时同药，揭示了自里而外的通透达邪思想，使邪气无以潜藏。我临床每遇此类患者，三方同用，可顿挫热势。

【原文】太阴温病，气血两燔者，玉女煎去牛膝加元参主之。（10）

气血两燔，不可专治一边，故选用张景岳气血两治之玉女煎。去牛膝者，牛膝趋下，不合太阴证之用。改熟地为细生地者，亦取其轻而不重，凉而不温之义，且细生地能发血中之表也。加元参者，取其壮水制火，预防咽痛失血等证也。

玉女煎去牛膝熟地加细生地元参方（辛凉合甘寒法）

生石膏一两　知母四钱　元参四钱　细生地六钱　麦冬六钱

水八杯，煮取三杯，分二次服，渣再煮一钟服。

【提要】气血两燔的证治。

【释义】温病在上焦手太阴肺，由卫气而渐入营血，表现有壮热、烦渴、汗出等气分热盛之症，又见舌绛、烦躁不寐、斑疹、吐血衄血等血分症时，此谓气血两燔证。此时既不能单独治气，也不可专治血，而应当选用张景岳气血两清法的玉女煎。但原方中牛膝有趋下之性，不适合上焦手太阴病证；熟地温补滋腻重着，也不宜于此证，故皆去之。改用生地是用其凉而不温且兼透邪作用，加用元参以其有养阴清热之功。

【临床心悟】

1. 气血两燔证的诊断

温病中典型的气血两燔证应是高热、烦躁、口渴，同时又有多部位、多窍道出血，如吐血、便血、衄血、咯血等，一般较好辨认。但临床上有许多看似非典型的气血两燔证，表现为既有气分热同时又有血分热的病理，都可以辨证为气血两燔证。如风湿免疫性疾病，发热的同时伴有肢体游走性红斑；肺系咳嗽，痰中带血或鼻衄；急性脑出血等。再如皮肤科瘙痒患者，自感皮肤灼热，虽然体温不高，瘙痒时皮肤起红疹或红斑，也可诊断为气血两燔。

2. 气血（营）两燔证的治法方药

气分证以阳明气热较常见，所以清泄阳明的白虎汤为常用基本方。血分证有出血病理，出血就有阴伤，故养阴生津法在血分证也常用。吴氏处方加减玉女煎即是运用白虎汤中的石膏、知母，加上养阴基础方增液汤而成，体现了气营同治之法。若是出血明显，可用白虎汤合犀角地黄汤，体现了气血同治。

（1）**生地能透、能养、能清、能散、能止血**　细生地轻而不重，凉而不温，能发血中之表，说明生地能透邪、能养阴、能清热，卫气营血证均可应用，故吴鞠通《温病条辨》中以生地为主药以养阴清热。生地的能散、能止血体现了治血的一般方法，故在大出血病证中常用，如妇科病中的宫血可用生地治疗。临床上每遇宫血患者，辨证有热或阴伤者，即可用生地20～30g，水煎服，月经前3～4天开始服用，有良效。《神农本草经》中谓生地可逐"血痹"，说明其活血化瘀作用明显。气营同治的药对很多，其中与生地配伍体现气营同治的生地配黄连，即是常用的既清气分热又滋养营阴分虚的常用药对，此两味配伍，即王焘《外台秘要》中之黄连丸，主治消渴，临床验之，既符合消渴病阴虚燥热之病机，又有较好的临床疗效，属润燥配伍，甘苦合化阴气法。

（2）**玄参止痛**　头部表现的诸疼痛病证，如咽痛、头痛、牙痛、三叉神经痛、口疮痛等，辨证为热盛或阴伤所致者，可用玄参治疗。实证者辨其热邪原因分别可用银翘散、白虎汤、黄连解毒汤（《外台秘要》：黄连、黄柏、黄芩、栀子）加入玄参20～30g，阴虚而热者可用六味地黄丸加玄参30g，起到清上撤下之功，与生地同用，效果更佳。

【原文】太阴病，得之二三日，舌微黄，寸脉盛，心烦懊憹，起卧不安，欲呕不得呕，无中焦证，栀子豉汤主之。（13）

温病二三日，或已汗，或未汗，舌微黄，邪已不全在肺中矣。寸脉盛，心烦懊憹，起卧不安，欲呕不得，邪在上焦膈中也。在上者因而越之，故涌之以栀子，开之以香豉。

栀子豉汤方（酸苦法）

栀子捣碎，五枚　香豆豉六钱

水四杯，先煮栀子数沸，后纳香豉，煮取二杯，先温服一杯，得吐止后服。

【提要】本条讨论热郁胸膈证的证治。

【释义】病在手太阴肺，得病两三天以上，邪已不全在肺中。此时出现寸脉盛、心烦、欲呕等，也无明显的中焦证，此为邪在上焦胸膈。虽在胸，但无肺症，表现有热扰心神，如心烦懊憹、起卧不安等，膈下属胃，膈热及胃，故有欲呕不得呕等。此为热郁胸膈，非中焦病变。当治以栀子豉汤清泄膈热。方中栀子清热，香豆豉透邪外出。

【临床心悟】

1. 栀子的功效特点

（1）栀子是除烦要药　临床所见"烦"症，因热所致者较多。烦为热扰心神，故往往懊憹，起卧不安。各年龄段皆可见到，中年女性更年期时表现更明显，见人、遇事则烦，以至于夜不能寐，昼不能坐。此类患者，可用栀子治疗，此药被称为"除烦要药"。生栀子比炒栀子清热泻火力强，轻者可用栀子泡水茶饮，重者可水煎服。泡水茶饮以栀子整个不捣碎者为好，泡水时色形俱佳。对于某些轻症失眠患者，伴有夜卧不安，口干而烦，也可用栀子泡水茶饮，再配伍百合，安神作用更明显。

（2）栀子形、色似心，气血同治　栀子是茜草科植物山栀的果实，性苦寒，无毒。入心、肝、肺、胃经。栀子外形、色泽颇似心脏，故清心热作用明显。又心与小肠相表里，对于某些因热而致的小便短赤灼热涩痛，用之有清利小便之功。临床上每遇热淋证，我常用栀子配伍中空之品，如芦根、白茅根等，起到清利三焦湿热，导湿热下行之作用。

栀子色赤，但泡水后却色黄。色赤入血分，色黄走气分，可见栀子既入气分，也入血分，为气血同治之药。其入血分之功，民间常用之。如肌肉、关节扭伤，取栀子适量，研末，以食醋调成糊状，外敷于扭伤局部，加用塑料薄膜覆盖，绷带包扎，干后即换。大多数患者敷药后 1 小时即可见效，3～4 天即可明显好转或痊愈。栀子可清上、中、下三焦热邪，且能使热邪从小便而走，为苦寒清热药中之"动"药。清中有宣，苦泄折热而又宣畅郁结，应用极广，无副作用，为安全的食疗药物。

（3）栀子温热、湿热皆可用　栀子虽是苦寒，但不同于黄芩、黄连、黄柏等苦寒药，因其有"动"之性，符合人身气机活动之特点。我临床每遇上中下三焦有热证或有湿热证喜用栀子，单纯实热引起的，如失眠、鼻衄、龈肿等，或者病因为湿热者，如肝胆湿热、脾胃湿热、膀胱湿热等，都可随证加入。温病分为温热、湿热两大类，栀子既治温热又治湿热，体现了该药所治证的广泛性、实用性。

2. 热郁胸膈证的表现是多系统综合症候群

热郁胸膈证是中医典型的解剖部位与脏腑功能同时兼有的一组综合表现，主要临床症状：发热，胸腹部灼热如焚，口渴，牙龈肿痛，心烦躁扰不安，口舌生疮，欲呕吐，大便不通，舌红，苔黄，脉数。病理性质是热，病变部位在胸膈。从字面上看，胸膈包括胸和膈两个位置，胸应该有心及肺脏的病理表现，膈当有呃逆症，但是温病中的热郁胸膈证无肺脏咳嗽、喘憋、吐痰，也无呃逆等，却有心主神明、开窍于舌功能失常，膈下胃火盛、肠便秘的表现，可见热郁胸膈证是一组包括神经系统、消化系统的综合症候群，也体现了内科、口腔科、肛肠科的多科交叉的临床表现。现在的中医院由于分科越来越细，每科所诊疗的病种也往往较单一，对于此证，挂哪科较合适？如对中医理论掌握得不够深刻，分析问题简单，只看到本证所表现出的一组症状，而妄自诊断为心火盛或胃火盛等，皆不全面。若熟悉经典内容，伤寒、温病学知识牢固，本证的多组表现综合起来即可诊断为"热郁胸膈"证。

【原文】太阴温病，寸脉大，舌绛而干，法当渴，今反不渴者，热在营中也，清营汤去黄连主之。(15)

【原文】脉虚夜寐不安，烦渴舌赤，时有谵语，目常开不闭，或喜闭不开，暑入手厥阴也。手厥阴暑温，清营汤主之；舌白滑者，不可与也。(30)

夜寐不安，心神虚而阳不得入于阴也。烦渴舌赤，心用恣而心体亏也。时有谵语，神明欲乱也。目常开不闭，目为火户，火性急，常欲开以泄其火，且阳不下交于阴也；或喜闭不喜开者，阴为亢阳所损，阴损则恶见阳光也。故以清营汤急清宫中之热，而保离中之虚也。若舌白滑，不唯热重，湿亦重矣，湿重忌柔润药，当于湿温例中求之，故曰不可与清营汤也。

清营汤方（咸寒苦甘法）

犀角三钱　生地五钱　元参三钱　竹叶心一钱　麦冬三钱　丹参二钱　黄连一钱五分　银花三钱　连翘二钱，连心用

水八杯，煮取三杯，日三服。

【提要】以上两条论述暑入手厥阴的证治。

【释义】太阴温病，两寸脉大，可见于上焦肺卫或气分，如

果出现舌绛而干，口反不渴，这是邪热已入营分的表现，治疗应当用清营汤清营分之热并透热转气。清营汤中犀角清解营血热毒，生地、玄参、麦冬清热养阴，丹参清心和营，银花、连翘清热解毒，竹叶清心透热。黄连能清心泻火，但一方面病变部位在上焦肺，又因黄连苦燥可以伤阴，用之恐有使病深入之弊，故当去之。

患者脉虚弱，夜间睡眠不安，心中烦乱，口渴，舌红赤，有时谵语，两目或是常睁开而不闭，或是常闭而不睁开。这是暑邪已深入手厥阴心包经的病证。对这类暑温手厥阴心包经病证，用清营汤治疗。但是如见舌苔白腻而滑的，说明有湿热，就不可用清营汤。

【临床心悟】

1. 目喜开喜闭

正常人眼睛有开有闭，若喜闭不开或喜开不闭则为病理现象。在一次西学中的研究生班上，有位同学与我交流，讲到中医看病很有意思，眼睛是喜欢闭着还是喜欢睁着，有什么意义啊？眼欲闭者，辨证常为阴证，或为痰饮，或为阳气虚等。有些眩晕患者，晕时则不能睁眼，睁眼则物转欲吐，闭眼则轻，如西医的内耳眩晕病常见如此。一般多为痰饮内停，治以温化痰饮法，利水祛湿后，眩晕则好转。查房或入户诊病时，望见患者面墙而卧，闭眼不语，可初步辨证为阴证，多为阳气虚。还有些患者，眼喜开，并有面红，甚者登高而歌，弃衣而走，打人骂人，不避亲疏等，此为阳证，心肝胃火亢盛的表现。目为火户，清热泻火，病证则可好转。本证目或喜闭或喜开，说明喜开为营分热重，喜闭为营阴损伤重，营分证为虚实夹杂，临证当辨营热和阴伤之不同。

2. 营分证治疗四法：清、养、活、透

营分证是热邪较盛，故清营泄热是主要治法。清热药物当选清心热为主，因为营气通于心。营分证又是阴伤证，故养阴是营分证另外一治法。营分证营热窜络，常有出血现象，有出血就有瘀血，但较轻，故活血是营分证的第三方法。根据叶天士"入营犹可透热转气"说，透法为治营分证的第四方法。清热法中选了犀角、黄连清心热；生地、麦冬、玄参养阴；丹参活血；双花、连翘、竹叶三味则为透热转气药。吴鞠通清营汤方即体现了清、养、活、透四法。清营汤药物组成较多，如按照以上治营分证的四大法去记组成则较容易，临床按照此四法加减用药也变得简单。我常用此方治疗失眠、皮肤病、消渴、便秘等，疗效满意。

3. 清营汤中丹参的妙用

营热阴伤、扰神窜络是营分证的基本病理，营气通于心，故心、营、血、神四者是一个有机的整体（图18）。清营汤是治营分证的代表方，方中丹参用之高明。李时珍将五色中药参入于五脏，丹参色赤入心，有清热、活血通络、安神等功，古人又有"一味丹参饮，功同四物汤"之说，可见丹参又有养阴

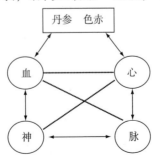

图18　丹参整体观图

血之效用。丹参一味，作用有四，用于心营有热极为对证。我在临床上，辨证凡与心有整体相关性的部位或病理所出现的热证，皆配伍丹参，如失眠、口疮、皮肤瘙痒、斑疹等。

【原文】太阴温病，不可发汗，发汗而汗不出者，必发斑疹，汗出过多者，必神昏谵语。发斑者，化斑汤主之；发疹者，银翘散去豆豉，加细生地、丹皮、大青叶，倍元参主之。禁升麻、柴胡、当归、防风、羌活、白芷、葛根、三春柳。神昏谵语者，清宫汤主之，牛黄丸、紫雪丹、局方至宝丹亦主之。(16)

温病忌汗者，病由口鼻而入，邪不在足太阳之表，故不得伤太阳经也。时医不知而误发之，若其人热盛血燥，不能蒸汗，温邪郁于肌表血分，故必发斑疹也。若其表疏，一发而汗出不止，汗为心液，误汗亡阳，心阳伤而神明乱，中无所主，故神昏。心液伤而心血虚，心以阴为体，心阴不能济阳，则心阳独亢，心主言，故谵语不休也。且手经逆传，世罕知之，手太阴病不解，本有必传手厥阴心包之理，况又伤其气血乎！

化斑汤方

石膏一两　知母四钱　生甘草三钱　元参三钱　犀角二钱　白粳米一合

水八杯，煮取三杯，日三服，渣再煮一钟，夜一服。

方论：此热淫于内，治以咸寒，佐以苦甘法也。前人悉用白虎汤作化斑汤者，以其为阳明证也。阳明主肌肉，斑疹遍体皆赤，自内而外，故以石膏清肺胃之热，知母清金保肺而治阳明独胜之热，甘草清热解毒和中，粳米清胃热而保胃液，白粳米阳明燥金之岁谷也。本论独加元参、犀角者，以斑色正赤，木火太过，其变最速，但用白虎燥金之品，清肃上焦，恐不胜任，故加元参启肾经之气，上交于肺，庶水天一气，上下循环，不致泉源暴绝也。犀角咸寒，禀水木火相生之气，为灵异之兽，其阳刚之体，主治百毒虫疰，邪鬼瘴气，取其咸寒，救肾水，以济心火，托斑外出，而又败毒避瘟也；再病至发斑，不独在气分矣，故加二味凉血之品。

银翘散去豆豉加细生地丹皮大青叶倍元参方

即于前银翘散内去豆豉，加细生地四钱，大青叶三钱，丹皮三钱，元参加至一两。

方论：银翘散义见前。加四物，取其清血热；去豆豉，畏其温也。

按：吴又可有托里举斑汤，不言疹者，混斑疹为一气也。考温病中发疹者十之七八，发斑者十之二三。盖斑乃纯赤，或大片，为肌肉之病，故主以化斑汤，专治肌肉；疹系红点高起，麻、痧、疹皆一类，系血络中病，故主以芳香透络，辛凉解肌，甘寒清血也。其托里举斑汤，方中用归、升、柴、芷、穿山甲，皆温燥之品，岂不畏其灼津液乎？且前人有痘宜温、疹宜凉之论，实属确见，况温疹更甚于小儿之风热疹乎！其用升、柴，取其升发之义，不知温病多见于春夏发生之候，天地之气，有升无降，岂用再以升药升之乎？且经谓"冬藏精者，春不病温"，是温病之人，下焦精气久已不固，安庸再升其少阳之气，使下竭上厥乎！经谓"无实实，无虚虚，必先岁气，无伐天和"，可不知耶？后人皆尤而效之，实不读经文之过也。

再按：时人发温热之表，二三日汗不出者，即云斑疹蔽伏，不唯用升、柴、羌、葛，且重以山川柳发之。不知山川柳一岁三花，故得三春之名，俗转音三春为山川，此柳古称柽木，《诗》所谓"其柽其椐"者是也。其性大辛大温，生发最速，横枝极细，善能入络，专发虚寒白疹，若温热气血沸腾之赤疹，岂非见之如雠仇乎？夫善治温病者，原可不必出疹，即有邪郁二三日，或三五日，既不得汗，有不得不疹之势，亦可重者化轻，轻者化无，若一派辛温刚燥，气受其灾而移于血，岂非自造斑疹乎？再时医每于疹已发出，便称放心，不知邪热炽甚之时，正当谨慎，一有疏忽，为害不浅。再疹不忌泻，若里结须微通之，不可令大泄，致内虚下陷，法在中焦篇。

清宫汤方

元参心三钱　莲子心五分　竹叶卷心二钱　连翘心二钱　犀角尖二钱，磨冲　连心麦冬三钱

加减法： 热痰盛加竹沥、梨汁各五匙；咳痰不清，加瓜蒌皮一钱五分；热毒盛，加金汁、人中黄；渐欲神昏，加银花三钱，荷叶二钱，石菖蒲一钱。

方论： 此咸寒甘苦法，清膻中之方也。谓之清宫者，以膻中为心之宫城也。俱用心者，凡心有生生不已之意，心能入心，即以清秽浊之品，便补心中生生不已之生气，救性命于微芒也。火能令人昏，水能令人清，神昏谵语，水不足而火有余，又有秽浊也。且离以坎为体，元参味苦属水，补离中之虚；犀角灵异味咸，辟秽解毒，所谓灵犀一点通，善通心气，色黑补水，亦能补离中之虚，故以二物为君。莲心甘苦咸，倒生根，由心走肾，能使心火下通于肾，又回环上升，能使肾水上潮于心，故以为使。连翘像心，能退心热。竹叶心锐而中空，能通窍清心，故以为佐。麦冬之所以用心者，本经称其主心腹结气，伤中伤饱，胃脉络绝，试问去心，焉能散结气、补伤中、通伤饱、续胃脉络绝哉？盖麦冬禀少阴癸水之气，一本横生，根颗连络，有十二枚者，有十四五枚者。所以然之故，手足三阳三阴之络，共有十二，加任之尾翳，督之长强，共十四，又加脾之大络，共十五，此物性合人身自然之妙也。唯圣人能体物象，察物情，

用麦冬以通续络脉。命名与天冬并称门冬者，冬主闭藏，门主开转，谓其有开合之功能也。其妙处全在一心之用，从古并未有去心之明文，张隐庵谓不知始自何人，相沿已久而不可改。瑭遍考始知自陶弘景始也，盖陶氏惑于诸心入心，能令人烦之一语，不知麦冬无毒，载在上品，久服身轻，安能令人烦哉！如参、术、芪、草，以及诸仁诸子，莫不有心，亦皆能令人烦而悉去之哉？陶氏之去麦冬心，智者千虑之失也。此方独取其心，以散心中秽浊之结气，故以之为臣。

安宫牛黄丸方

牛黄一两　郁金一两　犀角一两　黄连一两　朱砂一两　梅片二钱五分　麝香二钱五分　真珠五钱　山栀一两　雄黄一两　金箔衣　黄芩一两

上为极细末，炼老蜜为丸，每丸一钱，金箔为衣，蜡护。脉虚者人参汤下，脉实者银花、薄荷汤下，每服一丸。兼治飞尸卒厥，五痫中恶，大人小儿痉厥之因于热者，大人病重体实者，日再服，甚至日三服；小儿服半丸，不知再服半丸。

方论：此芳香化秽浊而利诸窍，咸寒保肾水而安心体，苦寒通火腑而泻心用之方也。牛黄得日月之精，通心主之神。犀角主治百毒，邪鬼瘴气。真珠得太阴之精，而通神明，合犀角补水救火。郁金，草之香；梅片，木之香（按冰片，洋外老杉木浸成，近世以樟脑打成伪之，樟脑发水中之火，为害甚大，断不可用）；雄黄，石之香；麝香，乃精血之香。合四香以为用，使闭固之邪热温毒深在厥阴之分者，一齐从内透出，而邪秽自消，神明可复也。黄连泻心火，栀子泻心与三焦之火，黄芩泻胆、肺之火，使邪火随诸香一齐俱散也。朱砂补心体，泻心用，合金箔坠痰而镇固，再合真珠、犀角为督战之主帅也。

紫雪丹方从《本事方》去黄金

滑石—斤　石膏—斤　寒水石—斤　磁石水煮二斤，捣煎去渣入后药

羚羊角五两　木香五两　犀角五两　沉香五两　丁香—两　升麻—斤

元参—斤　炙甘草半斤

以上八味，并捣剉，入前药汁中煎，去渣入后药。

朴硝、硝石各二斤，提净，入前药汁中，微火煎，不住手将柳木搅，候汁欲凝，再加入后二味。

辰砂（研细）三两，麝香（研细）一两二钱，入煎药拌匀。合成退火气，冷水调服一二钱。

方论：诸石利水火而通下窍。磁石、元参补肝肾之阴，而上济君火。犀角、羚羊泻心、胆之火。甘草和诸药而败毒，且缓肝急。诸药皆降，独用一味升麻，盖欲降先升也。诸香化秽浊，或开上窍，或开下窍，使神明不致坐困于浊邪而终不克复其明也。丹砂色赤，补心而通心火，内含汞而补心体，为坐镇之用。诸药用气，硝独用质者，以其水卤结成，性峻而易消，泻火而散结也。

局方至宝丹方

犀角镑，一两　朱砂飞，一两　琥珀研，一两　玳冒镑，一两　牛黄五钱　麝香五钱

以安息重汤炖化，和诸药为丸一百丸，蜡护。

方论：此方荟萃各种灵异，皆能补心体，通心用，除邪秽，解热结，共成拨乱反正之功。大抵安宫牛黄丸最凉，紫雪次之，至宝又次之，主治略同，而各有所长，临用对证斟酌可也。

【提要】本条论述温病忌汗之理及误汗而引起斑疹、邪闭心包等变证的治法、方药。

【释义】手太阴肺经的温病，不能用辛温发汗的方法，如果误用了发汗法而汗不出的，就会助长热势，很容易出现斑疹；

如果误用了发汗法而致汗出过多，就会耗伤心气，发生神志不清、谵语等症状。对于身发斑的患者，可用化斑汤治疗；对于身发疹的患者，可用银翘散去豆豉，加细生地、牡丹皮、大青叶，方中玄参加倍治疗。对这类斑疹患者，禁用升麻、柴胡、当归、防风、羌活、白芷、葛根、三春柳等辛味类发散药物。对发生神昏的患者，用清宫汤治疗，其他如安宫牛黄丸、紫雪丹、局方至宝丹等也可以使用。

【临床心悟】

1. 皮肤出斑或疹的意义

皮肤上出现斑或疹皆是热入营血的标志，温病中常见，但也可见于皮肤科及其他科中。如皮肤病瘙痒，挠之则发红，则说明有热入营血，可加入丹皮、赤芍、丹参等凉血散血药。青春痘面部红疹、痤疮，也说明热盛入血，我常在清热解毒方中加入丹参或丹皮，治疗此病疗效满意。至于某些传染病，皮肤上出现出血点或出血斑，更说明热入血分，所治方中应及时加入凉血散血药。

2. 化斑汤方中部分药物解析

（1）玄参

1）交通肺肾之阴：元参苦、甘、咸、寒。甘寒入三焦可养肺、胃、肾之阴，咸寒入下焦滋阴补肾。吴鞠通说："元参启肾经之气，上交于肺，庶水天一气，上下循环，不致泉源暴绝也。"玄参起到补肺阴、滋肾阴之功，且上下循环，为补阴之动药。可见吴鞠通熟知物理学知识，把玄参功效从动态角度阐释，活灵活现，很有启迪。肺为天，肾主水，水天一气，上下循环，一味玄参即可交通肺肾之阴，完成动态循环的养阴补水过程。以养阴贯穿始终的《温病条辨》一书，清热养阴药玄参是吴氏使用频度较高的一味药。

2）清三焦实热虚热：玄参苦寒，苦能降，寒能清，其清热之力颇强，不论外感还是内伤，五脏六腑之实热实火皆可清。又因其甘寒、咸寒，可养三焦之阴，对于疾病日久阴伤所致的虚热证也有治疗作用。清热不伤阴，实证虚证皆可，有此功效特点的药物应该多认识、掌握一些。

3）临床应用广泛

①温病发热证：温病卫气营血证的发热，伴有热盛或阴伤时，均可在方中加入玄参，如银翘散加玄参、白虎汤加玄参、犀角地黄汤加玄参等。如外感病中的小儿发热、内伤病中的产后发热、功能性发热等，皆可用之。

儿童发热病案

孙某，男，5岁，2010年2月25日初诊。发热2天，体温：39℃左右，曾用抗感冒药及解热药治疗，热稍退，后复升。伴有咳嗽，少痰，无汗，头痛，咽干而痛，大便偏干，精神尚可，舌边尖红，苔薄黄，脉数。病属温病外感发热，证为卫气同病，热盛阴伤证。治以清热透邪，佐以养阴。

处方：玄参10g，竹叶8g，双花15g，连翘10g，芦根10g。2剂，水煎服。服1剂，体温降至37.5℃，2剂服完，体温正常。

按：病程两天，为外感发热，又因儿童为稚阴稚阳之体，故清热药不可太用苦寒，选双花、连翘辛凉清透。5岁男孩，但热势重，故二药用量偏大。此病用玄参妙在清热又养阴，还能愈咽痛而通大便。竹叶导热下行，芦根甘寒清热养阴。全方药少力宏，奏效迅速。温热类温病发热，我常用此法。

②清窍热盛或阴伤证：眼、耳、鼻、口、脑窍称为清窍。清窍位置居于高位，火热易于炎上。急性病变，病程短者，多为实热实火证；慢性病变，反复发作者，多为虚热阴伤证。口

腔溃疡、鼻衄、耳鸣耳聋、眼底出血、咽干咽痛、牙痛、不寐等病证，可按虚实两类辨证。玄参既可清热又可养阴，虚实用之皆可。口腔溃疡因虚火者，可佐以肉桂以引火归元。我治疗慢性口腔溃疡属阴虚火旺者，在用玄参滋阴养液的同时，加入肉桂6g，效果明显。实证鼻衄者，可加入白茅根、芦根等泡水代茶饮或水煎服，也有较好的止血效果。

儿童鼻衄病案

丁某，男，8岁。单侧鼻孔出血2年余。患者每隔1~2月就会无明显诱因地出现鼻衄，鼻血鲜红。其奶奶叙说，孩子每逢出血时往往口中有异味，大便干。此次来诊上症俱在，望其舌红、苔黄，切脉滑数。辨证为阳明热盛，内迫血分。治宜清泄阳明之热。

处方：玄参10g，白茅根15g，芦根10g，大黄6g。3剂，水煎服。每日1剂，分2~3次服，并嘱其饮食清淡，保持大便通畅。服第2剂后，已不出血，3剂后鼻衄已愈。一年后来看咳嗽病，遂问之鼻衄情况，其母说未再出血。

按：儿童本体阳盛，若再遇风热、燥热或体内积热等因素容易导致鼻衄，故鼻衄多属于火热。此患者每逢有大便干，口中异味时，容易鼻衄，说明胃肠有热。方中玄参清热，大黄清阳明，白茅根凉血止血，芦根清热养阴。药虽四味，但体现了血分证凉血散血的治疗大法。多条经络和脏腑都与鼻有关系，因此，对于鼻出血当辨何脏何腑所致。门诊一女童鼻出血，其母说，孩子要是晚上睡不好，哭闹烦躁时，容易鼻子出血。此为心火盛，需清心泻火，如栀子、连翘、黄芩、黄连可选择使用。若是感冒发热出现鼻衄，多为风热或燥热，当用桑叶、菊花等以疏散风热。

③血分热盛证而致的皮肤病如痤疮、神经性皮炎、荨麻疹

等：玄参清热凉血解毒之功较强，不仅用于气分热盛，也可用于因血分热盛所致的各种皮肤病。治疗此类皮肤病时，我常用玄参配以金银花、连翘、全瓜蒌、丹参、白花蛇舌草等，服用2~3周可明显减轻或临床治愈。

（2）犀角

1）犀牛为"灵异"动物：犀牛主要分布于非洲和东南亚，是最大的奇蹄目动物，属于《华盛顿公约》附录中的一类保护动物。犀牛有一个很有趣的现象，它们是义务消防员，看到火苗就会去扑灭。由此，我们也可以这样推理：犀牛善于灭火，所以犀角就有较强的清热作用。犀牛的数量已经非常稀少，在中国内地、台湾、韩国和一些东亚国家，犀牛角被制成传统药材。阿拉伯国家把犀牛角看作社会级别的象征。近几年黑市犀牛角的价格已被炒到了几十万人民币一只。为了保护野生动物，我们不应购买任何由犀牛制成的产品，包括犀牛角制作的药材和雕刻品，"没有买卖，就没有伤害"。

2）心有灵犀一点通：犀牛脚短身肥，眼睛小，当受威胁时，却能以每小时56千米的速度冲向"敌人"，故此动物常有"灵异之兽""灵犀"之称。犀角的清心作用极好，患者心有热时，稍微予一点犀牛角就可语清神明，气血通达。正如吴鞠通本条自注中所云："犀角灵异味咸，辟秽解毒，所谓灵犀一点通，善通心气。"

3）犀角的代用品：水牛角是中药犀角的代用品，苦、咸，寒。入心、肝、脾、胃四经，功同犀角但力弱。粉冲服剂量可用6~10g，水煎可10~30g。有很多植物类清热药效果很好，处方时未必就使用动物类。一方面出于保护动物的目的，另一方面植物类更符合我们亚洲人的饮食习惯。鉴于此，我在临床处方时，常用植物类草药为主，更多的是用食疗药物。这些食疗药物没有副作用，口味也纯正，对于亚健康或病情轻者尤为适宜。

4）动物角质层治病浅析：角质层入药，在中医由来已久。药物学专著《神农本草经》，即收载兽角四种：犀角、羚羊角、羖羊角（雄性山羊或雄性绵羊的角）、鹿角。同样长在动物身上的角，作用却相差很大，如犀角、水牛角、羚羊角清热，但鹿角却是温阳，作用正好相反。为什么会产生如此现象，可以做进一步的研究。另外角质层对于结缔组织疾病中表现出的热证或因寒证出现的疼痛是不是会有更好的效果？至少我在临床上发现，羚羊角对于风湿、类风湿、红斑狼疮、Still 病等导致的发热确有明显退热效果，其伴有症状也会明显改善。

3. 清宫汤方中药物新解

（1）形态、色泽像心之药——连翘　连翘形和色均似解剖上的肉质心脏，两瓣合成，其间有隔，故吴鞠通说："连翘像心。"《本草纲目·连翘》中也说："连翘状似人心，两片合成，其中有仁甚香，乃少阴心经、厥阴包络气分主药也。"像心就"能退心热"，凡心经有热导致的各种病证，连翘均可使用，且效果明显。黄连清心热众人皆知，但黄连味苦性寒，老年人或儿童用之不当可苦寒化燥伤阴，而连翘却无此副作用。《素问·至真要大论》中云："诸痛痒疮，皆属于心。"连翘像心，故连翘可治疮疡、瘙痒等，被称为"疮家之圣药"；又因其有尖，尖可散结消痈，对于痈肿或痰食结块等都有较好的消散作用。保和丸用于伤食积滞而化热，那么多的清热药未选，而用连翘，其意可见。临床上有很多儿童患者经常叙说腹痛，家长以为有蛔虫，遂用驱虫药治疗，但并未驱下蛔虫，其实城市孩子比较讲究卫生，腹痛因蛔虫者甚少。现在生活水平提高了，儿童饮食不节现象非常明显，伤食积滞停留于体内，舌苔多厚腻，连翘治疗此证效果不错。《珍珠囊》谓："连翘之用有三：泻心经客热，一也；去上焦诸热，二也；为疮家圣药，三也。"说明连翘的作用其实就是连翘整体观的再现（图19）。这几年，我通过学习温病，对连翘一药颇有感情，用之临床治疗因热导致的心经诸病变，可谓得心应手。了解药物的形状或结构，就可明晰其作用或功能。多观察、勤思考，明白其"意"，学中医则"易"也。

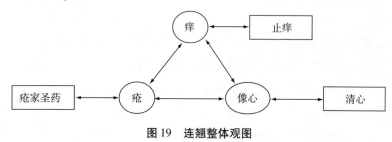

图19　连翘整体观图

（2）交通心肾水火药——莲子心　自然界水火不容，但在人体当中，心火必下降于肾，使肾水不致太寒，肾水上潮于心，而不至于使心火太亢，生理情况下叫心肾相交或水火既济。临床上常用的交通心肾之方交泰丸，方由黄连、肉桂两味药组成，两味药交通两个脏腑病变说明不了什么，而莲子心一味却能起到交通心肾水火之用。老百姓不学中医，也知道莲子心能够清心火，当失眠、烦躁、口舌生疮时常常以此泡水代茶饮。试问：莲子心何以清热？可以这样理解：一方面莲子心味苦，苦能清心热；另一方面，莲子心倒生根，能使肾水上潮于心，水能灭火。正如吴鞠通所说："莲心甘苦咸，倒生根，由心走肾，能使心火下通于肾，又回环上升，能使肾水上潮于心。"以后还要分析黄连阿胶汤，此方是交通心肾之方，临床运用时，如果此方加一味交通心肾之药，应选莲子心。一方一药皆具有交通心肾之功，可谓方简药明。一个中医看病时间越长，用得药越少，为什么？就是因为他已经熟谙药物，把药物特点、功用了如指掌。另外，一个中医看病时间越长，问诊内容也越少，为什么？因为当患者面对他而坐时，通过望诊、切脉已经了解了疾病主要部分，不需问诊较多内容，因为在他的脑海里贮存和浮现的是他一生的诊病经验和临床总结，脑中的"知识芯片"所存有的信息随时可以调出，为各类患者服务。

（3）通续络脉药——麦冬　麦冬甘寒养阴作用众人皆知，但对麦冬通续络脉论述者少。吴鞠通认为：麦冬为一本横生，根颗连络，有十二到十五条根，结十二到十五枚果，十二正经加上任脉、督脉、脾之大络，正好十五，因此说："此物性合人身自然之妙也。"有人说吴鞠通的观点有些唯心主义，其实不然，恰恰反映了他是一个用心观察、用心体会的人。援物比类是中医认识问题、分析问题最常用的一类方法。临床上，麦冬确有通续络脉作用，既能养阴，又能安神，还能通经脉，完全符合中医"心"的生理功能特点，所以麦冬对于心阴不足而致的诸病证尤为常用。清心、润肺、养胃、润肠，作用都很好。《本草汇言》中说："麦门冬，清心润肺之药也。"我在临床上，用于滋润肠道时，麦冬用量偏大，20～30g，正如《本草新编》云："盖麦冬气味平寒，必多用之而始有济也。"

4. 清宫汤组方之意，启迪中医临床思维

（1）"心能入心"思想　援物比类是中医学中常用的方法，长得像心的药物能够治心病，位置在中心部位的也可能治心病，如清宫汤方中用玄参心、麦冬心、莲子心等，即因"心有生生不已之意"。中医也有许多"以皮治皮"思想，如瓜蒌皮、栀子皮、生姜皮等，作用都能走皮表部位，善于治疗皮肤病、肺病、皮下水饮等。

（2）"火能令人昏，水能令人清"思想　清宫汤为治热入心包证表现有神昏谵语较轻的方剂。除清心热的药物外，方中配伍了玄参、麦冬等养阴药。对于因热导致的神昏，养阴补水药物起到"水能令人清"作用。这对于临床上神经系统病变，如失眠、烦躁、昏迷等病证，采取养阴治法提供了理论基础。如失眠病，阳盛阴衰是其基本病理，辨证施治方中加入养阴补水之药，有较好效果。火邪病因易致心神被扰，故吴鞠通说"火能令人昏"。临床对于急性心神病变的治疗，采取清心泻热之法，往往可使意识异常很快缓解。清宫汤除了治疗外感病中因热导致的感染性昏迷外，内伤疾病中辨证为心热而阴伤者，如甲亢的心动过速、房颤、胆心综合征、精神分裂症、神经衰弱等也可使用本方。

5. 安宫牛黄丸中"四香"药物

（1）草之香——郁金　辛、苦，寒。归肝、心、肺经。有活血止痛，行气解郁，清心凉血，利胆退黄功效。从郁金名字看，该药是治疗郁证珍贵如金的药物。郁证有气郁、血郁、痰郁、火郁、食郁、湿郁六郁之分，郁金皆可治之。正如《本草汇言》中说："郁金，清气化痰，散瘀血之药也。其性轻扬，能散郁滞，顺逆气，上达高巅，善行下焦，心肺肝胃、气血火痰、郁遏不行者，最验。"郁金行气、降气作用明显。具有行气作用的中药大都性温，而郁金却性凉，即行气的同时兼有清热作用。因而郁金也往往用于既容易出现气滞又易产生火热的脏腑，如肝胆病、脑病常用郁金等。《本草从新》谓其"能开肺金之郁"，说明治疗肺病也常用。郁金在中药学中属于活血化瘀药，说明郁金主要作用是活血。有些学者称郁金为血中气药，或气中血药，都是正确的。行气而活血又具有清热之功，这样的中药较少，而郁金则具备此种功效，临床很好用。

（2）木之香——冰片　冰片是龙脑香科植物龙脑香的树脂和挥发油加工品提取获得的结晶，又名梅片、龙脑。辛、苦，微寒，归心、脾、肺经。具有开窍醒神，清热止痛功效。苏合香丸、麝香保心丸、冰硼散等，都含有冰片。冰片常作为"引药"，以增加其他药物的治疗效果，具有"独行则势弱，佐使则有功"的特点。缪希雍在《本草经疏》中有"冰片，其香为百药之冠"的评价。因其芳香，服用后可通过血脑屏障，助其他药物更好地到达脑部。我们有个方子"清开通灌肠液"，里边就有冰片，临床及实验观察，该方退热迅速。冰片引导方中其他诸药通过血脑屏障，作用于下丘脑体温调节中枢，可能是其退热的基本机理。冰片外敷或用75%的酒精配成酊剂，对于输液导致的静脉炎、乳头破裂、皮肤痈肿或其他软组织炎症等，有较好的效果，可单用或配伍其他清热解毒药。另外，冰片止痛效果也很好，对于癌症、痛风、带状疱疹、手术切口、烫烧伤及一般腰腿痛，可用75%的酒精或高度白酒（60度），按每100mL酒精中加入冰片10~15g，配成酒精酊反复擦于患处。

（3）石之香——雄黄　为硫化物类矿物雄黄的矿石，呈橘红色，主含二硫化二砷，常与雌黄共生。辛温，有毒，切忌火煅，烧煅后即分解为三氧化二砷，即砒霜，有剧毒。归心、肝、胃经，有解毒、杀虫功效。雄黄精矿粉可用于制造鞭炮、烟花和蚊香等。一般外用，内服宜慎。

（4）精血之香——麝香　为鹿科动物林麝、马麝或原麝成熟雄体腹部香囊中的干燥分泌物。辛，温。归心、脾经。有开窍醒神、活血通经、止痛、催产作用。又名元寸、寸香、当门子。该药凡窍皆开，广泛用于脑、心、膀胱、胞宫、鼻等部位的窍闭证。《本草经疏》中说："其香芳烈，为通关利窍之上药。"因有较强的开胞宫窍作用，古人常用其催生下死胎，因此，孕妇禁用。该药用治尿潴留、前列腺肥大或炎症等引起的小便不通效果不错，《吴鞠通医案》记载 11 例淋浊类案，其中六案用麝香，均收卓效，可见其利尿通淋效用明显。若内服或做丸散，用量可在 0.1～0.5g。

以上四香药物同用或加入牛黄，对于顽固性疼痛患者，如癌症、类风湿、头痛等，有较好的止痛作用，在用西药杜冷丁还不能完全止痛的同时，可以用麝香 1～3g，郁金 15g，冰片 10～15g，雄黄 5～10g，牛黄 1～2g 共研，水或醋调如糊状，涂于患痛处，可缓解癌症疼痛。

6. 芳香类药物可退热

安宫牛黄丸组成有两大类药物，一类是清热药，一类是芳香药。温病发热用芳香类药物治疗，吴鞠通认为"使邪火随诸香一齐俱散也"。温病发热，不可只用清热类，若佐以芳香类药物可使热邪随香药而散。芳香能醒神，芳香能开窍，心静自然凉。夏天炎热之时，屋内吹风扇也很热，有时在扇页上撒些香水再吹，顿时感觉凉爽，其理亦然。吴鞠通在解释银翘散方中荆芥时，其作用概括为"芳香散毒"，与银翘散其他药物配伍起到芳香辛散、透邪外出而退热的目的。我刚开始从事中医临床工作时，见热就寒之，只想着哪些药能清热，而没有从芳香类去思考。这些年通过学习温病，我在治疗发热时喜用芳香类药物，如荆芥、青蒿等，效果明显。芳香类药物因其气味芳香的特性，而具有开窍醒神、疏解表邪、行气开郁、祛湿化浊、活血化瘀的功用，对各种温病发热均有治疗效果。

吴鞠通在《温病条辨》中运用了大量的芳香药，有芳香解表的桂枝、薄荷、香薷、荆芥，芳香清热的金银花、连翘、青蒿，芳香除湿的厚朴、苍术、藿香、草果、木瓜，芳香温里的丁香、小茴香、川椒，芳香行气的木香、沉香、白豆蔻，芳香活血的香附、乳香、没药，芳香开窍的郁金、菖蒲、麝香等四十余种。我的一硕士研究生，针对《温病条辨》芳香类药物治疗发热，撰写了硕士毕业论文，答辩委员会给了较高学术评价。论文总结了吴鞠通运用芳香类药物治疗发热的特点和规律，根据卫气营血分证以及温热性与湿热性的不同，吴鞠通灵活地运用了辛凉芳香、辛温芳香、芳香开窍和芳香透散等法，为临床治疗发热性疾病提供了新思路、新方法。

【原文】温毒咽痛喉肿，耳前耳后肿，颊肿，面正赤，或喉不痛，但外肿，甚则耳聋，俗名大头温、虾蟆温者，普济消毒饮去柴胡、升麻主之，初起一二日，再去芩、连，三四日加之佳。（18）

温毒者，秽浊也。凡地气之秽，未有不因少阳之气而自能上升者，春夏地气发泄，故多有是证；秋冬地气间有不藏之时，亦或有是证；人身之少阴素虚，不能上济少阳，少阳升腾莫制，亦多成是证；小儿纯阳火多，阴未充长，亦多有是证。咽痛者，经谓"一阴一阳结，谓之喉痹"。盖少阴少阳之脉，皆循喉咙，少阴主君火，少阳主相火，相济为灾也。耳前耳后颊前肿者，皆少阳经脉所过之地，颊车不独为阳明经穴也。面赤者，火色也。甚则耳聋者，两少阳之脉皆入耳中，火有余则清窍闭也。治法总不能出李东垣普济消毒饮之外。其方之妙，妙在以凉膈散为主，而加化清气之马勃、僵蚕、银花，得轻可去实之妙；再加元参、牛蒡、板蓝根，败毒而利肺气，补肾水以上济邪火；去柴胡、升麻者，以升腾飞越太过之病，不当再用升也，说者谓其引经，亦甚愚矣！凡药不能直至本经者，方用引经药作引，此方皆系轻药，总走上焦，开天气，肃肺气，岂须用升、柴直升经气耶？去黄芩、黄连者，芩连里药也，病初起未至中焦，不得先用里药，故犯中焦也。

普济消毒饮去升麻柴胡黄芩黄连方

连翘—两　薄荷三钱　马勃四钱　牛蒡子六钱　芥穗三钱　僵蚕五钱　元参—两　银花—两　板蓝根五钱　苦梗—两　甘草五钱

上共为粗末，每服六钱，重者八钱。鲜苇根汤煎，去渣服，约二时一服，重者一时许一服。

【原文】温毒外肿，水仙膏主之，并主一切痈疮。（19）

按：水仙花，得金水之精，隆冬开花，味苦微辛，寒滑无毒，苦能升火败毒，辛能散邪热之结，寒能胜热，滑能利痰，其妙用全在汁之胶黏，能拔毒外出，使毒邪不致深入脏腑伤人也。

水仙膏方

水仙花根，不拘多少，剥去老赤皮与根须，入石臼捣如膏，敷肿处，中留一孔出热气，干则易之，以肌肤上生黍米大小黄疮为度。

【原文】温毒敷水仙膏后，皮间有小黄疮如黍米者，不可再敷水仙膏，过敷则痛甚而烂，三黄二香散主之。（20）

三黄取其峻泻诸火，而不烂皮肤，二香透络中余热而定痛。

三黄二香散方（苦辛芳香法）

黄连—两　黄柏—两　生大黄—两　乳香五钱　没药五钱

上为极细末，初用细茶汁调敷，干则易之，继则用香油调敷。

【提要】 以上三条论述温毒的发病特点和治法。

【释义】 温毒病的主要临床表现有：咽喉肿痛，耳前后及面颊部肿胀，面色红赤。也有咽喉不痛，只有耳及面颊部的肿胀，病情严重的可发生耳聋，这种病俗称"大头瘟""虾蟆瘟"。治疗用普济消毒饮去其中柴胡、升麻，去此二味药，主要是防止升腾飞越太过。如病初起一两天内，方中的黄芩、黄连也可去掉，因为黄芩、黄连苦寒，属里药，病还未到中焦，不可以先用中焦药。如病已有二三日，加用黄芩、黄连为佳，以起到清热解毒作用。

温毒病，耳前耳后及颊肿的，可用水仙膏外敷。水仙花味苦微辛，寒滑无毒，能清火败毒，散邪热之结，拔毒外出。本方还可治疗其他各种痈疮肿痛。

温毒病在外敷水仙膏后，如皮肤上出现如小米粒大小的黄疮，就不要再敷，否则会引起局部皮肤的疼痛和溃烂。这时可用三黄二香散外敷。三黄二香散中三黄是利用苦寒之性以清火解毒，同时，苦寒也可燥湿而使皮肤不烂。乳香、没药这二香可以透散络中的邪热，并有止痛作用。

【临床心悟】

1. 温毒病因致病"动""静"结合

温毒病因易造成头面部位红肿热痛，此为温毒病因侵入后，所造成的局部"蕴结壅滞"的表现，可以用"静"字概括。局部肿痛表面看起来"静"，但温毒病因严重者可造成全身"动"的症状。温毒邪气可上攻于头面，中及于脏腑，下延于阴器。如流行性腮腺炎，即是温病中的温毒疾病。腮腺局部肿大，可谓"静"，但静的背后却容易产生"动"的全身症状，如并发脑膜炎、胰腺炎，男性可并发睾丸炎等。理解了致病特点"动""静"二字，对于本病的治疗有积极作用。在没有产生"动"症时，可采取局部外用药，一旦并发全身症状，则需"动""静"结合法，局部和全身同时用药。

2. 大头瘟病因是风、热、毒三者杂至

大头瘟病，诸如流行性腮腺炎、颜面丹毒等病因复杂，中医认为既不是风热，也不是单纯的毒邪，而是温毒病因中具有风热特点的一种特殊致病毒邪，即风热时毒，是风、热、毒三者杂至。治疗时三者因素都要考虑，既要疏风泄热，又要清热解毒，三类药同用效果好，即疏风药＋清热药＋解毒药。病初起一二日时，以前两类为主；病程三四日，以后两类为主。不可起病就用大量苦寒清热解毒药。有些中医医生，不读经典，不懂温病，临床治病或带教，见热就用清热解毒之法，贻误病情，误人子弟。

3. 普济消毒饮出《东垣试效方》

李东垣三十多岁在河南境内做官时，当地流行一种以头面红肿、咽喉不利为特征的俗称"大头天行"的传染病。当时医生多用泻剂治疗，但疗效不显，甚至患者死亡。李东垣反复研究，制普济消毒饮一方，临床用之，屡验屡效。为救治更多患者，李东垣不为名利，把药方刻于木板之上，立在人多醒目之处。病家照此服方，无不获效。当时百姓以为此方为仙人所传，把它刻于石碑之上，供众多患此病者服之。现为治疗头面温毒类疾病的有效方剂。

4. 普济消毒饮，得轻可去实之妙

大头瘟病虽有头面肿大等实证表现，但在治疗上可用质轻之品，如马勃、僵蚕、银花、牛蒡子、板蓝根、薄荷、桔梗等。本方即以此类药为主，起到吴鞠通所说的"得轻可去实之妙"，类似于前面提及的银翘散"轻可去实"效用。对于温邪导致的急性头面部疾病，起病之初未必使用苦寒或金石类药物，采取"火郁发之"原则，使头面热毒通过辛凉达肺、开泄腠理而解，实为临床有效治法。

5. 苦寒药黄芩、黄连，得病三四日加之佳

李东垣方中本有黄芩、黄连，吴鞠通认为初起一二日应去之，三四日加之佳，吴氏讲得很有道理。起病之初，热势不甚，

若早用芩、连，势必冰遏气机，致风热毒邪难以发越，气血凝滞而导致肿块坚硬，病程延长。在临床上我接诊过许多患痄腮的儿童，采取吴鞠通所说的上方加减，一周左右就痊愈了。还有一部分患儿，来时虽不发热，但肿块坚硬不消多日。问其原因，多是既打吊瓶又服用太多苦寒中药、中成药所致。儿童稚阴稚阳，过用寒凉，只知清热解毒，不知疏散风热，以致病程延长，肿块不消。还有很多儿童的慢性扁桃体肿大的原因，也多是反复上呼吸道感染，用了过多寒凉药物造成。找西医看，说是要手术切除，扁桃体这么重要的一个器官，切除肯定会影响健康的。若早期注意，或采取温通散结之法，可防可治。本方中芥穗即是辛温宣散，防凉药冰遏，起到寒温并用、畅达气机作用，不可不用。

6. "汤"者荡，"散"者缓

吴鞠通此方为散剂，散剂作用缓慢，可用水煎服以汤代之。汤者，荡也，作用较强，且能迅速起效。银翘散方也是散剂，此两张方都是鲜苇根汤煎。散剂服法方便，对于病情较轻或煎服不方便者可以使用。

7. 大头瘟病外用方

（1）水仙膏方　用于未破溃者。水仙花根，有清热解毒作用。《本草纲目·水仙》中说："苦微辛，滑寒，无毒。"用时捣如膏，敷肿处，干则易之。该药也可用于其他因毒导致的肿块，《岭南采药录》："取头部捣烂，敷治乳痈；又治一切毒痈疽，捣烂敷之，能散毒。"该药有毒，不可内服。

（2）三黄二香散方　用于未破溃或已溃者。黄连、黄柏、生大黄、乳香、没药五味药适量，研成极细末，细茶汁或香油调敷，干则易之。有泻火定痛之功。

外敷法多用于病情较轻，未出现明显并发症者。除吴氏以上方外，民间常用仙人掌适量捣烂外敷。还可用喉症丸、六神丸等中成药及青黛粉外敷，都有不错的效果。

痄腮病案

王某，男，9岁。发热、左侧面部肿痛3天，于2011年11月16日就诊。3天前无明显诱因发热，测体温38℃，伴有左腮部不适，头痛，倦怠乏力。按感冒治疗，效果不显。来诊时，体温38.9℃，左侧面部肿大而疼痛，张口、咀嚼痛甚，局部不红，触之压痛明显。精神差，纳呆，口咽干，舌红苔黄，脉滑数。证属风热毒邪壅于肺胃。治宜清热解毒，疏风消肿。即疏风、清热、解毒三法同用。方用吴鞠通普济消毒饮加减。

处方：金银花15g，黄芩9g，黄连8g，板蓝根15g，玄参10g，浙贝母10g，荆芥9g，竹叶6g，桔梗10g，马勃9g，牛蒡子9g，连翘10g，僵蚕9g，生甘草6g。4剂，水煎服。

服用第二剂后，体温正常，肿块亦减小，已不疼痛。二诊时去黄连、黄芩、板蓝根、竹叶。再服3剂而愈。

按：病已3日，根据吴鞠通观点，可用黄连、黄芩。方中未用升麻、柴胡，亦是根据吴鞠通"以升腾飞越太过之病，不当再用升也"的思想。玄参配浙贝母、连翘清热消肿散结作用好，我常用此三味药治疗诸如淋巴结肿大、腮腺肿大、扁桃体肿大等因热导致的肿块。荆芥辛温，防凉药冰遏，本证不可纯用苦寒之药。竹叶导热下行，使热毒从小便而走。二诊时因热已退，毒已消，故去苦寒药黄连、黄芩、板蓝根及竹叶。否则苦寒太过，恐对小儿病情及身体恢复不利。

【原文】小儿暑温，身热，卒然痉厥，名曰暑痫，清营汤主之，亦可少与紫雪丹。(33)

小儿之阴，更虚于大人，况暑月乎！一得暑温，不移时有过卫入营者，盖小儿之脏腑薄也。血络受火邪逼迫，火极而内风生，俗名急惊。混与发散消导，死不旋踵，唯以清营汤清营分之热而保津液，使液充阳和，自然汗出而解，断断不可发汗也。可少与紫雪者，清包络之热而开内窍也。

【原文】 大人暑痫，亦同上法，热初入营，肝风内动，手足瘈疭，可于清营汤中加钩藤、丹皮、羚羊角。（34）

【提要】 以上两条分别论述小儿及大人暑痫病的机理、表现、治法及方药。

【释义】 小儿患暑温，身发热，突然发痉神昏，称暑痫。用清营汤治疗，也可稍用些紫雪丹。

成人患暑痫，治疗方法与上条小儿暑痫相同。如邪热初入营分，引起肝风内动，出现手足抽搐的，要在清营汤中加入钩藤、牡丹皮、羚羊角。

【临床心悟】

1. 小儿抽搐，病多危急，应高度重视

儿科抽搐原因较多，有一般因普通感冒发热导致者，也可由一些感染中毒较重引起中枢神经系统受损而出现。儿童早产或后天发育不良，每遇温邪极易引起高热抽搐。若感冒或普通疾病引起的，热退后抽搐也好转。对于某些脑炎，或身体某部位中毒感染较重引起的脑受损，如中毒性菌痢等，若出现抽搐，要积极治疗原发病。因此，对于小儿高热抽搐，需明确西医疾病病种，正确判断预后，不可单纯予以治抽之法，应结合现代医学，积极救治。

2. 中医治疗热病抽搐思路

抽搐为临床常见急症、重症，可见于现代医学多种疾病中，一般采取对症治疗。中医对此症的治疗则有较好的临床效果。

（1）治抽要清肝，肝疏抽自安　温邪袭人，易致火热燔灼肝经，筋脉拘急而抽搐。《素问·至真要大论》曰，"诸暴强直，皆属于风"，"诸风掉眩，皆属于肝"，故从治肝立法，恢复肝主筋功能，可使抽搐之症获愈。若肝经热邪较轻者，可用钩藤、菊花、白蒺藜等。若热极燔灼肝经较重者，可再加羚羊角等清热凉肝息风。

（2）治抽需养阴，阴充筋自柔　肝藏血，肾藏精，精血充足，则肌肉筋脉得养，肢体活动自如。若火热之邪伤阴致肝肾阴精不足，水不涵木，肝失潜藏，可出现抽搐病变。因此，在治疗抽搐时，宜用滋阴养液之品，阴液充足则筋脉自柔。其养阴之法，上、中焦病变所致者，可用甘寒养阴之药，如生地、麦冬、玉竹等，选方可用沙参麦冬汤、益胃汤等方加减；下焦病变所致者，可用咸寒养阴之法，如玄参、鳖甲、龟甲等。若热邪不重者，也可使用酸寒之品，如白芍等。若肾阴精明显不足者，可用熟地、女贞子、沙苑子、枸杞子、山萸肉等。血不足所致者则多用阿胶、四物汤等，不可再用伤阴耗液之药。正如叶天士在《临证指南医案·木乘土》中所说，"经旨谓肝为刚脏，非柔不和"。

（3）治抽要安神，神宁抽自止　心主神明，主明则下安，心动则五脏六腑皆摇。患者抽搐时，往往也易出现烦躁不安，或神志不清等症，若及时施以安神之法，可缓解抽搐之势。根据病情可分别运用养心安神药，如酸枣仁、柏子仁、夜交藤等，也可选用镇心安神之品如龙骨、磁石、朱砂等，或宁心安神之药，如茯神、远志等。

（4）风动则痰生，治抽要化痰　肝风内动之时，由于气机逆乱，人体津液运行输布障碍，极易引发痰浊之患，或喉中痰声辘辘，或口吐白沫等。这些继发的痰浊病理因素可阻塞气道，导致患者窒息，或痰浊上蒙心窍，致神志不清，或流窜肢体经络，使抽搐更重。因此，治疗抽搐时，应及时加入祛痰之品，即使未出现明显的痰浊之症，也应提前使用祛痰之药，防止痰浊的生成。温病中热痰最多，故可加浙贝母、瓜蒌、竹茹等清热化痰药。

（5）外邪致抽时，重在散而透；虫类搜风药，且勿乱杂投外感六淫之邪导致的抽搐一症，因邪由外来，故治疗时重在散、透之法。儿童感受外邪后，热变最速，应及早使用辛凉、辛寒等清热之品，如桑叶、菊花、双花、连翘等，使邪气外出，其抽搐可愈。若不加辨证，盲目使用凉肝息风，甚至全蝎、僵蚕、蜈蚣等，不但抽搐不减，反而促使人体阴液更伤，筋脉失养的状态越重。《吴鞠通医案·瘈疭》记载一案例可窥外邪致抽的治法思想：尹，十五岁，卒中暑风，瘈疭，口歪，四肢抽掣，头微痛，与清少阳胆络法：羚羊角二钱，连翘二钱，粉丹皮一钱，苦桔梗一钱五分，银花二钱，冬桑叶一钱，茶菊花二钱，薄荷八分，生甘草一钱，钩藤钩一钱。五帖痊愈。

【原文】长夏受暑，过夏而发者，名曰伏暑。霜未降而发者少轻，霜既降而发者则重，冬日发者尤重，子、午、丑、未之年为多也。(36)

长夏盛暑，气壮者不受也；稍弱者但头晕片刻，或半日而已；次则即病；其不即病而内舍于骨髓，外舍于分肉之间者，气虚者也。盖气虚不能传送暑邪外出，必待秋凉金气相搏而后出也，金气本所以退烦暑，金欲退之，而暑无所藏，故伏暑病发也。其有气虚甚者，虽金风亦不能击之使出，必待深秋大凉初冬微寒相逼而出，故尤为重也。子、午、丑、未之年为独多者，子、午君火司天，暑本于火也，丑、未湿土司地，暑得湿则留也。

【提要】 本条论述伏暑的概念及发病体质。

【释义】 在长夏季节感受暑邪，当时未发病，而过了夏季才发病的，称为伏暑，与人体气虚有关。如在霜降之前发病的，病情较轻；如在霜降之后发病的，病情就较重；而到冬天才发病的，病情更重。本病一般在子、午、丑、未的年份较为多见。

【临床心悟】

1. 秋冬发病夏补气

伏暑病的发病，吴鞠通在本条自注中明确说"气虚也"。夏天阳气不足，感邪后虽不发病，但邪气潜藏于体内，至秋冬而发。因此，夏天予以及时的调补阳气，以补气为主，可以减少秋冬疾病的发生。现在临床上所采取的诸如夏天贴伏、夏天火疗、夏天温灸等就是补阳气的治法，的确起到了增强人体正气的作用，可以减少秋冬季节的发病。《素问·四气调神大论》中说"春夏养阳"即是此意。夏天补气不仅可用于预防秋冬季节发生的外感病，更适用于秋冬季节发生的内伤病。

2. 夏日补气药物选

补气的药物主要有人参、党参、西洋参，以及太子参、黄芪等。其中人参为首选药物，因为人参有补益元气、生津止渴以及回阳救逆的作用，可以用于温热病气津两伤。正如《松峰说疫·用党参宜求真者论》谓："疫病所用补药，总以人参为最，以其能大补元气。加入解表药中而汗易出，加入攻里药中而阴不亡，而芪、术不能也。"《温疫论·应补诸证》亦云："盖人参为益元气之极品，开胃气之神丹，下咽之后，其效立见。"我国第一部药物学专著《神农本草经》中论述人参"味甘，微寒，主补五脏……除邪气"。之所以能够祛除邪气，《本草汇言》认为人参能够"补益虚损之元气，元气充实，则邪自不能容"。

西洋参性凉而补，如果担心用温补的人参有助阳伤阴之弊，则可以用西洋参代之。张锡纯在《医学衷中参西录》中说西洋参"性凉而补，凡欲用人参而不受人参之温补者，皆可以此代之"。而且西洋参补气作用虽然不及人参，但是长于养阴清热生津，使补气而无助火之虞，用于温热病气阴两伤尤为适宜。

补气诸药之中，黄芪有补益脾肺之气的功效，温热病程中如果出现脾肺之气亏虚，则可用之。此外，党参、太子参性平，临证之时皆可配伍选用。

【原文】头痛恶寒，身重疼痛，舌白不渴，脉弦细而濡，面色淡黄，胸闷不饥，午后身热，状若阴虚，病难速已，名曰湿温。汗之则神昏耳聋，甚则目瞑不欲言，下之则洞泄，润之则病深不解。长夏深秋冬日同法，三仁汤主之。（43）

三仁汤方

杏仁五钱　飞滑石六钱　白通草二钱　白蔻仁二钱　竹叶二钱　厚朴二钱　生薏仁六钱　半夏五钱

甘澜水八碗，煮取三碗，每服一碗，日三服。

【提要】本条论述湿温病初起的证候特点和治疗上的宜忌。

【释义】湿温病多发于夏秋之交，起病较缓，初起有头痛恶寒，身重疼痛，面色淡黄，胸闷不饥，午后身热，舌白不渴，脉弦细而濡等临床表现，系湿热之邪遏阻卫气而致。治当芳香宣气化湿，以三仁汤主之，起到轻开肺气，肺气一开，气化则湿化，气化则热散的作用。

湿为阴邪，氤氲黏腻，湿热相合，如油入面，最难速解。若辨证不准，治疗失误，可产生诸多病变。湿热阻遏卫气，误认为寒邪束表，予以辛温发汗，不但邪不去，反而使湿热随辛温之药上蒸，出现神昏耳聋，甚则目瞑不欲言的变症；湿热阻中误为饮食停滞而用苦寒泻下，会更伤脾阳，致脾阳虚泄泻；湿热郁蒸发热而误用滋阴养液之法，以补水之法治疗水液增多病证，则会使病程延长，胶结不解。

【临床心悟】

1. 湿热病发热似阴虚

临床上有许多发热患者，上午很好，一到下午 1 点以后就热起来了，阴虚发热的患者也往往这样，故吴鞠通说"状若阴虚"。湿热病发热也可能伴有手足心热或出汗等，如果不细心辨证，很容易误诊为阴虚证。某钢铁厂一女患者，46 岁，发热月余，诸法治疗不见好转，来门诊找我诊治。自述一日当中最高不超过38℃，一般在 37.5℃左右，午后热甚。发热时伴有五心烦热，甚至背部也发热。从低热及伴有表现看，极似阴虚。伸舌一看，舌苔黄厚腻。如果不看舌苔，一般都当作阴虚治疗。予以清热利湿法，用三仁汤合蒿芩清胆汤方加减调理，一周体温就降至正常了。

湿热病误做阴虚发热病案

吴某，男，22 岁，某大学学生，2001 年 4 月 27 日初诊。低热二十余天。患者曾往某中医院诊治，内科某病房按 FUO 收入院。经给予西药对症、中药青蒿鳖甲汤治疗，住院 11 天，发热仍不退，遂出院。来诊时，体温37.3℃，其发热一般多为上午 9 点开始到下午 3 点止，夜间出汗，手足心热，面色不赤，初扪肌肤不热，口苦而黏，不甚渴饮，纳呆，乏力，舌苔黄腻，脉濡数。患者曾做各种检查，皆正常，服用西药，效果不著。病名诊断：湿温病。证型：湿热并重。治以清热祛湿，蒿芩清胆汤合三仁汤方加减。

处方：青蒿30g，黄芩9g，竹叶9g，黄连9g，苍术9g，杏仁 9g，藿香 9g，陈皮 6g，半夏 6g，云苓 9g，栀子 10g，甘草 5g。3 剂，水煎服。

4 月 30 日二诊：服至第三剂后，体温降至正常，再用 5 剂。

5 月 10 日三诊：自第三剂后，体温未再升高，共服药 8 剂病愈，后随访未复发。

按：患者来诊时，拿着其住院的某中医院出院记录让我看，上面记录着患者在住院期间，服用青蒿鳖甲汤治疗。我让患者伸出舌，其舌苔黄厚腻，用青蒿鳖甲汤治疗显然错误。据口苦而黏、苔腻、脉濡，本病诊断应属湿热性疾病，辨证为湿热俱盛之候，用方蒿芩清胆汤。青蒿鳖甲汤所治发热为阴虚，舌苔当为少苔或无苔。二者病机一为"水多"，一为"水少"，蒿芩清胆汤所治为"水多"，即有湿，而青蒿鳖甲汤所治为"水少"，即阴虚。一多一少，观其舌苔自明，不可臆断。薛生白说："凭验舌以投剂，为临证时要诀。"（《湿热病篇》）该患者为医学生，患此病时正好遇五一节放假回家，恰遇同村一少年发热多日，将其自己所用之方予此患者照服，发热亦退。回校后，同班的学生传抄此方，谓治发热秘方。我闻之，喜而叹曰：哪有什么秘方？只是熟谙经典，用心辨证而已。

2. 湿热病初起似伤寒

辛温发汗为湿温病初起三禁之一，由于湿热郁遏卫分可见发热恶寒、头身重疼、无汗等类似寒邪袭表之证，若强用发汗之法治疗，则致湿热蒸腾而上蒙清窍，出现神昏、耳聋等清窍被湿热邪气壅塞之见症，正如吴鞠通所说："汗之则神昏耳聋，甚则目瞑不欲言。"因此，正确辨别风寒与湿热在表，对于治疗尤为关键。湿温初起，见发热恶寒，头痛少汗，类似风寒表证，但脉不浮紧而濡缓，且胸闷不饥，苔白腻，湿郁见症明显，可资鉴别。

湿热阻于卫气误作伤寒病案（古人案）

中山王知府次子薛里，年十三岁，六月十三日，暴雨方过，池水泛滥，因而戏水，衣服尽湿，其母责之。至晚觉精神昏愦，怠惰嗜卧，次日，病头痛身热，腿脚沉重。一女医用和解散发之，闭户塞牖，覆以重衾，以致苦热不胜禁，遂发狂言，欲去其衾。明日，寻衣撮空，又以承气汤下之，下后，语言渐不出，四肢不能收持，有时项强，手足瘛疭，搐急而挛，目左视而白睛多，口唇肌肉蠕动，饮食减少，形体羸瘦。命予治之，具说前由，予详之，盖伤湿而失于过汗也……以人参益气汤治之。投之三日后，语声渐出，少能行步，四肢柔和，食饮渐进，至秋而愈。（罗谦甫《卫生宝鉴》）

按：综观此案，六月盛暑之令，病因暴雨后戏水，衣服尽湿，显然感受湿热所致。精神昏聩、头痛为湿热蒙蔽清阳；怠惰嗜卧、腿脚沉重为湿热困阻卫阳。病为湿温，湿热阻遏卫气证，其治本应芳香化湿，藿朴夏苓汤、三仁汤加减是为对证之方。但医者既不辨其时令，又无视其湿邪见症，误为寒邪，遂用治伤寒法治之，和解发散，又紧闭门窗，加厚被取汗，湿不但不解，反徒伤津液正气，致使湿邪更加猖獗，发热更甚。本有精神昏聩，而此时湿热因发汗蒸腾而上蒙清窍，遂发狂言，寻衣撮空。此时若及时予以清热化湿开窍之法治疗，可使湿祛热清，神明自复，但医者视其狂言，误为阳明腑实所致，遂用承气汤攻下，遂致心气受损、肝肾之阴不足、胃气虚弱的严重后果。救治之法以补气为先，用人参益气汤（《卫生宝鉴》：黄芪、人参、黄柏、升麻、柴胡、白芍、当归、白术、炙甘草、陈皮、生甘草）加减出入，服后阳气充足，阴液得生，疾病逐渐至秋而愈。

3. 吴鞠通祛湿三味药

三仁汤中有杏仁、白蔻仁、薏苡仁，所谓"三仁"药物，分别有开上、畅中、渗下作用，有宣湿、化湿、利湿功能，具启上闸、运中焦、开支河特点。吴氏诸多祛湿方剂中，常以此三味药配伍应用。湿重者，三味同用，湿轻者，用两味，湿较轻者用一味。如果三仁汤方组成记不清楚，知道了这三味祛湿药，到了临床上加减也是很实用的一种办法。

4. "三仁"药物解析

（1）杏仁　杏仁有甜杏仁、苦杏仁之分。甜杏仁味道微甜、细腻，可日常食用。入药者是苦杏仁，其味苦，微温，有小毒。主要归肺经，作用是轻宣上焦，开达肺气。肺气宣降有司，可使内外之气、上下之气得以畅通，从而使湿邪或从表而解，或从小便而解，或从表与小便双解。既用于温热性疾病，也用于湿热性疾病。不仅止咳平喘用，其他多种病证也用。《中药学》教材将杏仁归类于止咳平喘药中，有失全面。杏仁既有宣肺作用也有降肺之功，完全符合肺既宣又降的功能特点。凡肺疾，无论寒热虚实，皆可配伍杏仁，故为肺系要药。有人说杏仁只降不宣，是不对的。宣中有降、降中有宣是杏仁的基本特点。故《本草新编》中说："杏仁，味甘、苦，气温，可升可降，阴中阳也，有小毒，专入太阴肺经。"杏仁含有毒物质氢氰酸，过量服用可致中毒。所以我在临床上用量，成人一般用10g，儿童5~8g。

杏仁配前胡、桔梗可通治四时咳嗽，配麻黄、桂枝治风寒咳嗽，伍桑叶、菊花治风热咳逆，辅麻黄、石膏治肺热咳嗽，佐苍术、厚朴治痰湿咳嗽，配乌梅、五味子治肺气虚咳嗽。

治失音时，杏仁可配蝉蜕宣降肺气，达邪外出，治"金实不鸣"或"金破不鸣"；治便秘时，杏仁可配桃仁、火麻仁、郁李仁，仁类中药富含油脂，以润肠通便；治水肿时，杏仁可配葶苈子、桑白皮肃降肺气，使水之上源功能恢复；治胃痛、胃痞时，杏仁可配半夏、枳实辛开苦降，除痞止痛；治胸痹时杏仁可配瓜蒌、薤白宽胸散结，宣降胸中之气等。

（2）白蔻仁　为白豆蔻去壳后的内仁，味辛，性温。归肺、脾、胃经。有化湿行气，温中止呕，解酒毒之功。白蔻仁芳香，入煎剂应后下，正如《本草通玄》所说："白豆蔻，其功全在芳香之气，一经火炒，便减功力；即入汤液，但当研细，待诸药煎好，乘沸点服尤妙。"

（3）薏苡仁　薏苡仁为禾本科多年生草本植物薏苡的成熟种仁，性微寒，味甘、淡，归脾、胃、肺经，具有利水渗湿、健脾、除痹、清热排脓等功效（图20）。

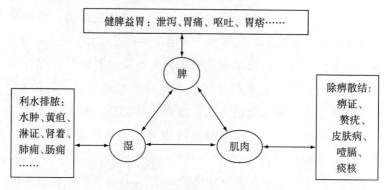

图20　薏苡仁作用及所治疾病图

1）用量要大：个人临床体会，薏苡仁用量大效果较明显。若普通湿热性疾病，用量可为30~50g，重病或急性病者，如带状疱疹、各类赘疣，甚至噎膈等病，每日可用50~100g，单用煮水茶饮或做粥服用，或配伍应用。本品力缓，宜多服久服。脾虚无湿，大便燥结及孕妇慎服。

《本草新编》："薏仁最善利水，又不损耗真阴之气，凡湿感在下身者，最宜用之，视病之轻重，准用药之多寡，则阴阳不伤，而湿病易去。故凡遇水湿之证，用薏仁一二两为君，而佐之健脾去湿之味，未有不速于奏效者也，倘薄其气味之平和而轻用之，无益也。"

2）治病广泛：凡痰、饮、水、湿、脓病理因素导致的各种病证均可用之，并有健脾作用，既治其标，又治其本，且为食疗药物。

《本草纲目·薏苡仁》中说："薏苡仁属土，阳明药也，故能健脾、益胃，虚则补其母，故肺痿肺痈用之。筋骨之病，以治阳明为本，故拘挛筋急，风痹者用之。土能胜水除湿，故泄痢水肿用之。"临床上，凡见到一切水湿导致的病变，我都加入薏苡仁，效果明显。

5. 三仁汤临床应用

三仁汤治疗外感、内伤疾病都有很好的效果。笔者临床二十余年，凡遇湿邪而致三焦气机不利，清浊升降失常的病证，用本方加减，收效甚佳。病因判断要注意湿与热两个因素，三仁汤本身所治是湿重于热。辨证要点以舌苔白厚腻为特征，或伴有胸闷不饥、午后发热、恶心呕吐等。如有高热者，可配伍蒿芩清胆汤；若是湿热并重，苔黄腻者，可配清热燥湿的黄连、黄芩、黄柏、栀子等；若湿热偏于卫表，清热药可选金银花、连翘、薄荷、牛蒡子等；若是伤食积滞者，可佐以焦神曲、焦麦芽、槟榔等。

湿热眩晕病案

郑某，女，47 岁，头晕 2 周，2009 年 10 月 16 日初诊。

患者半月前因国庆节劳累致头晕头沉，时有恶心欲呕，肢重乏力，纳呆，时心烦，大便正常，面色稍黄，舌淡红，苔白厚腻，脉濡缓。西医检查：血压 130/80mmHg。辨证为湿热中阻、清阳不升。治以宣湿、化湿、燥湿、利湿，兼以清热。方选三仁汤加减。

处方：杏仁10g，白蔻仁10g，藿香10g，厚朴10g，法半夏10g，生白术15g，菖蒲6g，滑石10g，生薏苡仁15g，茯苓10g，淡竹叶6g。6剂，水煎服。

患者服至第3剂时，已不头晕，纳好。二诊时予以健脾祛湿的参苓白术散加减调理。

按：眩晕患者，我辨证时常常询问是否有恶心欲呕，若有者，此类眩晕多为痰饮水湿所致。如再伴有心悸，出现眩、悸、呕三症同时存在，痰饮水湿病因诊断更为明确，而且此类病因来源于中焦，上犯清阳。本病头晕，并有欲呕，舌苔白厚腻，脉濡缓，痰湿证成立。又有时烦，为热扰于心。湿重热轻，三仁汤合拍。病情较重者，可合用半夏白术天麻汤（《医学心悟》：半夏、白术、天麻、橘红、茯苓、甘草、生姜、大枣）。若是头晕时伴有苔黄腻或黄厚，证为湿热并重或热重于湿，治疗时当加入黄连、竹茹、胆星、栀子等。苔腻而眩晕，按以上方药治疗，多数1~2周头晕消失，并嘱其生活中要注意"食饮有节，起居有常，不妄作劳"（《素问·上古天真论》）。

湿热发热病案

雷某，男，16岁，某中学学生。间断发热120天，于2003年6月10日初诊。

患者于4月前无明显诱因出现发热，体温37.5℃~38.9℃之间，发现双侧颈部肿大包块。自以为感冒，未在意，服用感冒药后，效果欠佳。到当地卫生所给予先锋霉素、肿节风治疗6天，效果不理想，遂去当地县人民医院住院治疗。自述入院查体：颈部、腋窝、腹股沟淋巴结均肿大，给予阿奇霉素、清开灵治疗5天，体温正常，好转出院，当时淋巴结仍肿大。出院次日，体温再度升高，遂就诊于当地市人民医院，住院期间先后给予先锋霉素、病毒唑、头孢曲松钠、甲硝唑、治菌必妥、左克、肿节风、泰托、万古霉素、美罗、丁氨卡那、利福平等。住院47天好转出院，出院时体温正常，肿大淋巴结多数已消退。

出院第二天，体温再次升高，最高时为38.1℃，遂往山东省驻济大医院寻求中医治疗。某专家给予银翘散加减中药4剂，服第一剂后，体温降到36.9℃，但自第二剂始体温上升到38.9℃，并持续不退。患者又到山东省某知名西医院就诊，行淋巴结活检示：坏死性淋巴结炎。给予头孢曲松钠3g/d，地塞米松5mg/d治疗，效果差，体温降至38.5℃。专家推荐到山东省某西医院血液科治疗，经给予斯皮仁诺、肿节风、英太青、阿昔洛韦、赛若金、头孢拉啶、地塞米松、庆大霉素等药治疗，体温降到38.1℃。但之后，不管使用何种药物及方法，体温均保持38.1℃，并持续半月余。

患者曾做以下项目检查，但都正常：血常规、尿常规（尿分析加尿沉渣定量）、粪便常规（镜检加OB）、肝功、肾功、电解质、葡萄糖测定、乙肝五项、自身抗体系列、咽拭子一般细菌培养及鉴定加药敏加计数（真菌培养及鉴定）、血一般细菌培养及鉴定加药敏加计数、心电图、胸片、肥达反应、抗核抗体、B超肝胆胰脾肾、钡餐、脑电图、PCR、心肌酶、T细胞亚群、超声心动图、鼻窦平片、针吸细胞学检查、颅脑核磁共振、口腔溃疡分泌物培养加药敏、骨髓细胞学检查。

诊时：发热，测体温38.1℃，面色淡黄，形体较胖，初扪肌肤不热，肌肉酸痛，无力，饮食好，口干难忍，饮水不解，并有口臭，小便黄，大便一日一次，不干，舌苔黄厚腻，舌质红（舌尖部位红赤起刺），脉濡数。参合脉症，诊断为湿温，辨证为湿热内阻，湿热并重，病在气分。治宜清热祛湿，方选三仁汤合蒿芩清胆汤加减。

处方：炒杏仁10g，白蔻仁6g，藿香10g，半夏9g，滑石

10g，茯苓 12g，青蒿 30g，黄芩 10g，茵陈 12g，苍术 10g，芦根 10g，连翘 12g，炒白术 12g，生甘草 6g。3 剂，水煎服。

6 月 13 日二诊：患者当晚服药，第二日上午 9 点汗出热减，热势由 38.1℃降为 37.1℃；第二剂后，体温波动在 37.4℃～37.7℃；3 剂后，体温波动在 36.5℃～36.9℃之间。体温虽降，但仍有乏力，口干，苔腻不减。考虑湿邪较重，一般化湿之剂不能涤除湿浊，宜疏利透达膜原，选达原饮加减。

处方：草果 10g，槟榔 6g，厚朴 9g，青蒿 9g，黄芩 9g，知母 9g，半夏 10g，竹茹 6g，连翘 10g，芦根 10g，滑石 10g，炙甘草 6g。6 剂，水煎服。

三诊：舌苔基本已退，体温变动不大，基本恢复正常。拟从补气养阴、清热化湿着手，方选薛氏生脉散加减。

处方：黄芪 15g，太子参 12g，石斛 10g，麦芽 10g，郁金 9g，枳壳 9g，半夏 9g，炒白术 10g，连翘 12g，炙甘草 6g。6 剂，水煎服。

四诊：体温、舌脉正常，无其他异常表现，停药观察。之后随访，未再反复。

按：发热 120 天，我诊时，患者已花去人民币 3 万多元。病程长，应考虑是否夹湿。根据患者来诊时虽测体温 38.1℃，但面色不红，初扪肌肤也不热，并有肌肉酸痛，乏力，小便黄，说明其热型为"身热不扬"，结合舌苔黄厚腻，舌质红，舌尖部起刺，脉濡数，考虑病因为湿热，可辨证为湿热郁蒸，湿热并重之证。病在气分，虽病程较长，但未入营血。湿热内停，阻遏津液正常输布，且有热盛伤阴之象，故患者口干甚著，饮不解渴。治疗上：先采取"治外感如将"策略，予以清热祛湿法，以祛湿为主，湿祛不与热相搏，热自孤矣。祛湿之法以燥湿、化湿为主，佐以宣湿、利湿。清热法的运用，不宜过多选用苦寒之品，以防凉遏太过，致气机阻闭，并加入芳香、清透、辛凉之药。多法联用，使湿热尽快分消上下，故服药 3 剂热退身凉。但二诊舌苔仍厚，说明湿邪较重，再用达原饮祛湿重法，以厚朴、草果、槟榔苦温燥湿，疏利透达。6 剂服完，湿热退。三诊时已露气阴虚之象，适当加入扶正之品，如补气、养阴等，似"治内伤如相"之策。

【原文】湿温喉阻咽痛，银翘马勃散主之。（45）

肺主气，湿温者，肺气不化，郁极而一阴一阳（谓心与胆也）之火俱结也。盖金病不能平木，木反夹心火来刑肺金。喉即肺系，其闭在气分者即阻，闭在血分者即痛也，故以轻药开之。

银翘马勃散方（辛凉微苦法）

连翘一两　牛蒡子六钱　银花五钱　射干三钱　马勃二钱

上杵为散，服如银翘散法。不痛但阻甚者，加滑石六钱，桔梗五钱，苇根五钱。

【提要】 本条论述湿温喉阻咽痛的证治。

【释义】 湿温过程中出现咽喉阻塞感或疼痛者，是由于湿热毒邪侵犯咽喉所致，属气或血分病变。气分者，阻塞感；血分者，疼痛也。治以清热利咽。银翘马勃散中连翘、银花清热；牛蒡子、射干、马勃利咽止痛。不痛但阻甚者，气分湿热较重，加滑石利湿、桔梗利咽、苇根清热。

【临床心悟】

1. 咽喉部阻塞感的病因及治法

咽喉部的自我感觉症状很多，如咽喉痒、哑、干、痛、阻塞等。对于咽喉部自觉阻塞感的辨证，我的体会：一是热毒攻于咽喉，望诊可见乳蛾肿大；二要注意是否夹痰湿，望诊可见此类患者咽喉有白点、脓点，且舌苔腻浊；三是内伤病中气滞痰阻的患者常见，如梅核气；四是病程较长，有明显气虚现象，咽喉肌肉无力也有阻塞感。对于前两种情况，可采取清热解毒或祛湿清热法治疗。银翘马勃散偏于清热毒，而加入滑石、桔梗、苇根则偏于祛湿热毒。第三种情况用传统名方半夏厚朴汤（《金匮要略》：半夏、厚朴、茯苓、生姜、紫苏）治疗。第四种采取补气法，可用补中益气汤（《脾胃论》：人参、黄芪、白术、甘草、当归、陈皮、升麻）。

2."闭在血分者即痛也"的临床意义

临床上疼痛病证很多，有些医生见疼痛就想到哪些药物能止痛，或一见疼痛就用元胡、芍药等止痛药，有失偏颇。疼痛的治疗除辨证用药外，吴鞠通提出"闭在血分者即痛也"的观点，很能启迪临床。可以这样认识：大凡疼痛病证，邪入血分是其基本病机。邪入血分则疼痛，活血通络可以止痛，临床验之，确有良效。急性外感热病中咽喉疼痛一症较常见，在清热的同时，我常配伍僵蚕通络，患者服药半剂或一剂疼痛即缓解或消失者甚多。内伤疾病中的胃痛、痛经、头痛、肢体肌肉关节疼痛等，我喜欢用没药或者用土元。有些疼痛病证，虽然在中医辨证上看不出有明显瘀血指征，但采取活血通络药物止痛效果确实良好。叶天士《临证指南医案·诸痛》中的"久痛必入络"，虽是指的慢性病而言，但也说明了痛入血络的病机。关于通络的方法，叶氏善用辛味药，有辛温通络、辛香通络、辛润通络及辛咸通络等。所以用辛者，叶氏认为"辛散横行，则络中无处不到矣"，且多能行气、散结、止痛。辛润通络常用当归尾、桃仁、红花、丹皮、赤芍、泽兰、元胡等。辛咸通络多选用虫类药：一类为剔瘀软坚，如水蛭、土元、虻虫、五灵脂、鳖甲、牡蛎等，多用于积聚、疟母等；一类为搜风止痛，如地龙、全蝎、蜈蚣、穿山甲、露蜂房等，多用于头面四肢及内脏的痹证、痛证等。

【原文】太阴湿温，气分痹郁而哕者（俗名为呃），宣痹汤主之。（46）

上焦清阳膹郁，亦能致哕，治法故以轻宣肺痹为主。

宣痹汤（苦辛通法）

枇杷叶二钱　郁金一钱五分　射干一钱　白通草一钱　香豆豉一钱五分

水五杯，煮取二杯，分二次服。

【提要】本条论述湿温发哕的证治。

【释义】湿温病手太阴肺经病变，如湿热郁阻气机，可使胃气上逆致喉间呃呃连声作响的哕（俗称呃）。本病证的治疗不治胃而去治肺，采取轻宣肺痹法，用苦辛通的宣痹汤方。

【临床心悟】

呃逆治肺思想：呃逆是以气逆上冲，喉间呃呃连声，声短而频，令人不能自制为主要表现的病证。传统上对呃逆的治疗多着眼于胃，以理气和胃、降逆止呃为基本治法，常用药物也多为丁香、柿蒂、半夏等。吴氏本条认为湿热病邪侵犯手太阴肺可导致呃逆，其病理机制为"上焦清阳膹郁"，即上焦气机壅滞而引起胃气上逆。呃逆病位在膈，虽与胃气上逆有关，但与肺密切相联。主要机理有三：一是手太阴肺经之脉，还循胃口，上膈，属肺；二是肺胃之气又同主降，故肺胃在生理功能上相互联系，病理上相互影响；三是膈居肺胃之间，当各种致病因素乘袭肺胃之时，每使膈间之气不畅而引起呃逆。对于太阴湿温，气分痹郁而哕者，吴鞠通确立的治法为"轻宣肺痹"，即采用苦辛通法，以宣肺、行气、化湿、清热组合而成的宣痹汤治疗。方中枇杷叶味苦，降肺胃之气；郁金味辛苦寒，行气解郁；射干味苦寒，散结气，治腹中邪逆；香豆豉宣散邪气；通草，色白而气寒，味淡而体轻，入太阴肺经，引热下降而利小便，入阳明胃经通气上达。杷叶降气，郁金行气，香豉与射干散气，白通草沟通肺胃之气。诸药合用，肺气得宣，胃气得降，气机调畅，呃逆自止。

【原文】太阴湿温喘促者，千金苇茎汤加杏仁、滑石主之。(47)

《金匮》谓喘在上焦，其息促。太阴湿蒸为痰，喘息不宁。故以苇茎汤轻宣肺气，加杏仁、滑石利窍而逐热饮。若寒饮喘咳者，治属饮家，不在此例。

千金苇茎汤加滑石杏仁汤（辛淡法）

苇茎五钱　薏苡仁五钱　桃仁二钱　冬瓜仁二钱　滑石三钱　杏仁三钱

水八杯，煮取三杯，分三次服。

【提要】 本条论述湿温喘促证的证治。

【释义】 湿温病中出现喘促主要是由于湿热之邪蕴阻于肺，导致肺气不能宣降。属湿热壅肺者，治以清泄肺热，兼以宣降肺气，利湿。方用千金苇茎汤加杏仁、滑石。若属于寒饮喘咳者，当按饮家治疗。

【临床心悟】

千金苇茎汤原治疗肺痈成痈期。肺痈的病机为热邪壅肺，肺气不利，血败肉腐，临床上以咳嗽、胸痛、咳吐脓痰为主。太阴湿温喘促其病机与此相似，喘促的同时可能伴有黄脓痰、胸痛等。苇茎中空似气管，专清肺热，用量可 30～50g；薏苡仁、冬瓜仁利湿排脓；加入杏仁宣降肺气，滑石清热利湿；桃仁性温，活血化瘀。如此热病再用性温的桃仁，是否矛盾？为何不用清热活血的丹皮、赤芍、丹参？这些都需要思考。桃仁虽性温，但其活血化瘀作用显著，善消痈肿。治肠痈的大黄牡丹汤（《金匮要略》：大黄、牡丹、桃仁、瓜子、芒硝）中也有桃仁，肺痈、肠痈都用桃仁，起到散结消肿、活血化瘀之功。肿块无论寒热，皆可配伍桃仁。脓是什么？脓就是湿。痰、饮、水、湿、脓五者源同而异流，治脓就是治湿之法，如方中薏苡仁、冬瓜仁、滑石等都是治湿的药物，湿去脓自消（图21）。

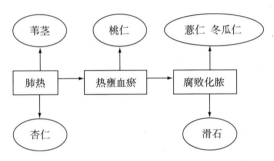

图21　本条证的病机、方药图

掌握上图，临床上加减极为方便。若肺热重，可加黄芩、鱼腥草等专清肺热的药物；血瘀明显，可再加赤芍、丹皮；脓液较多，也可加入其他化湿、燥湿、利湿药，如半夏、苍术、云苓等。方中杏仁宣降肺气，止咳平喘，同时热邪也可通过肺气化而热散。

【原文】骨节疼烦，时呕，其脉如平，但热不寒，名曰温疟，白虎加桂枝汤主之。（50）

阴气先伤，阳气独发，故但热不寒，令人消烁肌肉，与伏暑相似，亦温病之类也。彼此实足以相混，故附于此，可以参观而并见。治以白虎加桂枝汤者，以白虎保肺清金，峻泻阳明独胜之热，使不消烁肌肉；单以桂枝一味，领邪外出，作向导之官，得热因热用之妙。经云：奇治之不治，则偶治之，偶治之不治，则求其属以衰之，是也，又谓之复方。

白虎加桂枝汤方（辛凉苦甘复辛温法）

知母六钱　生石膏一两六钱　粳米一合　桂枝木三钱　炙甘草二钱

水八碗，煮取三碗。先服一碗，得汗为知，不知再服，知后仍服一剂，中病即已。

【提要】本条论述温疟的证治。

【释义】疟疾在发作时，出现骨节疼痛而烦躁不安，时时呕吐，但脉象如平人，发热时不恶寒，这种疟疾称为温疟。用白虎加桂枝汤治疗。白虎汤泻阳明热，桂枝辛温领邪外出，为热因热用。

【临床心悟】

本方又名桂枝白虎汤，载于《金匮要略·疟病脉证并治》，仲景及吴鞠通皆用其治疗温疟病。我在临床上常用此方治疗热痹，表现为关节红肿热痛，屈伸不利，口渴，舌红，苔黄，脉数。有些热痹患者运用抗生素，症状仍不解，配合此方治疗能够明显改善症状。方中石膏根据热势程度，可用 30～90g；桂枝辛温，可"领邪外出，作向导之官，得热因热用之妙"，量的把握可在 6～10g 之间。热邪较重者，应配伍双花藤、海桐皮等。

【原文】秋感燥气，右脉数大，伤手太阴气分者，桑杏汤主之。（54）

桑杏汤方（辛凉法）

桑叶一钱　杏仁一钱五分　沙参二钱　象贝一钱　香豉一钱　栀皮一钱　梨皮一钱

水二杯，煮取一杯，顿服之，重者再作服（轻药不得重用，重用必过病所。再一次煮成三杯，其二、三次之气味必变，药之气味俱轻故也）。

【提要】本条论述秋燥邪在肺卫时的证治。

【释义】秋季感受燥热之邪所得的温病为秋燥病。温燥邪气初起犯于肺卫，在脉象表现上常常右寸数大。右寸为肺主，是燥邪伤于手太阴肺经所致，伤手太阴气分即是伤手太阴卫分，因为肺主一身之气。治宜疏表润燥，用桑杏汤治疗。方中桑叶、香豉疏表透邪；杏仁宣降肺气而止咳；沙参、梨皮养阴润燥；用栀子皮，以皮走皮，清肺热；象贝清热化痰止咳。

【临床心悟】

燥邪有寒热两种不同属性：一般来说，早秋季节，秋阳以曝，则易形成燥热病邪，其性质近于风热；晚秋初凉，多为凉燥，其性质近于风寒。由燥热病邪引起的温病是秋燥病。

桑杏汤所治病为温燥。温燥表现除了热象外，尚有明显的"干"症，如口干、鼻干、咽干等。

燥热是两种病因，即燥和热，治疗时既要清热还需润燥，即清宣凉润。桑杏汤所治证为燥热袭于肺卫，故清热当选清肺热药，但又不能太苦寒，否则化燥更伤阴，故用桑叶、栀子皮清肺热，而不用黄芩、栀子等。"燥者濡之"（《素问·至真要大论》），濡之药物可用沙参、梨皮等。方中浙贝可用川贝代替，因川贝偏于润肺化痰止咳。秋燥咳嗽本为小病，若熟悉温病之法，治之较简单，若过用苦寒或养阴滋腻太过，可使病程延长，转成慢性咳嗽。因此，秋燥之咳当需重视，反复发作则可形成内伤咳嗽。

本方运用时的几点注意事项：①本方药量少，总量共八钱五分，体现吴氏"治上焦如羽"观点。②象贝可用川贝代，以更好地润肺止咳。③用栀子皮，取其"以皮走皮"之义。④梨皮、梨汁养阴，用量要大。⑤沙参：李时珍称为白参，色白入肺，对呼吸道咳嗽无痰或有痰难排者效果好。

【原文】燥伤肺胃阴分，或热或咳者，沙参麦冬汤主之。(56)

此条较上二条，则病深一层矣，故以甘寒救其津液。

沙参麦冬汤（甘寒法）

沙参三钱　玉竹二钱　生甘草一钱　冬桑叶一钱五分　麦冬三钱
生扁豆一钱五分　花粉一钱五分

水五杯，煮取二杯，日再服。久热久咳者，加地骨皮三钱。

【提要】本条论述燥伤肺胃阴液的证治。

【释义】燥热之邪容易灼伤肺胃阴液，临床表现或身热不退，或干咳不止，治疗上可用甘寒救其津液的沙参麦冬汤治疗。

【临床心悟】

沙参麦冬汤是吴鞠通治疗上中二焦肺胃阴伤的代表方剂，该方以甘味药为主，达到"甘守津还"目的。方中有两味药需注意：一是天花粉。天花粉止渴作用佳，为治胃阴不足之圣药，味甘、微苦、微寒。具有清热生津，消肿排脓之功。该药止渴作用明显，张仲景《伤寒论》中多处原文，每遇渴者，往往加入天花粉。受此启发，我在临床上每遇阴伤或热盛所致的口渴，必用天花粉，如糖尿病、胃炎、干燥综合征及一般疾病口渴等。二是桑叶。沙参麦冬汤所治病证为余热伤阴，既然是余热，就不能用石膏、黄芩等太寒凉药，选桑叶轻清灵动，既清热又不伤阴，为温病初中末三期常用药物。另外，根据吴鞠通"复胃阴者，莫若甘寒；复酸味者，酸甘化阴也"的观点，我临床每遇胃阴亏耗，在甘寒中加入乌梅、五味子、芍药、木瓜等酸味药，起到酸甘化阴作用，损伤的津液可较快恢复。

【原文】燥气化火，清窍不利者，翘荷汤主之。(57)

清窍不利，如耳鸣目赤，龈胀咽痛之类。翘荷汤者，亦清上焦气分之燥热也。

翘荷汤（辛凉法）

薄荷一钱五分　　连翘一钱五分　　生甘草一钱　　黑栀皮一钱五分　　桔梗二钱　　绿豆皮二钱

水二杯，煮取一杯，顿服之。日服二剂，甚者日三。

加减法：耳鸣者，加羚羊角、苦丁茶；目赤者，加鲜菊叶、苦丁茶、夏枯草；咽痛者，加牛蒡子、黄芩。

【提要】本条论述燥气化火而引起清窍不利的证治。

【释义】感受燥邪后，燥邪化火上犯而致清窍不利的，用翘荷汤治疗。清窍不利的表现有耳鸣、两目红赤、齿龈肿胀、咽喉疼痛等，用翘荷汤可以清上焦气分的燥热之邪。

【临床心悟】

头面部的耳鸣、目赤、龈胀、咽痛症，应区别是外感燥热引起还是内伤之火上攻。内伤疾病中，心、肝、胃火热可以上攻头面。应该采取降火、引热下行法，用药宜苦寒直折或甘寒、咸寒之品以壮水之主，可使火热消失。本病证是由于六淫燥热之邪自上、自外而入，直逼头部所致。临床上有些患者一到秋天就出现目赤、耳鸣、龈肿咽痛，有些中医误认心、肝、胃等脏腑之火上攻，遂给予黄连上清丸、牛黄解毒丸等清热泻火解毒剂，热不得解，往往服之燥甚，病情日久不愈。外感燥热当需轻宣上焦之燥热，采取"火郁发之"（《素问·六元正纪大论》）原则，翘荷汤方立法即是此意。用薄荷、桔梗、连翘、栀子皮等轻清之品，宣散上焦燥热，使邪气自上、自外而解。外邪导致的上部火热证，不可采用引热下行药，如川牛膝等。外感、内伤之火热，起因一上一下，临床应辨证仔细（图22）。

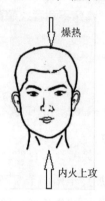

燥热

内火上攻

图22　外感、内伤火热发病图

【原文】诸气膹郁，诸痿喘呕之因于燥者，喻氏清燥救肺汤主之。(58)

……

清燥救肺汤方（辛凉甘润法）

石膏二钱五分　甘草一钱　霜桑叶三钱　人参七分　杏仁泥，七分胡麻仁炒，研，一钱　阿胶八分　麦冬不去心，二钱　枇杷叶去净毛，炙，六分

水一碗，煮六分，频频二、三次温服。痰多加贝母、瓜蒌；血枯加生地黄；热甚加犀角、羚羊角，或加牛黄。

【提要】本条论述燥热在肺，诸气膹郁的证治。

【释义】温病中各种气机郁阻而致呼吸急促、胸部作闷病证，或各种下肢痿软不能行走、气喘、呕吐等病证，如是由感受燥热之邪而引起的，用喻嘉言的清燥救肺汤治疗。

【临床心悟】

本方出于清代喻嘉言《医门法律·伤燥门》。病机以肺中燥

热，耗气伤阴为特点。用药时既不可用辛香之品以耗津，又不能以苦寒泻火以伤气，当以甘寒为主。方中桑叶轻宣肺燥，入肺、肝二经，古人称之为"肺家肝药"，亦有清肝热之功，防止在肺虚时造成肝木的反侮。石膏清肺胃燥热，阿胶、胡麻仁、麦冬润肺金之燥。《难经·十四难》说"损其肺者益其气"，故用人参、甘草益气生津。杏仁、枇杷叶泄热降肺气。诸药相合，宣中有清，清中有润，燥邪得宣，气阴得复（图23）。

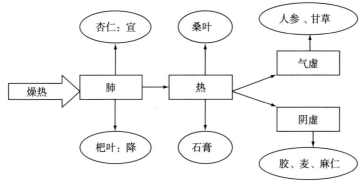

图23　清燥救肺汤配伍整体观示意图

肺燥患者，往往咳唾浊沫或白沫但不爽，严重者类似《金匮要略》中肺痿病。若咳嗽大量白稀痰或白沫爽快，多考虑水饮，如小青龙汤证。痰、沫不同，痰多由脾湿所生，而沫多由肺燥造成。我在临床上，凡见到以咳喘、吐白沫但不爽、口干咽燥为主症的患者，用此方治疗，效果明显。此方后加减法，痰多属热者，加浙贝、瓜蒌实为经验之谈。方中桑叶、杷叶配伍为临床常用止咳药对，风热、燥热或其他因热导致的咳嗽均可应用。

【原文】燥伤本脏，头微痛，恶寒，咳嗽稀痰，鼻塞，嗌塞，脉弦，无汗，杏苏散主之。[补秋燥胜气论（2）]

本脏者，肺胃也。经有嗌塞而咳之明文，故上焦之病自此始。

燥伤皮毛，故头微痛恶寒也，微痛者，不似伤寒之痛甚也。阳明之脉，上行头角，故头亦痛也。咳嗽稀痰者，肺恶寒，古人谓燥为小寒也；肺为燥气所搏，不能通调水道，故寒饮停而咳也。鼻塞者，鼻为肺窍。嗌塞者，嗌为肺系也。脉弦者，寒兼饮也。无汗者，凉搏皮毛也。按杏苏散，减小青龙一等。此条当与下焦篇所补之痰饮数条参看。再杏苏散乃时人统治四时伤风咳嗽通用之方，本论前于风温门中已驳之矣；若伤燥凉之咳，治以苦温，佐以甘辛，正为合拍。若受伤寒夹饮之咳，则有青龙；若伤春风，与燥已化火无痰之证，则仍从桑菊饮、桑杏汤例。

杏苏散方

苏叶　半夏　茯苓　前胡　苦桔梗　枳壳　甘草　生姜　大枣去核　橘皮　杏仁

加减法：无汗脉弦甚或紧，加羌活，微透汗。汗后咳不止，去苏叶、羌活，加苏梗。兼泄泻腹满者，加苍术、厚朴。头痛兼眉棱骨痛者，加白芷。热甚加黄芩，泄泻腹满者不用。

方论：此苦温甘辛法也。外感燥凉，故以苏叶、前胡辛温之轻者达表；无汗脉紧，故加羌活辛温之重者微发其汗。甘、桔从上开，枳、杏、前、苓从下降，则嗌塞鼻塞宣通而咳可止。橘、半、茯苓，逐饮而补肺胃之阳。以白芷易原方之白术者，白术中焦脾药也，白芷肺胃本经之药也，且能温肌肉而达皮毛。姜、枣为调和荣卫之用。若表凉退而里邪未除，咳不止者，则去走表之苏叶，加降里之苏梗。泄泻腹满，金气太实之里证也，故去黄芩之苦寒，加术、朴之苦辛温也。

【提要】本条论述了凉燥初犯于表的证治。

【释义】凉燥邪气侵犯了肺胃本脏，可表现为头微痛，畏寒，咳嗽而吐清稀的痰，鼻塞不通，咽喉也有阻塞感，脉象弦，身无汗等，用苦温甘辛法的杏苏散治疗。

【临床心悟】

1. 白稀痰又有咽喉干燥，如何辨证

临床上可遇到很多矛盾性症状，如患者咳嗽吐白稀痰，但同时又有咽喉干症。白稀痰有寒，咽喉干有热或有燥，此为矛盾表现。对于矛盾性症状的出现，临床上应从两个方面认识：一是一种病因导致两种相反的矛盾症状，如本条病因是凉燥，此种病因既有凉的特点，又有燥的属性，可认为是一种原因。晚秋时，有一些流清鼻涕同时鼻中干燥患者，可按凉燥处理。二是病因转化过程中出现的一组表现，如流清涕为外感风寒，咽鼻干为风寒入里化热伤阴。对于前者不了解凉燥者，不知如何用药。吴鞠通立杏苏散方治此证，即是对凉燥证的贡献。凉燥属次寒，故用苏叶解表，若表邪重者可用羌活；方中杏仁、前胡、桔梗、枳壳四味药宣降肺气，止咳嗽常用。脾虚生痰，痰上贮于肺，故又配伍少量健脾化痰之品。方后加减药物，颇符合临床实际，如头痛兼眉棱骨痛者，加白芷；汗后咳不止，去苏叶、羌活，加苏梗；肺热甚加黄芩等。

2. 杏苏散治咳四味药及方义

外感邪气，不管属寒、属热，多影响肺的宣降功能。咳嗽起于肺，肺主宣发肃降，司一身之气。宣降失常，则有咳嗽、喘、鼻塞、流涕、无汗、头身痛、咽部不适、发热等一系列表现。因而治疗肺病立法依据既宣又降，宣中有降，降中寓宣，方可恢复其生理功能。外感咳嗽总宣大于降，这是立法之本。若只宣不降，或只降不升都会导致疗效欠佳。笔者从杏苏散中提炼出四味宣降同施的基本药物：杏仁、桔梗、前胡、枳壳，即为止咳常用药对。其中杏仁宣中有降；桔梗，只宣不降；前胡，既宣又降；枳壳，只降不宣。四味相伍，宣降并用，宣多于降，外感咳嗽四味同用，验之临床，辨证加减，疗效卓著（图24）。

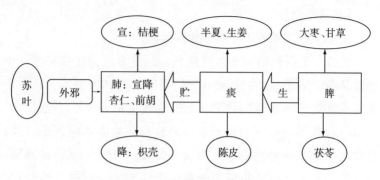

图 24　杏苏散配伍整体观示意图

3. 秋冬咳嗽四方

　　桑菊饮用于风热、燥热病邪所致的咳嗽。《温病条辨》中桑菊饮共两条，一是讲的风热咳嗽，二是燥热咳嗽。桑杏汤用于秋天感受温燥之邪的咳嗽，温燥为阳邪，夏末秋初常见。杏苏散用于秋末冬初的凉燥之邪咳嗽，清代沈目南称凉燥为次寒，既有寒又有燥的复合病因。吴鞠通认为"按杏苏散，减小青龙一等"，说明小青龙汤用于表寒重，并且内有水饮的咳嗽。此类咳嗽遇冬即发，咳时吐大量白稀痰。临床遇到外感咳嗽时，根据辨证精神，这四个方加减运用即可（图 25）。

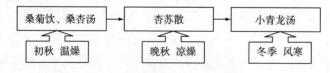

图 25　四首止咳方及适应季节图

4. 外感咳嗽治疗心得

　　（1）选药质轻灵动　肺为娇脏，不耐寒热，位置最高，质轻灵动之药方可达于上而发挥疗效。吴鞠通《温病条辨》中说的"治上焦如羽，非轻不举"即是此意。因而选药多用叶、花、草、梗、皮等部分，即使用根也需其性走上者。若用金石、苦寒、滋腻之品，病必不除。另外，还要做到量小、味少。

如热咳在杏仁、桔梗、前胡、枳壳四味基础上加用桑叶、蝉蜕、薄荷、双花、连翘等；寒咳选用荆芥、苏叶、麻黄等。由于气候的变化、时代的变迁，以及饮食、居住生活条件的改善，当今人们多体质壮实、阳盛有余，故外感风寒，多从热化，而见发热、咽痛、咳痰黄稠或咽干少痰等。依据中医学辨证求因的原则，外感咳嗽多属风热咳嗽，因而选药多用辛凉宣解之品。

（2）考虑兼夹选药　《景岳全书·咳嗽》中说："咳证虽多，无非肺病。"因而治疗咳嗽应以肺经药物为主，并根据不同的兼夹分别加减。若咽痒者，加蝉蜕、防风；咽痛者，加蝉蜕、僵蚕、牛蒡子；咽干者，加玄参、沙参、芦根；咳痰黄稠者，加栀子、瓜蒌、贝母、紫菀；痰白量多者，合二陈汤；兼喘者，加杷叶、旋覆花等。虽然外感咳嗽以肺为主，但"五脏六腑皆令人咳，非独肺也"（《素问·咳论》），故临证选药时，尚须五脏六腑全面考虑。

（3）煎煮不宜太久　肺药取轻清，轻药走上，煎煮过长则气散味浓，不利于上焦病。煎煮时，宜武火急煎，不要频繁揭盖搅动。煮沸后，头煎不超过 10 分钟，二煎 7～8 分钟即可，正如吴鞠通在银翘散方论中所说："香气大出，即取服。勿过煎，肺药取轻清，过煎则味厚而入中焦矣。"这对于治疗上焦肺病具有广泛的指导意义。此原则一定嘱咐病家遵之。

（4）服时少量多次　外感病服药时不必拘泥于一日早晚两次。因外感咳嗽来势急，病情重，早晚分服法不利于药力的发挥，尤其是儿童，量大易导致呕吐。故外感咳嗽方药服用时，宜 3～5 小时一次。我的经验是：首服过半，饭后再服，睡前加服，一日一剂，大多患者在 2～5 剂后咳嗽痊愈。

卷二 中焦篇

【原文】面目俱赤，语声重浊，呼吸俱粗，大便闭，小便涩，舌苔老黄，甚则黑有芒刺，但恶热，不恶寒，日晡益甚者，传至中焦，阳明温病也。脉浮洪躁甚者，白虎汤主之；脉沉数有力，甚则脉体反小而实者，大承气汤主之。暑温、湿温、温疟，不在此例。(1)

……凡逐邪者，随其所在，就近而逐之……阳明如市，胃为十二经之海，土者万物之所归也，诸病未有不过此者……温病由口鼻而入，鼻气通于肺，口气通于胃。肺病逆传则为心包，上焦病不治，则传中焦，胃与脾也。中焦病不治，即传下焦，肝与肾也。始上焦，终下焦……

大承气汤方

大黄六钱　芒硝三钱　厚朴三钱　枳实三钱

水八杯，先煮枳、朴，后纳大黄、芒硝，煮取三杯。先服一杯，约二时许，得利止后服，不知，再服一杯，再不知，再服。

方论：此苦辛通降、咸以入阴法。承气者，承胃气也。盖胃之为腑，体阳而用阴，若在无病时，本系自然下降，今为邪气盘踞于中，阻其下降之气，胃虽自欲下降而不能，非药力助之不可，故承气汤通胃结，救胃阴，仍系承胃腑本来下降之气，非有一毫私智穿凿于其间也，故汤名承气。学者若真能透彻此义，则施用承气，自无弊窦。大黄荡涤热结，芒硝入阴软坚，枳实开幽门之不通，厚朴泻中宫之实满（厚朴分量不似《伤寒论》中重用者，治温与治寒不同，畏其燥也）。曰大承气者，合

四药而观之，可谓无坚不破，无微不入，故曰大也。非真正实
热蔽痼，气血俱结者，不可用也。若去入阴之芒硝，则云小矣；
去枳、朴之攻气结，加甘草以和中，则云调胃矣。

【提要】 阳明温病的证治大纲，主要论及白虎汤和大承气
汤证。

【释义】 温热之邪传入阳明气分，必然出现阳明里热亢盛见
症。主要表现有面及眼部发红，语音重浊不清，呼气与吸气俱
粗大，大便闭结，小便短赤不畅，舌苔色老黄，甚则黑有芒刺，
但恶热不恶寒，热势日晡尤甚等。但其中又有经证和腑证的不
同，其区别的主要依据是原文中所提出的脉的不同。阳明经证
系阳明无形邪热亢盛，充斥表里，故其脉形浮洪躁甚，治疗当
用白虎汤清之；阳明腑实证系热邪与燥屎结于肠腑，故其脉形
沉数有力，甚则小而实，治疗当用大承气汤下之。

【临床心悟】

"就近逐邪说"治病思想

《温病条辨》本条提出"凡逐邪者，随其所在，就近而逐
之"。中焦篇第 13 条中也指出"逐邪者随其性而宣泄之，就其
近而引导之"。"就近逐邪说"思想是吴氏提出的治温病重要法
则，贯穿于《温病条辨》始终。意思是攻逐病邪必须根据邪气
羁留的部位和病因病机特点，就近选择最有利于祛除病邪的途
径和方法以逐邪外出。该说源于《素问·阴阳应象大论》"其高
者，因而越之；其下者，引而竭之；中满者，泻之于内；其有
邪者，渍形以为汗；其在皮者，汗而发之"理论。

病在上焦肺卫者，出表为顺，宜透宜宣。邪在气营血心包
之里者，酌轻重下之，从大便而解。同时攻邪时应根据病机发
展的趋势，顺势而治，因势利导，以提高疗效，攻邪要使邪有
出路。

临床应用此治法时，需注意两点：一是充分利用病邪所在部位的药物，如病在表者，应以解表宣散药为主，味多，量也可大；二是根据中医整体观思想，辨别邪气所在部位与其相表里的某些脏腑，如便秘一症，病在大肠，根据"就近逐邪说"，当用大黄等通下之品，然肺与大肠相表里，适当加入一些调肺药物，如杏仁、紫菀等，通便效果会更好。同时，肾司二便，阴伤、气虚便秘，当考虑补肾治法等。

【原文】阳明温病，纯利稀水无粪者，谓之热结旁流，调胃承气汤主之。(7)

热结旁流，非气之不通，不用枳、朴，独取芒硝入阴以解热结，反以甘草缓芒硝急趋之性，使之留中解结，不然，结不下而水独行，徒使药性伤人也。吴又可用大承气汤者非是。

【提要】本条论述阳明温病热结旁流的证治。

【释义】阳明腑实证由于腑气壅塞，燥屎不下，大便每多秘结不通。但临床亦有纯利稀水者，即所谓"热结旁流"。纯利稀水，其泄泻物色青或灰黑，质黏，量也不大，味臭，与一般肠热下利不同。此为燥屎内结，逼迫津液下流，而燥屎不得下行所致。此"水泻"不得止泻，更不能利水湿治疗，而要采取承气汤"通因通用"。吴鞠通认为此病机虽燥屎内结，非气之不通，不用枳、朴行气，只用芒硝配合大黄来祛除肠道的热结，并佐以甘草缓和芒硝的趋下作用，使芒硝能留在肠中解除燥结。否则，不用甘草缓急，会导致燥结不下而仅仅水液下行，药不能治病反而徒伤人体的正气。

【临床心悟】

1. 热结旁流证的诊治

热结旁流证理论最早源于《伤寒论》第 321 条："少阴病，

自利清水，色纯青，心下必痛，口干燥者，可下之，宜大承气汤。"到了明代吴又可在《温疫论·大便》中正式提出"热结旁流"的概念，他说："热结旁流者，以胃家实，内热壅闭，先大便闭结，续得下利纯臭水，全然无粪，日三四度，或十数度，宜大承气汤，得结粪而利立止。服汤不得结粪，仍下利臭水及所进汤药，因大肠邪胜，失其传送之职，知邪犹在也，病必不减，宜更下之。"可见不大便与自利清水是其基本表现，热结旁流是一种特殊类型的便秘，表现为腹泻，系假性腹泻。该证相当于现在西医讲的高位不完全性肠梗阻病。固体性渣滓不能顺利地从肠道通过，但由于肠蠕动，肠腔中的液体仍可通过未闭合的肠道孔隙少量地泄出。西医可手术治疗或通过胃肠减压等对症治疗，中医采取承气辈攻下泄热，荡涤燥屎，可使腹痛、腹胀、呕吐等症好转或痊愈。

热结旁流病案

张某，男，52 岁，1989 年 6 月 17 日因中风病左侧肢体瘫痪入院治疗。住院后第 3 天排出灰黑色稀水，查房时正遇患者排解大便，房间奇臭。第四日大便稀水两到三次，并出现腹痛阵作，腹胀，纳差，面红，口臭，舌红，苔黄而干燥。此证辨为热结旁流证，治以通下泄热，方选调胃承气汤加味治疗。

处方：生大黄 10g，芒硝（冲服）10g，生地 30g，玄参 30g。水煎服，先用 1 剂。服药 1 小时后，有便意感，遂解出大便甚多，泄下物系粪块污水杂下，腹痛、腹胀亦减。后以清热养阴，调畅腑气法治疗，并积极治疗中风病。

按：脑卒中者因被动体位，长期卧床，加之年高体弱，肠腑传导功能下降，导致大便不能正常排解，容易出现热结旁流证。此时不能只治中风病，及时通畅腑气，使热邪从大便而解，不仅能解除肠道腹痛、腹胀、纳差现象，也有利于缓解上部脑部疾病病情。临床上老年人患肺系感染、肝胆系感染等病时，容易出现热结旁流。

2. 甘草缓急

很多方剂中有甘草配伍，临床上许多中医在处方时也往往最后写上一味甘草，问其为什么？答曰：甘草调和诸药。其实方中用不用甘草，用的作用如何，大有讲究。吴鞠通在此条中解释甘草作用有缓芒硝趋下之急，以利于芒硝在肠中更好地软坚泄热，很有道理。若不用甘草之缓，大黄、芒硝迅速走下，会导致"结不下而水独行，徒使药性伤人也"。可见甘草的应用在此方并非简单的调和诸药，而是起到治病、缓急，让其他药物更好地发挥治疗肠部位病变的作用。张仲景己椒苈黄丸方（《金匮要略》：防己、椒目、苈苈、大黄）用于治疗水饮内停，郁而化热，积聚肠间证，方中不用甘草，就是为了让大黄、苈苈子等药迅速趋下，荡涤肠中水饮积热。仲景十枣汤（《金匮要略》：芫花、甘遂、大戟、大枣）用于治疗悬饮病，水饮停留在胸胁，方中甘遂、芫花、大戟服后迅速下行，肠道蠕动增快，出现泄泻等，为了让攻下逐水药在胸胁停留时间延长，更好地祛除胸胁水饮，然后再通过二便排出，需用甘缓药物，应该用甘草，但甘草与甘遂、芫花、大戟相反，不可应用，故用大枣十枚以缓急，同时也解甘遂、芫花、大戟之毒性。我在治疗咽部等上部疾病时，比如咽痛、咳嗽等常用甘草，一方面使药物在上面停留的时间长，另一方面甘草本身也具有止咳利咽作用。在门诊带教时，学生常问我，此方为何用甘草？彼方为何不用甘草？我说：若病证偏于上焦部位，为使药物充分发挥较长的治疗时间，可以用甘草；若病证偏于下焦部位，为使药物治疗作用迅速趋下，可不用甘草。吴鞠通《温病条辨·凡例》中说："医并甘草而不能用，尚望其用他药哉？不能用甘草之医，尚足以言医哉?"今人不会用甘草者,甚多啊。

【原文】阳明温病,下利谵语,阳明脉实,或滑疾者,小承气汤主之;脉不实者,牛黄丸主之,紫雪丹亦主之。(9)

下利谵语,柯氏谓肠虚胃实,故取大黄之濡胃,无庸芒硝之润肠。本论有脉实、脉滑疾、脉不实之辨,恐心包络之谵语而误以承气下之也,仍主芳香开窍法。

小承气汤方(苦辛通法重剂)

大黄五钱 厚朴二钱 枳实一钱

水八杯,煮取三杯,先服一杯,得宿粪,止后服,不知再服。

调胃承气汤(热淫于内,治以咸寒,佐以甘苦法)

大黄三钱 芒硝五钱 生甘草二钱

……

【提要】本条论述阳明腑实而见下利谵语者的证治。

【释义】阳明温病下利,此利为热结旁流,当需攻下。谵语,当区别是以腑实为主还是以热闭心包为主。属前者,以承气汤攻下,属后者,以牛黄丸或紫雪丹清心开窍为主。下利谵语而见阳明病变的脉象实(沉实或滑疾的),提示其下利为热结旁流所致,谵语系阳明腑实胃热扰心引起,治疗当用攻下之剂以泻腑实。方选小承气汤,是因为其病偏于腑气壅塞。若下利谵语,脉象不实者,不可妄用攻下,当清心开窍。

【临床心悟】

1. 温病中三承气汤方应用要点

以枳实、厚朴、大黄、芒硝组成的大承气汤,因为少了甘草的缓急,攻下力量最强。以枳实、厚朴、大黄组成的小承气汤,在温热性疾病中用得较少,因为枳实、厚朴辛苦温,燥湿行气，用之不当容易伤阴，但在湿热性疾病中，如湿热食积滞肠道导致的腑气不畅即可运用。调胃承气汤在温病中应用广泛，该方有缓下泄热之功，对于上中下三焦有热者，皆可加减适用，所以在温病的许多方子中往往含有调胃承气汤（图26）。

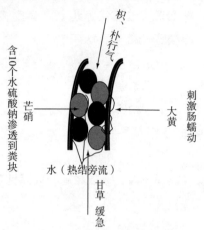

图26　三承气汤作用特点图

2. 脑肠互动（心胃互动）学说的理论及应用

胃肠道有热，可上扰心神，出现谵语，《内经》《伤寒论》中有多条原文论述胃肠与心脑的关系。现代研究发现人有两个脑：大脑和腹脑，这两个脑关联性非常密切，谓之脑肠互动或心胃互动。脑为奇恒之府，位置最上，元神所居之地。大肠为传化之腑，腑之最下，糟粕汇集之所。精汁之清藏于脑，不容浊气侵；水谷之浊聚于肠，排出须有时。如此浊气出，精汁藏，则脏腑得养，气机调畅，神乃正常，人的精神、意识、思维活动、言语、运动等均能保持正常有神状态（图27）。2002年笔者提出了"脑肠相通"理论假说，认为二者在生理上相互促进，病理上相互影响。脑肠肽的发现使脑肠相通假说成为可能；神经胃肠病学的建立为假说开辟了新篇章；脑肠病交互作用的临床报道奠定了假说的实践基础。脑肠相通学说的提出，一是丰富了中医整体观理论；二是为防治脑病提供了新思路和措施；三是重新定位大肠"传导之官"特性，把其"传导糟粕"功能提高到一个新的高度来认识，即树立"腑畅不仅可以护腑，更可安脑；通腑不仅可以治病，更可防病"的思维模式。

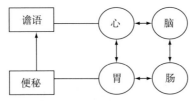

图27　心胃互动或脑肠互动图

（1）脑病预防，调理大肠；肠病预防，神要正常　脑功能未表现异常时，应立足于护肠，保持大肠腑气通畅。护肠时，一方面从饮食入手。应多吃富含纤维素的蔬菜、水果，注意多饮开水。二嘱患者养成定时排便的习惯。三要根据自己的身体情况，适当增加活动量，如散步、打太极拳等。肠病预防应注重改善脑神功能，神清浊自排，神乱则肠乱。

（2）脑病辨证，询问大肠；肠病辨证，勿忘大脑　脑病主要以意识、思维活动、精神异常或运动障碍等为主要特征。常见表现有：头晕、失眠、多梦、痴呆、健忘、烦躁、精神差、神昏、谵语、如狂等。当患者出现上述脑神失常表现时，应详细询问大肠的情况，察其有无便秘、泄泻、排便费力、排便不尽感、带血等大肠腑气不畅的病理。肠病辨证时，应细察神志状态，不可单纯拘泥于大肠本身。

（3）脑病治疗，勿忘大肠；腑气不畅，调神可康　治脑的同时，要立足于改善大肠气机的正常运行，或泻或补以保持腑气通畅。肠病在治肠的同时，要调神、养神、安神以治脑，神安腑自畅。

3. 三承气汤部分药物解析

（1）大黄 大黄始载《神农本草经》，列为下品，临床应用已逾2000年。陶弘景首次将大黄誉为"将军"。性味苦、寒，归胃、肝、脾、大肠经。具有攻积滞、清湿热、泻火、凉血、祛瘀、解毒等功效。

1）治病：大黄治病涵盖了从头至足的各个系统及临床各科。不仅应用于外感疾病，而且应用于内伤疾病。温病中卫气营血各证候均可配伍加减，对于因热导致的发热、出血、昏迷、抽搐等急性疾病效果良好。内伤疾病中的中风、黄疸、鼓胀、咳喘、水肿等表现出的实热证也可配伍大黄，起到退黄、利胆、逐水、平喘等功能。

2）保健：大黄有祛瘀生新、荡涤肠胃、调中化食、安和五脏之功，起到以通为补的作用。常言说：参、茸使之不当即为毒药，硝、黄用之是处即为补药。大黄推陈致新是抗衰老之本。根据古代文献及现代研究资料记载，大黄在抗衰延年中，均有一席之地。《素问·示从容论》提出"年长则求之于腑"即是此义。求腑之法乃顺其生理特性，通畅腑气，加快传化降浊，增加容纳以补虚，从而起到却病延年的效果，正如《格致余论·倒仓论》中说："人于中年后亦行一二次，亦却疾养寿之一助也"。

晋代·葛洪《抱朴子·内篇》载："欲得长生，肠中当清；欲得不死，肠中无滓。"说明了大肠传导正常，肠中清洁，腑气通畅，则有益于健康长寿。年老阳明脉衰，胃肠郁滞，腑气不畅一旦形成，浊物不得排出，可促进人体衰老或产生疾病。现代医学证实：发生疾病和衰老的重要原因之一是胃肠中食物消化代谢所产生的废物和毒素引起中毒。保持大便通畅，可以减少肠中有毒物质对机体的侵害，避免人体中毒。应用时可根据自身不同情况，予以大黄适量茶饮、煎服等。

3）煎法：大黄因煎煮时间长短而有不同的功效，这是大黄的药物特性。关于大黄治疗便秘是否后下问题，很多文章也已做过报道，也提出了很多不同见解。一般大黄煎煮15分钟左右时，其泻下作用最强，临床验之，的确如此。大黄是否后下，要看大黄所配伍的其他药物，如果大黄在银翘散、桑菊饮等方中配伍应用，可不用后下，因为这些药物本身煎煮时间就不超过15分钟。如果和人参、附子同用，就要后下了。所以大黄是否后入，要根据方中所用药物的特性、疾病的态势等综合考虑。

4）炮制：《本草新编》中说："欲其上升，须加酒制；欲其下行，须入芒硝；欲其速驰，生用为佳；欲其平调，熟煎尤妙；欲其少留，用甘草能缓也。"即说明了大黄临床应用时的炮制及配伍原则，符合临床，可以借鉴。

（2）芒硝　咸、苦、寒。入胃、大肠、三焦经。有泻热通便、润燥软坚、清火消肿之功。

1）软坚：《医学启源·主治秘诀》云："治热淫于内，去肠内宿垢，破坚积热块。"《神农本草经》载：芒硝"除寒热邪气，逐六腑积聚，结固留癖，能化七十二种石"。芒硝的软坚不只是软坚硬的粪块，只要是因热导致的坚硬肿块皆可软，如阑尾周围脓肿、急性乳腺炎、阳强、小儿食积腹部坚硬、静脉炎肿胀、腱鞘囊肿、关节红肿热痛、结石、前列腺肥大，甚至咳嗽中的胶痰等。

2）用法：芒硝内服应冲化，不宜入煎剂。成人用量以10～15g为宜。芒硝外用时，根据病情及部位大小，用量20～200g

不等，用纱布包后敷患处，或者用温水、醋调糊外敷。也可根据《本草纲目》中说的芒硝"煎汤浸之"。取芒硝适量，温水溶化，将叠成 2～3 层的纱布，浸芒硝液，贴于患处，每次贴20～30 分钟，间隔 10 分钟浸换纱布 1 次。每日治疗 1～2 次。

【原文】阳明温病，无上焦证，数日不大便，当下之。若其人阴素虚，不可行承气者，增液汤主之。服增液汤已，周十二时观之，若大便不下者，合调胃承气汤微和之。（11）

此方所以代吴又可承气养荣汤法也。妙在寓泻于补，以补药之体，作泻药之用，既可攻实，又可防虚。余治体虚之温病，与前医误伤津液，不大便、半虚半实之证，专以此法救之，无不应手而效。

增液汤方（咸寒苦甘法）

元参一两　麦冬连心，八钱　细生地八钱

水八杯，煮取三杯，口干则与饮，令尽，不便，再作服。

方论：温病之不大便，不出热结液干二者之外。其偏于阳邪炽甚，热结之实证，则从承气法矣；其偏于阴亏液涸之半虚半实证，则不可混施承气，故以此法代之。独取元参为君者，元参味苦咸微寒，壮水制火，通二便，启肾水上潮于天，其能治液干，固不待言，《本经》称其主治腹中寒热积聚，其并能解热结可知。麦冬治心腹结气，伤中伤饱，胃络脉绝，羸瘦短气，亦系能补能润能通之品，故以为之佐。生地亦主寒热积聚，逐血痹，用细者，取其补而不腻，兼能走络也。三者合用，作增水行舟之计，故汤名增液，但非重用不为功。

本论于阳明下证，峙立三法：热结液干之大实证，则用大承气；偏于热结而液不干者，旁流是也，则用调胃承气；偏于液干多而热结少者，则用增液，所以迴护其虚，务存津液之心法也……

【提要】本条论述液干便秘的证治。

【释义】阳明温病，没有上焦证候，几天不大便，可以用攻下法治疗。如果患者阴液素亏，即使大便不通也不能用承气汤治疗，应选用增液汤。服用增液汤后，须观察 24 小时，如果仍然不解大便，可配合调胃承气汤轻下，以使其胃气调和而大便通畅。

【临床心悟】

1. 吴鞠通养阴三味药

生地、玄参、麦冬三味配伍名增液汤，吴氏用于治疗肠中津液亏虚证。纵观《温病条辨》，吴氏养阴多以此三味药加减，阴伤轻者用一味，重者用两味，再重者，用三味。吴氏多个方中也往往含有增液汤。上焦心肺阴伤、中焦脾胃肠津亏、下焦肝肾阴伤，皆以此为基本方加减。三仁汤中有杏仁、白蔻仁、薏苡仁三味祛湿药，增液汤则为三味补水药。我常给学生说，通过学习温病学，应把这六味药的所有知识内容完全掌握，从性味、归经、功效、主治症到古人及现代的各种论述报道，都要细心体会和反复琢磨，临床上再遇到"水多""水少"病证，一想到吴氏祛水、补水各三味药，能够信手拈来。

2. 大肠津亏易便秘

大肠腑以津液为体，以气为用，故体阴而用阳。肛内喜润，肛外喜燥。李东垣《兰室秘藏·痔漏门》中说："夫大肠，庚也，主津，本性燥，清肃杀之气，本位主收，其所司行津，以从足阳明，旺则生化万物者也。"张景岳《类经·十二经病》说："凡大肠之或泄或秘，皆津液所生之病。"说明大肠病多表现为津液病，大肠津液多，则出现泄泻，故有"无湿不成泄""湿胜则濡泄""治泄要祛湿"之说。大肠津液少，则出现便秘。温病便秘的原因吴氏认为有二，一是热结，二是液干，可谓扼要之论。液干是便秘的基本病理。正如《重订严氏济生方·秘结论治》中说："夫五秘者……更有发汗利小便，及妇人新产亡血，走耗津液，往往皆令人秘结。"《景岳全书·秘结》中也说："秘结证，凡属老人、虚人、阴脏人及产后、病后、多汗后，或小水过多，或亡血、失血、大吐、大泻之后，多有病为燥结者，盖此非气血之亏，即津液之耗。"因此，治疗便秘时养阴是其大法，增液汤是常用之方，服后达到"妙在寓泻于补，以补药之体，作泻药之用，既可攻实，又可防虚"的目的。治疗此类津枯肠燥时，增液汤方中药物量要大，"非重用不为功"，原文中剂量为玄参30g，生地、麦冬各24g。有些医生见便秘即用大黄、番泻叶、芦荟等，殊不知，攻下肠腑药初用有效，日久则便秘更甚。清·朱武曹在《增补评注温病条辨·中焦篇》第十一条评："润剂即能通便，此法最稳、最妙。"所言极是。我在临床上治疗许多便秘患者，有些是顽固性便秘，效果不错，其中一条很重要的配伍思想是方中加入滋养阴液药，既有中医理论上的支持，也经得起临床验证。这种津伤致秘理论从古人所制方剂中也能略见一斑，临床上虽有不同的便秘类型，但润肠一法为名家名方所推崇。如治热秘的麻子仁丸（《伤寒论》：麻子仁、白蜜、白芍、枳实、厚朴、大黄、杏仁）、治气秘的黄芪汤（《金匮翼》：黄芪、陈皮、麻仁、白蜜）、治血秘的润肠丸（《沈氏尊生书》：当归、生地、麻仁、桃仁、枳壳）、治阳虚便秘的济川煎（《景岳全书》：当归、牛膝、肉苁蓉、泽泻、升麻、枳壳）等等，这种治疗思想对临床治疗便秘颇有指导意义。

3. 便秘治疗思路

大肠为阳腑，体阴而用阳。大肠者传导之官，其传导功能的正常发挥需要两个方面保证：一是大肠中的津液作濡润之用，此特点为"静";二是大肠要"动"才能传导，故大肠是一个动静结合腑。用药上既不能过"静"，也不能只"动"。有些便秘患者初服蜂蜜有效，再服效不显。蜂蜜是"静药"，服之时间长则会抑制肠蠕动。有些便秘初用大黄、番泻叶有效，日久则无效，需加量才能有一定效果，否则便秘会更严重。因为大黄、番泻叶等攻下药是"动药"，肠道时而刺激让其动，会有一定效果。但一直处于被刺激的状态，日久大肠就不动了，所以便秘会更明显。动静结合，两类药物同时运用，治疗便秘效果会更好。处方时应用增液润肠以治体，调气促动治其用，然后辨证再审因，如此三类药同用，便秘方就开得很成功（图28）。

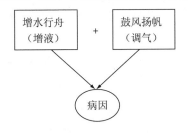

图28　治疗便秘方法图

【原文】阳明温病，下后汗出，当复其阴，益胃汤主之。(12)

温病本伤阴之病，下后邪解汗出，汗亦津液之化，阴液受伤，不待言矣，故云当复其阴。此阴指胃阴而言，盖十二经皆禀气于胃，胃阴复而气降得食，则十二经之阴皆可复矣。欲复其阴，非甘凉不用。汤名益胃者，胃体阳而用阴，取益胃用之义也。下后急议复阴者，恐将来液亏燥起，而成干咳身热之怯证也。

益胃汤方（甘凉法）

沙参三钱　麦冬五钱　冰糖一钱　细生地五钱　玉竹炒香，一钱五分水五杯，煮取二杯，分二次服，渣再煮一杯服。

【提要】本条主要讨论攻下后汗出伤阴的证治。

【释义】阳明温病，使用攻下法后见到汗出的症状，应采用滋补阴液的治法，以益胃汤治疗。益胃汤方用沙参、麦冬滋养肺胃之阴，冰糖、生地黄、玉竹滋阴润燥。诸药相伍，共奏益胃生津之效。胃津恢复，全身脏腑之阴皆可恢复。

【临床心悟】

胃阴复则十二经之阴皆可复

胃为水谷之海，脾胃为后天之本、人体气血津液生化之源，且为气机升降之枢纽。十二经气血皆禀气于胃，胃阴虚则十二经气血津液亦亏，胃阴复则十二经之阴皆可复。本条吴氏提出的治胃阴思想，体现了阳明胃在疾病发生发展及预后的地位和作用。临床上可见有多脏腑功能衰竭患者，治疗时无从下手，感觉从哪一个脏腑下手都不合适，都不能兼顾其他脏腑，那么可以从脾胃立法，以健脾养胃，调中焦入手，所谓"百病不治调脾胃""怪病不治治中焦"，可能会获得意想不到的效果。脾胃和则运行健，脏腑得养而安；脾胃衰则谷难运化，诸脏失济而危。同样，三焦尽热的实证，五脏六腑皆热，治疗时也应扼住中焦，以清阳明为主，阳明热一清，十二经之热皆清。清代余师愚的清瘟败毒饮方中有白虎汤、犀角地黄汤、黄连解毒汤、凉膈散等多方组成，治疗三焦表里俱热的病证，以哪个方为主？余氏认为白虎汤清阳明热为主。重用石膏，直入胃经，使其敷布于十二经，退其淫热，则甚者先平，而诸经之火，自无不安矣。

【原文】阳明温病，下之不通，其证有五：应下失下，正虚不能运药，不运药者死，新加黄龙汤主之。喘促不宁，痰涎壅滞，右寸实大，肺气不降者，宣白承气汤主之。左尺牢坚，小便赤痛，时烦渴甚，导赤承气汤主之。邪闭心包，神昏舌短，内窍不通，饮不解渴者，牛黄承气汤主之。津液不足，无水舟停者，间服增液，再不下者，增液承气汤主之。（17）

经谓下不通者死，盖下而至于不通，其为危险可知，不忍因其危险难治而遂弃之。兹按温病中下之不通者共有五因：其因正虚不运药者，正气既虚，邪气复实，勉拟黄龙法，以人参补正，以大黄逐邪，以冬、地增液，邪退正存一线，即可以大队补阴而生，此邪正合治法也。其因肺气不降，而里证又实者，必喘促寸实，则以杏仁、石膏宣肺之痹，以大黄逐肠胃之结，此脏腑合治法也。其因火腑不通，左尺必现牢坚之脉（左尺，小肠脉也，欲候于左寸者非，细考《内经》自知），小肠热盛，下注膀胱，小便必涓滴赤且痛也，则以导赤去淡通之阳药，加连、柏之苦通火腑，大黄、芒硝承胃气而通大肠，此二肠同治法也。其因邪闭心包，内窍不通者，前第五条已有先与牛黄丸，再与承气之法，此条系已下而不通，舌短神昏，闭已甚矣，饮不解渴，消亦甚矣，较前条仅仅谵语，则更急而又急，立刻有闭脱之虞，阳明大实不通，有消亡肾液之虞，其势不可少缓须臾，则以牛黄丸开手少阴之闭，以承气急泻阳明，救足少阴之消，此两少阴合治法也。再此条亦系三焦俱急，当与前第十条用承气、陷胸合法者参看。其因阳明太热，津液枯燥，水不足以行舟，而结粪不下者，非增液不可。服增液两剂，法当自下，其或脏燥太甚之人，竟有不下者，则以增液合调胃承气汤，缓缓与服，约二时服半杯沃之，此一腑中气血合治法也。

新加黄龙汤方（苦甘咸法）

细生地五钱　生甘草二钱　人参一钱五分，另煎　生大黄三钱　芒硝一钱　元参五钱　麦冬连心，五钱　当归一钱五分　海参洗，二条

姜汁六匙

水八杯，煮取三杯。先用一杯，冲参汁五分，姜汁二匙，顿服之，如腹中有响声，或转矢气者，为欲便也；候一二时不便，再如前法服一杯；候二十四刻，不便，再服第三杯；如服一杯，即得便，止后服，酌服益胃汤一剂（益胃汤方见前），余参或可加入。

方论：此处方于无可处之地，勉尽人力，不肯稍有遗憾之法也。旧方用大承气加参、地、当归，须知正气久耗，而大便不下者，阴阳俱惫，尤重阴液消亡，不得再用枳、朴伤气而耗液，故改用调胃承气，取甘草之缓急，合人参补正，微点姜汁，宣通胃气，代枳、朴之用，合人参最宣胃气，加麦、地、元参，保津液之难保，而又去血结之积聚，姜汁为宣气分之用，当归为宣血中气分之用，再加海参者，海参咸能化坚，甘能补正，按海参之液，数倍于其身，其能补液可知，且蠕动之物，能走络中血分，病久者必入络，故以之为使也。

宣白承气汤方（苦辛淡法）

生石膏五钱　生大黄三钱　杏仁粉二钱　瓜蒌皮一钱五分

水五杯，煮取二杯，先服一杯，不知再服。

导赤承气汤

赤芍三钱　细生地五钱　生大黄三钱　黄连二钱　黄柏二钱　芒硝一钱

水五杯，煮取二杯，先服一杯，不下再服。

牛黄承气汤

即用前安宫牛黄丸二丸，化开，调生大黄末三钱，先服一半，不知再服。

增液承气汤

即于增液汤内，加大黄三钱，芒硝一钱五分。

水八杯，煮取三杯，先服一杯，不知再服。

【提要】 本条主要讨论阳明温病使用下法后仍未能通下五证的证治。

【释义】

"下之不通，其证有五"，应理解为使用攻下法仍未取效，或不能单纯用攻下法的五种病证。这是因为除了阳明腑实外，尚有其他病理因素存在，单纯用攻下法并不对证，故无效。其具体有五：

原本应用攻下法治疗的病证，因为没有及时攻下，导致正气严重亏损而不能运化吸收药力，所以投下的攻下方药不能产生作用，常常可造成病情加重或死亡，应该用新加黄龙汤扶正逐邪，邪正合治。方中以调胃承气汤攻下腑实，增液汤加海参补液，人参补气，姜汁宣通胃气，当归宣血中气分，甘草调和诸药，共奏攻下腑实、补益气阴之效。

若表现为气急喘促，喉中痰涎壅滞，右寸滑数，其原因为热结肠腑、痰热阻肺、肺气不降。此时不能单纯通下取效，须一面宣肺气之痹，一面逐肠胃之结，可用脏腑合治法的宣肺通腑化痰方宣白承气汤治疗。药用杏仁、蒌皮宣肺化痰，石膏清肺热，大黄逐热结。

患者脉象左尺牢坚，并伴有小便红赤、灼热、疼痛、时烦、口渴等，此为阳明腑实，小肠热盛的二肠俱病证。此时治法，一以通大便之秘，一以泻小肠之热，选用二肠同治法的导赤承气汤。方中大黄、芒硝攻大肠腑实，黄连、黄柏泻小肠之热，生地、赤芍滋膀胱之液并凉血化瘀。

热邪闭阻心包，机窍不通，出现神昏，舌短缩，口渴而不能饮水解渴，此为热入心包，阳明腑实。因本证有热闭手少阴心经及足少阴肾经伤阴的病机，故本治法称两少阴合治法。方用牛黄承气汤。一以牛黄丸清心开窍，一以大黄攻下泄热。

温病因肠液亏损而致便秘，此为虚证，犹如江河无水，船舶不能行驶一样，治用"增水行舟"的增液汤以滋阴通便。服二剂后大便仍不下者，乃因邪入阳明，阴液损伤太重，可用养阴荡结的增液承气汤，此为一腑之中，采取气血合治的方法。

【临床心悟】

1. 新加黄龙汤

黄龙汤出自陶华《伤寒六书》，由大承气汤合人参、当归、甘草，另加桔梗、生姜、大枣组成。治热邪传里，心下硬痛，下利绝清水，谵语，身热，口渴等。《温疫论·上卷》"补泻兼施"节也用到黄龙汤，但在陶氏方基础上去桔梗、生姜、甘草、大枣，加生地，治"精神殆尽，邪火独存，以致循衣摸床，撮空理线，筋惕肉瞤，肢体振战，目中不了了"。至清代吴鞠通，把黄龙汤改为新加黄龙汤，即把攻邪药由大承气改为调胃承气汤，扶正药除人参、当归外，还加用了细生地、麦冬、元参、海参，另加了姜汁。从泻下方剂的演变看，吴鞠通继承并发展了前人诸承气汤，完善了下法理论和方药。

（1）当归解析 《温病条辨》中共有两处用当归，即本方和桃仁承气汤。当归为血药，但当归在这两方中的作用不是补血，而是起到吴鞠通所说的"为宣血中气分之用"，意思是利用当归的辛味促使血行，宣畅气血，乃血中气药。明·张介宾在《本草正》中说："当归，其味甘而重，故专能补血，其气轻而辛，故又能行血，补中有动，行中有补，诚血中之气药，亦血中之圣药也。"辛味能走能动，味甘能补能和，说明当归具有"动""静"结合特性，因此也广泛用于具有明显"动""静"结合作用的脏腑病变。如中医肝藏血、主疏泄，动静结合；大肠津液为体，传导排泄糟粕，动静结合。故当归可用于肝阴血不足、大肠阴血不足导致的病变等。

（2）海参解析　海参，味甘、咸，性平，无毒。归肺、肾、大肠经。补肾，益精髓，摄小便，壮阳疗痿，其性温补。当海参离开海水后体内会产生一种自溶酶，在 6 ~ 7 小时内，海参会自己融化成液体，呈水状。这也许是吴鞠通谓其"海参之液，数倍于其身，其能补液可知"的理论依据。海参靠肌肉伸缩爬行，吴鞠通谓"蠕动之物，能走络中血分"，说明海参有一定通经活络作用。将海参切成两段投放海里，经过 3 ~ 8 个月，每段又会生成一个完整的海参。若根据此特性用于外伤、骨折或手术后的患者，是否有利于续筋接骨、生长肌肉，有待于进一步循证研究。当海参遇到敌害进攻无法脱身时，通过身体的急剧收缩，将内脏器官迅速地从肛门抛向敌害。失去内脏后的海参，经过几个星期的生长，体内会重新长出内脏。根据此生理特性，我们可以这样设想：对于内脏功能失调或脏腑移植的患者，食用海参是否有利于更快更好地恢复，需进一步探讨。

海参偏补偏润，润五脏，生津利水，对于偏阴津亏虚者是其正确的适应证。如脾胃有湿、咳嗽痰多、舌苔厚腻者不宜食用。生活中不加辨证，遂以海参滋补，未免有些盲目。

（3）姜汁解析　此证为热伤气阴，为何再用辛温之姜汁？吴氏认为主要作用有二：一是代枳实、厚朴之用。此证为阳明腑实，气阴耗伤，不可再用枳、朴行气，利用姜汁辛味能走能通，可助大黄、芒硝通腑；二是姜汁配人参，可使人参补而不滞。以上两种均是利用了姜汁的宣通胃气作用。生姜、姜汁和胃作用强，临床用于各种胃肠之气不能下行或逆而上的病证，如呕吐、呃逆、嗳气、胃痛、痞满、便秘等，无论寒热，均可配伍应用。

（4）临床应用　新加黄龙汤为邪正合治方，即扶正通便方。

温病中主治证为阳明腑实，气液不足。温病发热过程中如果出现三焦有热兼有大便不畅、少气乏力、口干舌燥者均可用本方加减。新加黄龙汤在现代临床也多用于老年人或正气虚弱者的肠梗阻、肠麻痹、肛裂等伴有的大便不通。

便秘病案

张某，女，50 岁，山东中医药大学中医门诊部医务人员。2003 年 8 月 15 日初诊。大便干结，排出困难二十余年。

患者始于产后调理不当，致大便干结，排出费力，质地并不太干，经常服用芦荟胶囊等泻下药。一般每七天一次大便，多年来，常如此反复，不得痊愈，甚为痛苦。2003 年 5 月，曾服用他人推荐"专治大便干药粉"三包，服后大便泄泻不止，一日多则 15 次。连服三天，患者极度乏力，腹痛，未再使用。一周后大便排出极为困难，一般 7～10 天一次，并伴有左下腹部阵发性"气聚感"。气聚时，甚为难受，时聚时散。曾服中药数剂，排便虽有好转，但服药时胃痛恶心，腹中气聚不消。诊时面色苍，纳呆，乏力，口唇淡白，大便难解，干燥，腹中时有聚物，舌淡，苔薄白，脉沉细弱。本病虽属内伤病，但与春温所讲的增液汤、新加黄龙汤病机相似，故可按春温后期诊治，辨证为津液不足，兼气血亏虚。治以养阴生津，补益气血。

处方：生地 12g，玄参 15g，麦冬 15g，当归 10g，枳壳 6g，木香 6g，黄芪 15g，白术 12g，肉苁蓉 12g，炙甘草 6g。5 剂，水煎服。

二诊：服用上药后，大便易解，二日一次，无胃脘不适等症，但气聚不减。上方加三棱 10g，何首乌 15g，莱菔子 9g。5 剂。

三诊：服用二剂后腹中气聚消失，甚为畅快。5 剂后诸症消失，大便二日一次，随访未复发。

按：患者大便干始于产后，说明产时气血耗伤较甚，又未加调理，故致便秘难解。芦荟为攻下积滞之品，非实证不为用，此乃血亏津耗之故，复加气虚，芦荟用之只能暂缓一时，疾终不可愈。"他人偏方"盲目服之，导致大便日泄无度，可见"偏方"药物为攻下猛剂，连续用之，大肠受损，功能失调，更损津血及气，故大便难解益甚，肠道气滞，故有腹中气聚。立法遵增水行舟、鼓风扬帆之旨，并施以补气（肺脾肾）、养津血等病因治疗，效果满意。方中养阴药物，较之平时治疗他病用量稍大，体现了便秘采取增液润肠法，药量非重用不为功的道理。二诊中用三棱取其行气兼有活血之效，力量较强，初始没用此类作用较猛药，是考虑船行江河之中，若遇强风，恐有翻船之虑。故初用木香、枳壳以行气，待气聚不消，再用行气猛药。

2. 宣白承气汤

此方是我攻读温病学硕士时的毕业课题研究方。该方既有宣肺化痰止咳之功，又有通下腑实泄热之效。当时在我校附院急症科、儿科做了部分临床案例的收集。经观察该方退热效果很好，治疗组总有效率95.1%，其首次退热时间为14小时30分钟，完全降至正常时间为23小时40分钟，动物实验也表明了退热明显优于对照组。应用本方时应用注意以下几点：热型未必为潮热；病机并非肺热腑实；不以便干为依据；该方退热效佳，止咳一般，待热退后，予以宣降肺气止咳法调理。该方原为治气分证，临床上温热病卫气分发热皆可用之。

宣降肺气、通利肠腑是治疗温病卫气分发热的有效方法。该方药虽四味，但配伍严谨，大黄配杏仁、瓜蒌通润相助，破壅降逆，疏理开通，对外邪闭肺所致的发热、胸膈逆满、咳喘及便秘之证最为适宜；石膏配杏仁、瓜蒌皮宣肺气之痹，使闭者畅，郁者散，邪热从外而解。吴鞠通说："杏仁、石膏开上焦……凡通宣三焦之方，皆扼重上焦，以上焦为病之始入，且为气化之先……"大黄配石膏，清泄并用。四药相伍，具有宣、清、透、下法的综合作用，体现了吴鞠通"治外感如将"的立法意旨。

宣白承气汤药物组成及加减用药：生石膏 20～30g，杏仁 6～9g，瓜蒌皮 9～15g，大黄（后入）3～9g。便秘甚者，加芒硝 6～15g；咽痛者，加僵蚕 6～12g，蝉蜕 9～15g；热毒甚者，加连翘 9～12g，金银花 15～24g；咳甚加桔梗 6～9g，前胡 9～12g；痰黄稠而多者，加浙贝母 6～12g，重用全瓜蒌；喘加炙麻黄 3～9g；口渴者，加天花粉 12～18g，沙参 12～15g。

3. 导赤承气汤

（1）组方配伍的整体观　导赤承气汤由"硝黄连柏赤生地"六味药组成，全方配伍体现了局部及整体相结合的组方思路。小便短赤、灼热、涩痛为小肠热盛，亦即膀胱热盛阴伤，选用黄柏直达下焦清热；大便干结、数日不行，为大肠阳明腑实，应用大黄、芒硝逐肠胃之热。此两部分用药为针对大、小肠病变而采取的局部用药。然心和小肠相表里，小肠有热时，不能只清小肠，尚需清心热，故用黄连清心火。心热得以清除，小便灼热、涩痛症状即可好转。又心主血，血就是人体的阴，故用生地滋阴养液。心经阴液得补，小肠灼热、涩痛也得以治疗。心又主脉，心经有热，血脉不利，故用赤芍清热凉血化瘀。黄连、生地、赤芍，是围绕着以心为整体观的用药思路。病位在大、小肠为主，除用大、小肠局部药物外，还配伍了多味以心为整体观的药味，不仅体现了下部二肠同治，也揭示了上下同治的治病思想（图29）。

从图中可以看出加减用药的方便性：若小便涩、灼热感严重，说明阴伤明显，在用生地的同时，还须加入麦冬、芦根、

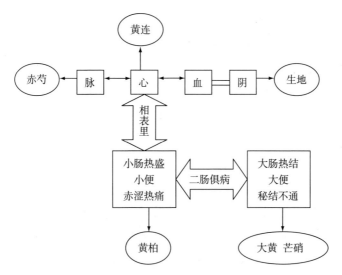

图29　导赤承气汤配伍的整体观图

玄参等甘寒养阴之品；若小便带血，以赤色为主，说明热盛损伤人体血络，在用赤芍的同时，尚须加入丹皮、丹参、白茅根等；心经热盛，还可使用栀子、连翘等。

（2）尺部脉牢坚的意义　文中说导赤承气汤脉象为左尺牢坚，即左手尺部的脉象实大弦长而硬，在温病中说明下焦肾（膀胱）有热盛之象。内伤疾病中，如果中老年男性，左右手尺部脉象实大弦长而硬，可能有前列腺的疾病。如果六脉都弦硬，可能有血管硬化、血脂高等病理改变。

4. 牛黄承气汤

牛黄承气汤为脑肠同治法的代表方。笔者自1991年来，系统开展了中医"脑肠相通"学说的理论及临床研究，发现脑肠同治法对高热一症疗效卓著。高热多见于各种病原微生物急性感染，临床发病率高，变化迅速，病重者可因肺、心、脑、肾等受到严重损害而危及生命。本研究将开窍与通腑法合用治疗外感发热，临床及实验结果表明脑肠同治法较单一开窍法退热效果更加显著。说明在目前临床上广泛使用的安宫牛黄丸或其改变剂型的清开灵等治疗发热，若配合通畅大肠腑气之法，疗效更好。

头为诸阳之会，手足三阳循于头面，为全身阳气最旺之处。外感、内伤之火热，同气相求，最易侵脑，故脑易出现火热病理。高热患者更是如此，轻则烦躁、谵语，重则昏迷、抽搐。及时开窍，可减轻脑部火热，使神明得主，脏腑火热自可减轻。大肠为阳腑，易产生火热毒病理，高热时更易发生。通腑法可荡涤、疏通、清洁肠胃，直接排除肠内有形之物，如痰饮、宿食、瘀血、燥粪等，以消除和邪热相互搏结的物质基础。另外肺卫郁火、肝火、风热等各种怫郁于上的温邪，使用通腑法，可以釜底抽薪，间接撤热，起斩关夺将之用。

5. 增液承气汤

为吴鞠通著名"五承气汤"之一，方中"动"药大黄、芒硝，配以"静"药增液汤，动静结合，符合大肠阳腑生理病理特点，是治疗大肠热结兼阴液不足的有效方剂。若兼有气虚，可用新加黄龙汤（图30）。

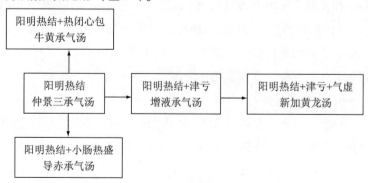

图30 仲景及吴鞠通部分承气汤图

急性中风病案

陈某，男，62岁，退休职工。1991年6月5日初诊。右侧偏瘫伴语言謇涩2天。

患者素有高血压病，昨日因劳累后渐感右半身不遂，口眼歪斜，语言謇涩，意识清楚，口干唇燥。其家人叙说患者三日未大便，腹部胀满，舌红稍暗，苔黄稍干，脉弦滑。血压190/95mmHg。诊断：中风病（中经络）。辨证：阳明腑实，兼痰热壅塞，阴液不足。法当通腑泄热，化痰增液，拟增液承气汤加味。

处方：生地、麦冬各15g，玄参30g，生大黄（后下）10g，玄明粉（冲）10g，全瓜蒌30g，胆南星、竹茹各10g，地龙10g，炙甘草6g。3剂，水煎服。

上方服至第二剂后，大便通畅，血压有所下降，腹胀消失。后以化痰通络、养阴活血剂，继续调治中风病2月余，中风偏瘫基本痊愈，生活能够自理。

按：中风病的发病基础为肝肾阴虚。该患者年事已高，因劳累过度致肝肾阴液更虚，复有阳明腑实，痰热壅塞。发病虽急，仍属于虚实夹杂证。可按温病热结阴伤证治疗，方用增液承气汤加清热化痰、通经活络之品。中风为内伤疾病，采取温病治法方药获显效。体现了温病理法方药并非单纯为急性传染病而设，更多的还是用于指导临床各科的经典基础。

【原文】阳明温病，无汗，或但头汗出，身无汗，渴欲饮水，腹满舌燥黄，小便不利者，必发黄，茵陈蒿汤主之。(28)

此与上条异者，在口渴腹满耳。上条口不甚渴，腹不满，胃不甚实，故不可下；此则胃家已实而黄不得退，热不得越，无出表之理，故从事于下趋大小便也。

茵陈蒿汤方

茵陈蒿六钱　栀子三钱　生大黄三钱

水八杯，先煎茵陈减水之半，再入二味，煮成三杯，分三次服，以小便利为度。

方论：此纯苦急趋之方也。发黄外闭也，腹满内闭也，内外皆闭，其势不可缓，苦性最急，故以纯苦急趋下焦也。黄因热结，泻热者必泻小肠，小肠丙火，非苦不通。胜火者莫如水，茵陈得水之精；开郁莫如发陈，茵陈生发最速，高出众草，主治热结黄疸，故以之为君。栀子通水源而利三焦，大黄除实热而减腹满，故以之为佐也。

【提要】本条论述黄疸而热结肠腑者的证治。

【释义】阳明温病，不出汗，或只在头部有汗而身体无汗，口渴欲饮水，腹部胀满，舌苔干燥而色黄，小便不通畅的，很有可能会发生黄疸，可用茵陈蒿汤治疗。本方是药性纯苦而药力直趋于下的方剂。发生黄疸是在外的肌表闭塞，腹部胀满是因为在里的胃肠不畅。内外之气都已闭阻不通，病势较急，治疗不能迟缓，所以用纯苦而直趋下焦的药物治疗。引起黄疸的原因是内有热结，要想清除邪热必须泻下小肠。小肠属于丙火，必须用苦味的药物才能通其火腑。克火者莫过于水，茵陈具有水的精华之气；宣通郁结莫过于升发，而茵陈升发最快，超过其他草木，可以主治热结所致的黄疸，所以本方以茵陈为君药。栀子能疏通水道而畅利三焦，大黄可以祛除实热内结而减轻腹部胀满，因此用作本方的佐药。

【临床心悟】

1. 茵陈药物解析

（1）生发最速　茵陈虽属蒿类，但经冬不死，初春生苗，四月采收。秉春升之气最浓，与肝木同气，故能疏肝利胆，调达肝胆之气，恢复主疏泄功能，从而脾胃得以升降。《医学衷中参西录·药物》谓茵陈"其气微香，其味微辛，微苦……善清肝胆之热，兼理肝胆之郁"，既为治肝胆实热或湿热要药，也是畅达肝胆、脾胃气机佳品。镇肝息风汤中用茵陈体现清肝、调肝、畅达之用。春天所生之物，皆有疏肝调气、助人体生发之用。《素问·四气调神大论》中说："春三月，此为发陈。"春天养生或治病当顺应春天生发之气而调之。

（2）轻身耐老 茵陈药性平和，有苦寒而不伤正、清热而不伤胃的特点。《神农本草经》中列为上品，谓其能"久服轻身益气耐老"。《本草纲目·茵陈蒿》中也有茵陈"久服轻身益气耐老，面白悦长年"的论述。随着人们生活水平的提高，饮食膏粱厚味、嗜酒肥甘者增多，再加之工作、生活中的奔波忙碌，不如意之事十之八九，肝胆湿热现象临床非常常见。治疗湿热证的中成药也较少，而茵陈作为保健养生药物，对此湿热亚健康人群的预防及治疗都有一定作用。如血脂高者，或平素湿热较重者，平时可用茵陈15～30g泡茶饮。在春季茵陈苗高6～7cm时采摘，也可当菜食用，有降血脂、祛湿浊、清泄湿热作用。

（3）为退黄要药 茵陈味苦性寒，归脾、胃、肝、胆经。善除脾胃肝胆湿热而退黄疸，为治黄疸要药。味苦能泄能降，性寒能清，辛味能走能散善调达。故茵陈善清肝胆湿热而利小便，使湿热之邪由小便而出。《金匮要略·黄疸病脉证并治》曰："黄家所得，从湿得之。"利小便是祛湿主要途径。祛湿药有很多，如茯苓、泽泻等，为何这些药不称为退黄要药？这是因为茵陈春天生长而采收，春应肝木，归肝、胆经而起到清热作用，既清肝胆热还祛湿，故被称为退黄要药。黄疸无论属湿热阳黄还是寒湿阴黄，无论是湿重于热还是热重于湿，均可随症配用。阳黄配伍清热药，阴黄配伍温化寒湿药。

（4）单味治病　我在临床上常常以茵陈单味泡水茶饮或水煎服，治疗某些急慢性疾病或亚健康状态者，获显效。如口臭、青少年青春痘、胆道蛔虫等。用时注意两点：一是根据患者体质及脾胃功能状态，在用量上可大一些，每日 15～40g；二是煎煮时间不要太长，一般 15 分钟即可。

2. 茵陈蒿汤临床应用

茵陈蒿汤临床上多用于阳黄患者，以皮肤黄、目黄、小便黄为主要临床表现。除应用于黄疸外，笔者常用此方治疗湿热阻于各个系统的病证，不一定有"三黄"表现，只要辨证有湿热即可，以苔黄腻为要点。如治疗热淋、带下病、幽门螺旋杆菌性及胆汁反流性胃炎、口疮等等。

口腔溃疡病案

张某，男，18 岁，学生。口腔溃疡反复发作一年余，于 2003 年 4 月 6 日初诊。患者平时喜食辛辣肥甘之品，每逢饮食不节或考试前口腔溃疡发作，持续 2～3 周方可见病情减轻。如此反复一年余，虽曾服用维生素及外用中成药，仍有反复发作史。来诊时，望其溃疡多个，分布于舌及口腔黏膜上，个别发白，伴有便干不爽，时有心烦，口中有异味，舌苔黄腻，脉滑数。证属心、肝、脾三脏有热有湿。治宜清热祛湿、通畅腑气，方用茵陈蒿汤加减。

处方：茵陈 30g，黄连 10g，栀子 15g，大黄 9g，竹叶 10g，生甘草 6g。4 剂，水煎服。

二诊时，大便通畅，溃疡面基本愈合，已不疼痛，苔黄腻减轻，脉滑数。上方茵陈改为 20g，加入薏苡仁 30g，继服 6 剂。

三诊时，溃疡已愈，无明显其他不适，予以健脾祛湿，清泄余热调理。随访 2 年未复发。

按：本证口腔溃疡为湿热内蕴，病变脏腑在心、肝、脾、胃、肠。虽未表现有黄疸，但使用茵陈蒿汤清热利湿，并加黄连清心，竹叶导湿热下行，病情很快得到控制。后给予健脾祛湿法调理，并嘱其注意饮食，效果满意。

【原文】阳明温病，无汗，实证未剧，不可下，小便不利者，甘苦合化，冬地三黄汤主之。(29)

大凡小便不通，有责之膀胱不开者，有责之上游结热者，有责之肺气不化者。温热之小便不通，无膀胱不开证，皆上游（指小肠而言）热结，与肺气不化而然也。小肠火腑，故以三黄苦药通之；热结则液干，故以甘寒润之；金受火刑，化气维艰，故倍用麦冬以化之。

冬地三黄汤方（甘苦合化阴气法）

麦冬八钱　黄连一钱　苇根汁半酒杯，冲　元参四钱　黄柏一钱
银花露半酒杯，冲　细生地四钱　黄芩一钱　生甘草三钱

水八杯，煮取三杯，分三次服，以小便得利为度。

【提要】本条论述温病小便不利的证治。

【释义】阳明温病过程中，若身无汗出，里实证的表现还不严重，此时不可用攻下法治疗，如果小便不通利，可用甘苦合化法，用冬地三黄汤治疗。

小肠属于火腑，所以用黄连、黄芩、黄柏这三味苦寒的药物来通导火腑；热结于内则津液必然受到损伤，所以用甘寒养阴的药物来滋阴润燥；肺金受到火热之气的灼伤，则正常的转输津气的功能发生严重障碍，因此在方中倍用麦冬以补养肺的气阴。

【临床心悟】

甘苦配伍利小便法的意义

温热性温病的小便不利以热盛伤阴为基本病机，初期以热盛为主，中期热盛阴伤，后期阴伤为主。治疗此类的小便不畅、

短少、灼热、涩痛，以清热养阴为大法，不可用淡渗利湿药物。清热可用苦寒药，如黄连、黄柏等，因为小肠腑属火，非苦不通。但苦味太过又能化燥伤阴，也会出现小便更加灼热涩痛，若配伍甘味药，如生地、麦冬，可起到甘苦配合、化生阴气作用。苦甘相配，既制约苦味太燥，又防甘味太腻，此法被吴鞠通称为"利小便之上上妙法"（图31）。

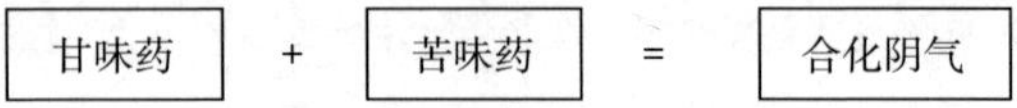

| 甘味药 | + | 苦味药 | = | 合化阴气 |

图31　甘苦药物配伍作用图

《吴鞠通医案·暑温》中记载："甘苦合化阴气利小便法，举世不知，在温热门中诚为利小便之上上妙法。盖热伤阴液，小便无由而生，故以甘润益水之源；小肠火腑，非苦不通，为邪热所阻，故以苦药泄小肠而退邪热。甘得苦则不呆滞，苦得甘则不刚燥，合而成功也。"

甘苦合化阴气法不仅用于温热性疾病过程中的小便不利，而且对于外感或内伤疾病中的既有实热又有阴伤的病证也很常用。如消渴病，其基本病机为阴虚燥热，生地配黄连药对，对于改善口苦口干有效，降血糖作用明显。干燥综合征，有热象也有阴伤，治疗上可采取甘苦合化阴气法调之。苦味药和甘味药哪一部分药味多、药量大，需要辨证。冬地三黄汤方为甘苦合化阴气的代表方，其配伍比例为"甘寒十之八九，苦寒仅十之一二耳"。

【原文】温病小便不利者，淡渗不可与也，忌五苓、八正辈。（30）

此用淡渗之禁也。热病有余于火，不足于水，唯以滋水泻火为急务，岂可再以淡渗动阳而燥津乎？奈何吴又可于小便条下，特立猪苓汤，乃去仲景原方之阿胶，反加木通、车前，渗而又渗乎！其治小便血分之桃仁汤中，仍用滑石，不识何解！

【提要】 本条论述温病淡渗之禁。

【释义】 温病患者出现小便不利的症状，多为热盛阴伤所致，此时治疗不可使用淡渗利尿的药物，忌用五苓散、八正散之类的方剂，若用之则会出现伤阴更重。

【临床心悟】

温热性小便不利用淡渗治法的危害

临床上许多中医见到小便不利，往往用车前子、泽泻、滑石等利小便药物，危害极大。淡渗利小便法对于湿热性温病过程中出现的小便不利有效，能够使湿热之邪尽快从小便而解。对于温热性温病属热盛伤阴者，再采取淡渗利尿之法，会导致阴液更加亏虚，致使小便不利更重，甚者会出现尿失禁、脱肛等严重耗气病理。利尿药利的是水，伤点阴液还相对轻些，如果阴伤还未引起重视，则可进一步伤气。有些患者因为身体有水湿，少用一些利水湿药物对身体有益，但服利尿药时间太长，就会出现少气乏力现象。因此，利尿药物不可久服，中病即止。西医对于利尿药，如双氢克尿噻等，也只是暂时服用，因为这些药排钾利尿，钾离子丢失得多，肌肉就感到无力，也会影响心脏出现胸闷不适等。我常给学生讲："利水药易耗气，理气药易伤阴。"利水药利的是水，如果用过了，伤了阴液后，可千万别再伤气；理气药理的是气，伤点气问题不大，可千万别伤阴。如果需要较长时期服用，一定要配伍减轻其副作用的药物，如运用利尿药时注意配伍健脾益气药，如黄芪、白术等；若运用理气药时可佐以滋养阴津药，如沙参、麦冬、熟地等。

吴鞠通本条后注中提到猪苓汤，此方乃仲景利水不伤阴方，既祛水又补充"水"。此类方较少，学医者应重点掌握，对于阴虚水停的水肿、鼓胀等有一定效果。

小便不利误用淡渗治法病案

2006年我在门诊接诊了一位61岁的女性患者，小便涩、灼热感3月余，西医诊断为泌尿系感染。经过3月治疗，小便灼热及涩滞感减轻，但出现明显的小腹坠胀，小便余沥不尽，近1月又时常出现脱肛现象。观其先前方药，大多为利水药物，一方中约有3~6味利水药不等，而且量也较大。患者来诊时仍在服用。舌质淡，苔薄白（根处稍薄黄），脉沉弱。此为利尿日久伤及脾肾之气，不能固摄，气虚下陷。嘱停服利水方药，采取补益脾肾之法，以补中益气汤合右归丸（《景岳全书》：熟地黄、山药、山茱萸、枸杞子、杜仲、菟丝子、附子、肉桂、当归、鹿角胶）两方加减，调理月余，诸症完全消失。一月后因上山活动，双手做引体向上运动，又现脱肛，再以此法治之，6剂而愈，并嘱其适劳逸。

按：此类患者我临床遇到较多，观其法多因清利湿热，利水渗湿药所用不当或利尿药服用时间太长而致。日久伤气者用补中益气汤方调理，恢复较快，黄芪、升麻要用。小便稍有灼热者，不可再用过多苦寒或利尿之药，宜用养阴之药，如生地、芦根、白茅根等。第二次复发，是由于运动不慎，用力过度，导致中气下陷所致。

【原文】温病燥热，欲解燥者，先滋其干，不可纯用苦寒也，服之反燥甚。(31)

此用苦寒之禁也。温病有余于火，不用淡渗犹易明，并苦寒亦设禁条，则未易明也。举世皆以苦能降火，寒能泻热，坦然用之而无疑，不知苦先入心，其化以燥，服之不应，愈化愈燥。宋人以目为火户，设立三黄汤，久服竟至于瞎，非化燥之明征乎？吾见温病而恣用苦寒，津液干涸不救者甚多，盖化气比本气更烈。故前条冬地三黄汤，甘寒十之八九，苦寒仅十之一二耳。至茵陈蒿汤之纯苦，止有一用，或者再用，亦无屡用之理。吴又可屡诋用黄连之非，而又恣用大黄，惜乎其未通甘寒一法也。

【提要】 本条论述温病苦寒之禁。

【释义】 温病燥热，是指温病过程中热邪未解而阴津已伤，以至呈现燥热之象。燥热当用甘寒柔润之品滋阴养液，润燥泻热，而不可纯用苦寒之品。因苦能化燥，易于伤津劫液，服之会使燥更甚。但若配伍甘寒药，与苦寒药合用，起到甘苦合化阴气之效，也是运用苦寒药的一种对策。

【临床心悟】

苦寒药应用对策及适应证

吴鞠通对苦寒药的使用匠心独运，《温病条辨》中未有一张方剂纯用苦寒药，即使运用也是苦寒常与辛香、辛通、甘酸、甘寒同用。对温热性疾病使用苦寒药，吴氏喜欢配伍甘寒药物，即"于应用芩、连方内，必大队甘寒以监之，但令清热化阴，不令化燥"。今人见热恣用苦寒，不分表里，不辨卫气营血，不查患者体质，大队芩、连、知、柏，一概用苦寒药直折其热，未免太过草率，往往愈服愈燥。苦寒药"止有一用，或者再用，亦无屡用之理"。

若是心火亢盛而不寐，可用苦寒药以直折其火，如黄连等；小肠火腑不通而有热出现小便赤涩热痛等，也可用苦寒药清泄小肠火腑；长期饮酒者多产生湿热现象，可用苦寒药以清热燥湿；湿热性疾病中，不但不禁苦寒，有时还需重用之。

【原文】 阳明温病，下后热退，不可即食，食者必复；周十二时后，缓缓与食，先取清者，勿令饱，饱则必复，复必重也。
(32)

此下后暴食之禁也。下后虽然热退，余焰尚存，盖无形质之邪，每借有形质者以为依附，必须坚壁清野，勿令即食。一日后，稍可食清而又清之物，若稍重浊，犹必复也。勿者，禁止之词；必者，断然之词也。

【提要】本条论述温病攻下后禁暴食。

【释义】阳明温病，运用攻下法治疗后热势已退，此时不可立即大量进食，如果大量进食，必然会引起病情复发，称为食复。应在热退二十四小时后再缓缓给予食物，并注意先食一些清淡易消化的食物，不要让患者吃得过饱，过饱也会导致病情复发。如果发生食复，病情必然要比原来的更为严重。

【临床心悟】

坚壁清野是一个战争用语，指坚守壁垒，加强防御工事，并让四野居民、物资全部转移、收藏，使敌人一无所获，立不住脚，是一种困死、饿死敌人的作战方法。温病发热虽是外感温邪引起，但内伤饮食也是诱发或加重病情的常见因素。尤其是儿童，平时饮食不节，痰湿食热积滞于体内，常见舌苔厚腻。此类患者每遇外感时，常常内外合邪而发病，单纯解表后，可能暂时热退身凉。但伤食积滞不除，成为邪气滞留依附之地，还往往再度发热。对于此类患者，我常常在应用解表方药时，加入消食导滞之药，如神曲、麦芽、枳壳等。便秘者常用牛蒡子、全瓜蒌或大黄，使体内滞留物自肠道而出。另外，虽然发热前没有明显的体内伤食积滞，若发热时饮食不节，膏粱厚味摄入过多，或盲目滋补，也会使余邪有所依附。因此，温病发热过程中，始终需注意饮食有节，保持饮食清淡。我在治疗儿童发热、外感咳嗽时，必嘱其不要嗜食肥甘之品，否则生痰更多，化热更快。同时也常嘱患儿家人，平时要多观察孩子的舌苔，若舌苔出现厚腻，这就快要得病了，此时一定要注意饮食，不可再食"甘脆肥浓"之品。

【原文】脉洪滑，面赤身热头晕，不恶寒，但恶热，舌上黄滑苔，渴欲凉饮，饮不解渴，得水则呕，按之胸下痛，小便短，大便闭者，阳明暑温，水结在胸也，小陷胸汤加枳实主之。（38）

脉洪面赤，不恶寒，病已不在上焦矣。暑兼湿热，热甚则渴，引水求救。湿郁中焦，水不下行，反来上逆，则呕。胃气不降，则大便闭。故以黄连、瓜蒌清在里之热痰，半夏除水痰而强胃，加枳实者，取其苦辛通降，开幽门而引水下行也。

小陷胸加枳实汤方（苦辛寒法）

黄连二钱　瓜蒌三钱　枳实二钱　半夏五钱

急流水五杯，煮取二杯，分二次服。

【提要】本条论述阳明暑温水结在胸的证治。

【释义】温病患者出现脉象洪滑，发热，面赤，头晕，不恶寒但恶热，舌苔色黄而滑润，口渴欲饮凉水，但饮水后并不能解渴，反而水入立即吐出，按压胸部下方有疼痛的感觉，小便短少，大便秘结。这些症状是阳明暑温的表现，属于水与暑热之邪互结于胃脘的病证，可用小陷胸汤加枳实治疗。方中黄连、瓜蒌清化中焦的热邪和痰湿，半夏祛除水湿痰饮而降逆和胃，再加入枳实苦辛通降，疏通幽门，以达到引水下行的目的。

【临床心悟】

1. **枳实开幽门而引水下行**

枳实，辛、苦，微寒，归脾、胃、大肠经。有破气除痞，化痰消积之功。《汤液本草》中说："非枳实不能除痞。"《本草衍义补遗》也说："枳实泻痰，能冲墙倒壁，滑窍泻气之药。"胃气以下行为顺，胃气阻滞或上逆皆属胃的病理。胃气阻滞则出现胃痛、胃痞；胃气上逆则出现嗳气、呕吐、呃逆等。枳实可打开幽门，促使胃气下行，使停留于胃内的气、痰、饮、水、湿、食等邪气下行于肠，从而可治疗呕吐、胃痛、胃痞等病变。脾虚者，枳实多与白术配伍；痰湿者多与半夏、茯苓配伍；痰热者配伍竹茹、瓜蒌；气滞重者加厚朴；疼痛者加白芍、元胡；食积者，加焦三仙等。

呕吐病案

文某，男，3岁，呕吐1周，2005年6月10日初诊。患者无明显诱因地出现饮食稍有不慎，如喝奶、饮水、吃饭等即出现呕吐。西医谓之胃蠕动功能减弱，曾服用西药和其他中医所处之方，效不显，甚者服用中药亦吐。舌淡，苔薄白而润，脉细滑。辨证：痰饮停滞，胃气上逆。方选小半夏加茯苓汤方加减。

处方：半夏5g，茯苓6g，枳实5g，生姜5片。2剂，水煎服。

二诊：服用2剂后，已不呕吐。其母要求调理脾胃。按脾胃虚弱证立法。

处方：黄芪6g，炒白术6g，茯苓6g，白蔻仁3g，山药6g，半夏3g。3剂，水煎服。

3剂后，诸症消失，饮食大增。

按：本案非温病案，此为内伤痰饮呕吐案，在此列出是想说枳实有很好的止呕吐作用，临床所见呕吐病变，我一般都加入该药。本方以《金匮要略》小半夏加茯苓汤再加枳实而成，药简力宏，最初两剂药共花去人民币1.6元。痰湿从脾来，后以参苓白术散健脾和胃调理以除湿之源。

2. 瓜蒌肚里能撑船

瓜蒌别名"大肚瓜"。瓜蒌生长成熟时，形似小西瓜，待干后，除了一少部分瓜蒌仁、瓜蒌瓤外，中间基本上都是空的，空隙特宽阔。我常给学生说"瓜蒌肚里能撑船"，因其心胸宽阔，故能宽胸除痞。因此，可用于胸痹的胸闷、脾胃病中的脘闷等。张仲景《金匮要略》中的瓜蒌薤白白酒汤及瓜蒌薤白半夏汤等方都有瓜蒌，是取其宽胸化痰之意。《本草思辨录》说："栝楼实之长，在导痰浊下行，故结胸胸痹，非此不治。"在临床上每遇到因痰热所致的胸脘痞闷，我往往加入瓜蒌，效果良好。又因其能够润肠通便，对改善肠道的热秘有良效。肺肠相表里，故心、肺、脾胃、肠等脏腑有病，皆可加减用之。《本草正义》中谓："盖蒌实能通胸膈之痹塞，而子善涤痰垢黏腻，一举两得。"《名医别录·栝楼根》有"治胸痹，悦泽人面"之语，基于其美容作用，对于青少年青春痘、一般皮肤瘙痒、黄褐斑等，我常加入瓜蒌皮或全瓜蒌30g，改善症状较快。

【原文】暑温蔓延三焦，舌滑微黄，邪在气分者，三石汤主之；邪气久留，舌绛苔少，热搏血分者，加味清宫汤主之；神识不清，热闭内窍者，先与紫雪丹，再与清宫汤。(41)

蔓延三焦，则邪不在一经一脏矣，故以急清三焦为主。然虽云三焦，以手太阴一经为要领。盖肺主一身之气，气化则暑湿俱化，且肺脏受生于阳明，肺之藏象属金色白，阳明之气运亦属金色白，故肺经之药多兼走阳明，阳明之药多兼走肺也。再肺经通调水道，下达膀胱，肺痹开则膀胱亦开，是虽以肺为要领，而胃与膀胱皆在治中，则三焦俱备矣，是邪在气分而主以三石汤之奥义也。若邪气久羁，必归血络，心主血脉，故以加味清宫汤主之。内窍欲闭，则热邪盛矣，紫雪丹开内窍而清热最速者也。

三石汤方

飞滑石三钱　生石膏五钱　寒水石三钱　杏仁三钱　竹茹炒,二钱　银花三钱,花露更妙　金汁一酒杯,冲　白通草二钱

水五杯,煮取二杯,分二次温服。

方论：此微苦辛寒兼芳香法也。盖肺病治法,微苦则降,过苦反过病所,辛凉所以清热,芳香所以败毒而化浊也。按三石,紫雪丹中之君药,取其得庚金之气,清热退暑利窍,兼走肺胃者也；杏仁、通草,为宣气分之用,且通草直达膀胱,杏仁直达大肠；竹茹以竹之脉络,而通人之脉络；金汁、银花,败暑中之热毒。

......

【提要】本条论述暑温邪热蔓延三焦、热入血分、热闭心包的证治。

【释义】暑温病病邪蔓延到上、中、下三焦,患者舌苔滑润而色淡黄,是病邪在三焦气分的表现,可用三石汤治疗；如果病邪在三焦存留日久,患者出现舌质红绛而少苔的现象,则提示热邪已搏结于血分,可以用加味清宫汤治疗；如果患者神识昏迷,是邪热内闭心窍所致,应当先投用紫雪丹,然后再服清宫汤。

本方属于微苦辛寒兼芳香法。对于肺病的治疗方法,用微苦的药物可以使肺气下降,但药味过苦反而会造成药过病所。辛凉类药物可以清热,芳香类药物可以败毒和化解秽浊湿邪。本方中的滑石、石膏、寒水石,此"三石"药物是紫雪丹中的君药,使用它们的道理就是因为"三石"色白属金而入肺,能够清热退暑、通利水道,并可以兼治肺胃的病变；苦杏仁、通草用以宣畅气机,而且通草尚可直通膀胱,苦杏仁还能直达大肠；竹茹是竹的脉络,故能疏通人的脉络,而金汁、金银花具

有清解暑中热毒的作用。

【临床心悟】

1. 三焦俱病治以上焦手太阴肺一经为要领

肺主一身之气，气化则湿化，气化则热散，因此，全身的湿热性或温热性疾病通过治肺可以达到病愈目的。肺脏受生于阳明，肺经之药多兼走阳明，阳明之药多兼走肺，因此，中焦胃病可以治肺。再肺经通调水道，下达膀胱，肺痹开则膀胱亦开，故下焦肾、膀胱病也可治肺。如老年男性感冒时，如果出现少尿、无尿等，可以通过治肺，肺气开则小便通畅。

2. 肺病治法，微苦则降，过苦反过病所

肺既主宣发又主肃降，辛能宣，苦可降。肺为娇脏，不耐寒热，若用药微苦则能达到肺气肃降的目的，如微苦的杏仁等。若用药过苦，如黄芩、黄连等，则对于肺的肃降不利。过苦的药易入中焦，药过病所，则达不到治肺的目的。我在治疗外感咳嗽时，很少用黄芩、黄连等苦寒药，即使出现黄痰等肺热证，用之也少，或者用量也不大。我一般用桑叶配合瓜蒌皮、栀子皮等轻清之品以清肺热。治疗肺的病变，以恢复肺的宣降为基本治则，肺的寒热不是主要矛盾。有些医生见到感冒咳嗽即用双黄连口服液、清开灵口服液等，不利于肺病的康复。

卷三　下焦篇

【原文】风温、温热、温疫、温毒、冬温，邪在阳明久羁，或已下，或未下，身热面赤，口干舌燥，甚则齿黑唇裂，脉沉实者，仍可下之；脉虚大，手足心热甚于手足背者，加减复脉汤主之。(1)

温邪久羁中焦，阳明阳土，未有不克少阴癸水者，或已下而阴伤，或未下而阴竭。若实证居多，正气未至溃败，脉来沉实有力，尚可假手于一下，即《伤寒论》中急下以存津液之谓。若中无结粪，邪热少而虚热多，其人脉必虚，手足心主里，其热必甚于手足背之主表也。若再下其热，是竭其津而速之死也。故以复脉汤复其津液，阴复则阳留，庶可不至于死也。去参、桂、姜、枣之补阳，加白芍收三阴之阴，故云加减复脉汤。在仲景当日，治伤于寒者之结代，自有取于参、桂、姜、枣，复脉中之阳；今治伤于温者之阳亢阴竭，不得再补其阳也。用古法而不拘用古方，医者之化裁也。

【原文】热邪深入，或在少阴，或在厥阴，均宜复脉。(8)

此言复脉为热邪劫阴之总司也。盖少阴藏精，厥阴必待少阴精足而后能生，二经均可主以复脉者，乙癸同源也。

加减复脉汤方（甘润存津法）

炙甘草六钱　干地黄六钱。按地黄三种用法：生地者，鲜地黄未晒干者也，可入药煮用，可取汁用，其性甘凉，上中焦用以退热存津；干地黄者，乃生地晒干，已为丙火炼过，去其寒凉之性，《本草》称其甘平；熟地制以酒与砂仁，九蒸九晒而成，是又以丙火、丁火合炼之也，故其性甘温。奈何今人悉以干地黄为生地，北人并不知世有生地，金谓干地黄为生地，而曰寒凉，指鹿为马，不可不辨

生白芍六钱　麦冬不去心，五钱　阿胶三钱　麻仁三钱

　　水八杯，煮取八分三杯，分三次服。剧者加甘草至一两，地黄、白芍八钱，麦冬七钱，日三夜一服。

　　……

　　【提要】以上两条论述温病后期真阴耗伤的证治。

　　【释义】风温、温热、温疫、温毒、冬温等温病，邪热在中焦阳明气分阶段久留不解，无论已经使用下法或尚未运用下法，症状表现为身热不退，面部红赤，口中干，舌干燥少津，病情严重的还可见到牙齿焦黑，口唇干裂。若脉象沉实有力，仍可运用攻下法治疗；若脉象虚大无力，手足心热甚于手足背的，则应用加减复脉汤治疗。温病邪热深入于内，或侵犯足少阴肾，或侵犯足厥阴肝，均应用加减复脉汤治疗。在《伤寒论》炙甘草汤方的基础上，去除性偏温补的参、桂、姜、枣，加入白芍补益三阴经之阴血，以达到滋养阴血之功。

【临床心悟】

复脉汤及加减复脉汤临床应用及特点

　　加减复脉汤是由仲景《伤寒论》炙甘草汤变化而来。炙甘草汤又名复脉汤，在《伤寒论》中用治阴阳两虚所致的心动悸、脉结代。阴阳气不相顺接便为"早搏"，心跳过程中间有歇止，说明阴气和阳气不能接续，因此炙甘草汤由阴、阳两部分药组成，服后能使阴阳气相接，从而达到治疗心悸、脉结代的目的。我临床上每遇到有室早或房早的患者，辨证属于阴阳两虚者，炙甘草汤方基本不用加减，原方服用1～2周就有明显的效果。吴鞠通加减复脉汤去掉了炙甘草汤中的人参、桂枝、生姜、大枣、酒等"阳药"，保留了"阴药"并加白芍，其功用也变为滋润津液，复脉中阴液，为温病后期或内伤杂病中常用的治疗心肝肾阴液不足证的方剂。不仅温病后期使用，但凡伤阴所致

的内科、妇科、儿科及各科疑难杂病皆能广起沉疴。正如《温病条辨·解产难》中用其治疗妇人产后病痉、郁冒、大便难等证。产后的筋病、神病、液病都是亡血伤津之证，吴鞠通"每用三甲复脉、大小定风珠及专翁大生膏而愈"，认为复脉汤类能润筋、能守神、能增液，因此产后的气血亏虚、虚热等证，皆可以加减复脉汤为基础进行治疗。吴鞠通在加减复脉汤的基础上，变化组成一甲复脉汤、二甲复脉汤、三甲复脉汤和大定风珠。随着组方用药的不同，方剂的功用也从滋阴通阳复脉，到滋阴生津复脉、滋阴潜阳息风作用的变化。

心悸病案

孙某，男，61岁，退休工人。心悸半月，于2008年9月13日初诊。患者有冠心病病史6年，平时喜饮酒、嗜烟。近半月来无明显诱因出现心慌、胸闷，伴有口干咽燥、心烦失眠、手足心潮热、腰膝酸软、大便两日一行。曾用西药治疗，效果不显，遂来就诊。望其舌质绛稍暗而干，少苔，切脉沉细。此为心肾阴虚，兼有血瘀证。治宜滋养心肾之阴，兼以清热活血法。方用吴鞠通加减复脉汤加味。

处方：生地24g，生白芍20g，麦冬20g，阿胶（烊化冲服）10g，柏子仁10g，火麻仁15g，丹参15g，全瓜蒌30g，炙甘草10g。6剂，水煎服。

二诊：服到第3剂时，心悸胸闷好转，大便通畅，余症亦减。上方全瓜蒌改为20g，生地改为18g，再服6剂。

三诊：心悸已愈，无明显不适。并嘱其忌烟酒等辛辣刺激伤阴之物，多食水果养阴食品。

按：本例心悸，结合脉症辨为阴虚证，主要是心、肾两脏的津液不足。高龄老人又平时嗜烟喜酒，显然阴液已亏。心脉失养，肠失濡润，故有心悸、便干；阴液不足，血流不畅故有舌质暗。吴氏加减复脉汤符合此证，加入清热活血安神的丹参入心走心，与柏子仁相伍既能安神又能润肠；全瓜蒌配合麻仁润肠通便；生地、麦冬量大养阴，共奏滋阴养液之功，使脉中阴血和顺，达到复脉疗悸的目的。

【原文】少阴温病，真阴欲竭，壮火复炽，心中烦，不得卧者，黄连阿胶汤主之。(11)

按前复脉法，为邪少虚多之治。其有阴既亏而实邪正盛，甘草即不合拍。心中烦，阳邪夹心阳独亢于上，心体之阴，无容留之地，故烦杂无奈；不得卧，阳亢不入于阴，阴虚不受阳纳，虽欲卧得乎！此证阴阳各自为道，不相交互，去死不远，故以黄芩从黄连，外泻壮火而内坚真阴；以芍药从阿胶，内护真阴而外捍亢阳。名黄连阿胶汤者，取一刚以御外侮，一柔以护内主之义也。其交关变化神明不测之妙，全在一鸡子黄。前人训鸡子黄，佥谓鸡为巽木，得心之母气，色赤入心，虚则补母而已，理虽至当，殆未尽其妙。盖鸡子黄有地球之象，为血肉有情，生生不已，乃奠安中焦之圣品，有甘草之功能，而灵于甘草；其正中有孔，故能上通心气，下达肾气，居中以达两头，有莲子之妙用；其性和平，能使亢者不争，弱者得振；其气焦臭，故上补心；其味甘咸，故下补肾；再释家有地水风火之喻，此证大风一起，荡然无余，鸡子黄镇定中焦，通彻上下，合阿胶能预息内风之震动也。然不知人身阴阳相抱之义，必未能识仲景用鸡子黄之妙，谨将人身阴阳生死窈冥图形，开列于后，以便学者入道有阶也。

……

黄连阿胶汤方（苦甘咸寒法）

黄连四钱　黄芩一钱　阿胶三钱　白芍一钱　鸡子黄二枚

水八杯，先煮三物，取三杯，去滓，内胶烊尽，再内鸡子黄，搅令相得，日三服。

【提要】本条论述少阴温病阴虚火炽的证治。

【释义】温病后期肾阴损伤，不能上济心火而致心火亢盛，属心肾不交证。既有心火亢盛的心中烦，不能卧，舌红苔黄表现，又有肾阴虚的苔黑薄而干，脉细等。治宜滋阴降火，泻南补北法，用黄连阿胶汤。用苦寒的黄芩、黄连泻心火，用鸡子黄、芍药、阿胶补肾阴，使阴阳平衡，水火既济。

【临床心悟】

1. 黄连阿胶汤不治阴虚火旺证而治阴虚火炽证

阴平阳秘，精神乃治，阴阳平衡，人体不病。阴虚火旺证是一种虚证，是在阴虚的基础上产生了相对阳亢的病理，治宜滋阴降火。降火不可用苦寒药如黄芩、黄连等，否则苦寒化燥致阴愈伤，要用胡黄连、银柴胡等以清虚热，再配合滋阴药以壮水之主而制阳光。阴虚火炽证是一种虚实夹杂证，实者表现为心火炽盛，虚者为肾阴虚。此种火炽证若要用胡黄连、银柴胡解决不了，需苦寒清热的黄芩、黄连直折，再配以芍药、鸡子黄、阿胶以养阴，达到阴阳平衡目的。因此，黄连阿胶汤是治疗阴虚火炽的方，对阴虚火旺不合适，临床应予正确应用（图32）。该方所治表现是以心火炽为主，如心烦、不得卧、舌红、苔黄等，肾阴虚的症状不明显，治疗上应以清心火为主。但是该方五味药物中，只有两味清心热药，三味滋补肾阴药，药味比例心：肾＝2：3，体现了阴虚火炽证治疗时重用养阴药思想，达到壮水之主，水能灭火，以制阳光的目的。若过用清心热的苦寒药，反而会更伤肾阴。《素问·至真要大论》中说："谨察阴阳所在而调之，以平为期。"是中医愈病的精神。我在临床上治疗心肾不交时，非常注重心与肾的所用药味比例，此方2比3，很有指导意义，值得临床借鉴。

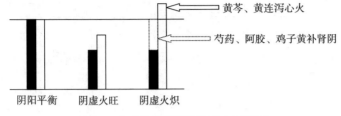

图32　黄连阿胶汤所治阴虚火炽证图

2. 黄连阿胶汤药物解析

（1）阿胶　是我国传统名贵的中药，与人参、鹿茸并称"中药三宝"，并有"补血圣药"之称。阿胶味甘，性平，入肺、肝、肾经，有滋阴补血、润燥止血、安胎的作用。阿胶是治疗妇科疾病和各种血证的常用中药。血证用阿胶，符合仲景用药的习惯，如《金匮要略》中的芎归胶艾汤（川芎、阿胶、甘草、艾叶、当归、芍药、干地黄）、**黄土汤**（甘草、干地黄、白术、附子、阿胶、黄芩、灶中黄土）、**温经汤**（吴茱萸、当归、川芎、芍药、人参、桂枝、阿胶、生姜、牡丹、甘草、半夏、麦门冬）均有阿胶。张仲景使用阿胶以治疗尿血、便血、妇人出血为主。另外，从历代本草著作对阿胶的记载来看，《神农本草经》谓其可治"女子下血"；《日华子本草》谓其"治一切风，并鼻洪、吐血、肠风、血痢及崩中带下"；李时珍《本草纲目·阿胶》也有"疗吐血衄血，血淋尿血……肺痿唾脓血"的记载等。治阴虚水停的血淋或尿血时，可配滑石、猪苓，如猪苓汤；治湿热所致的便血或血痢，多配苦寒药黄连、黄芩等；治妇人出血，多配生地黄、当归、艾叶；治咯血、虚羸，多配人参、甘草、地黄等。

（2）鸡子黄　味甘，性平，归心、肾、脾经，有滋阴润燥、养血息风功效。鸡子黄在本方中的作用有"交关变化神明不测之妙"，其形似地球，血肉有情之品，生生不已，乃奠安中焦之圣品。其内结构正中有孔，故吴氏谓其"能上通心气，下达肾气，居中以达两头"。整个鸡蛋就是一个地球的缩影（图 33）。地球由地核、地幔、地壳组成，鸡蛋从里自外是鸡子黄、鸡蛋清、鸡蛋皮。鸡子黄偏于养阴，

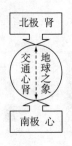

图 33　鸡子黄交通心肾图

鸡蛋清偏于清热，自里至外由偏于养阴逐渐向偏于清热功效转变。农村百姓烫伤烧伤轻者，多用鸡蛋清或鸡蛋黄外涂。鸡蛋黄用时有两种方法：一是服中药汤前后，另服生鸡蛋黄；二是趁中药汤温度合适时，将生鸡蛋黄搅入药汤中，一起服下。不能趁中药滚烫时，打入鸡蛋黄，否则就成蛋花了，效果不好。鸡蛋黄有滋阴清热安神、交通心肾之功，对于心肾不交的失眠有良效。我老家农村有个小偏方，若晚上睡不好，口干舌燥时，睡觉前喝个生鸡蛋，可以改善失眠。这种办法治疗的不寐，应属于心肾不交证。若是晚上饮食不节，吃得过多而睡不安稳，再喝个鸡蛋黄就更严重了。偏方仍需辨证，不能拿来就用。

3. 黄连阿胶汤临床应用

　　我在临床上常用黄连阿胶汤治疗不寐，适用于心肾不交证。生理情况下，足少阴肾与手少阴心为一水一火，相互制约、相互资生，即"心肾相交"或"水火既济"。若肾水不足，心火亢盛，心肾不交，则会出现心烦、失眠等各种症状。笔者认为用黄连阿胶汤的指征主要有：①心中烦，不得眠；②口燥咽干，手足心热；③舌质红，苔薄黄或花剥，脉细数。若阴虚较重者，有些失眠患者夜间咽喉干燥特别明显，需起来饮水方可缓解口干之症，此时可加用生地、麦冬、百合等以滋养阴液；若出现

易惊恐、眼干目涩等肝血不足者，可加用夜交藤、酸枣仁、当归等，以养肝补血安神；若有头痛、头晕、头胀属肝阳上亢明显者，可加用川牛膝、生龙骨、生牡蛎等，以重镇安神。

【原文】 夜热早凉，热退无汗，热自阴来者，青蒿鳖甲汤主之。(12)

夜行阴分而热，日行阳分而凉，邪气深伏阴分可知；热退无汗，邪不出表而仍归阴分，更可知矣，故曰热自阴分而来，非上中焦之阳热也。邪气深伏阴分，混处气血之中，不能纯用养阴，又非壮火，更不得任用苦燥。故以鳖甲蠕动之物，入肝经至阴之分，既能养阴，又能入络搜邪；以青蒿芳香透络，从少阳领邪外出；细生地清阴络之热；丹皮泻血中之伏火；知母者，知病之母也，佐鳖甲、青蒿而成搜剔之功焉。再此方有先入后出之妙，青蒿不能直入阴分，有鳖甲领之入也；鳖甲不能独出阳分，有青蒿领之出也。

青蒿鳖甲汤方（辛凉合甘寒法）

青蒿二钱　鳖甲五钱　细生地四钱　知母二钱　丹皮三钱

水五杯，煮取二杯，日再服。

【提要】 本条论述温病后期邪入阴分的证治。

【释义】 温病后期阴伤并余热留于阴分，卫气属阳，其循行是夜行阴分，昼行阳分，入夜后余热与卫阳同在，故夜间发热，清晨卫阳外出抗邪，故热退身凉。由于邪热仍归阴分未能外解，阴液损伤，故热退时不伴有出汗。此证属邪热从阴分而来，故用青蒿鳖甲汤滋养营阴，搜邪透络。方中青蒿芳香透络，鳖甲入阴搜邪，二者相配，有先入后出之妙，可使阴分之邪外透而解。再合以生地、丹皮、知母等药，以助养阴清热活血之效，符合营阴分治疗的"清、滋、活"三法。

【临床心悟】

1. 卫气生理病理与临床发病

卫气属于人体正气，属阳。《灵枢·邪客》中说："昼日行于阳，夜行于阴，常从足少阴之分间，行于五脏六腑。"一方面卫气昼行于阳分，走于外，能抗邪。《灵枢·本脏》中说："卫气者，所以温分肉、充皮肤、肥腠理、司开合者也。"《素问·痹论》中又有卫气"循皮肤之中，分肉之间"，说明卫气有屏障防卫功能。临床上许多易感冒或易发咳喘的患者，往往卫气不足，其温分肉、肥腠理、司开合功能较差，可见卫气与人体免疫系统有关。另一方面卫气夜行于阴，入于阴则寐，故卫气又与人体神经系统有密切联系（图34）。正常人阴阳平衡，则睡眠佳，夜间也无发热、烦躁等症。若阴伤或阳热亢盛者，阴衰阳盛，则容易出现失眠。温病过程后期的夜热早凉原因，吴鞠通从卫气循行解释，符合人体生理病理。温病后期阴液不足并有余热，卫阳夜间入阴后，加重了"阳热"的状态，故夜热。第二日早上太阳升起，卫气随之而向外，卫阳出于阴，则早晨感觉身凉。此时病情未好转，只是卫气外出于阴而已。可见卫气的循行与人体多个系统发病有密切联系。太阳一落山，夕阳西下，人体气门乃闭，即腠理汗孔也闭，卫气渐渐入阴而寐，

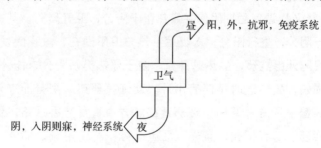

昼 阳，外，抗邪，免疫系统

卫气

阴，入阴则寐，神经系统 夜

图34　卫气昼夜循行特点及作用图

至亥时9~11点应该卧而眠，若此时偶尔一时兴奋，外出跑步或做其他剧烈活动，卫气则又外出抗邪，不利于人体健康。除了和免疫、神经系统有关，卫气尚行于肠，因而消化系统疾病也与卫气密切相关。如《灵枢·水胀》中提到的肠覃病即和卫气有关："肠覃何如？岐伯曰：寒气客于肠外，与卫气相搏，气不得荣，因有所系，癖而内著，恶气乃起，息肉乃生。"从卫气治疗肠中肿块或息肉，是一种新的思路和方法。

了解了卫气的生理病理、循行规律及发病，对临床上许多疾病都可以从卫气的角度考虑，甚至有些卫气问题都可以作为研究生深题进一步探讨，值得深入研究。

2. 长期发低烧，鳖甲配青蒿

鳖甲配青蒿药对，治疗阴虚发热效果较好。鳖甲入阴分，青蒿走阳分，二者相伍，阴阳皆治，尤善治阴虚。吴鞠通说鳖甲配青蒿"有先入后出之妙，青蒿不能直入阴分，有鳖甲领之入也；鳖甲不能独出阳分，有青蒿领之出也。"说明了二药治疗发热的协同作用，对于阴虚所致的发热，舌红或绛，苔少，脉细数者退热效果满意。另一方面，我也常说："长期发低烧，黄芩配青蒿。"黄芩配青蒿源于蒿芩清胆汤，是治疗湿热阻于半表半里证的发热，表现既有湿也有热的现象。这两种配青蒿治疗发热的辨证要点，主要在于望舌，鳖甲配青蒿即青蒿鳖甲汤所治发热为少苔或无苔；黄芩配青蒿即蒿芩清胆汤所治发热为苔黄腻（图35）。不知湿邪致病者，易将蒿芩清胆汤证误作青蒿鳖甲汤证，而予以滋腻养阴，则会导致"润之则病深不解"的错误后果。

3. 青蒿鳖甲汤临床应用

青蒿鳖甲汤的应用范围较广，并不局限于温病后期阴虚发热之证。吴氏解释的"热自阴来"是该方所治的基本病机。除

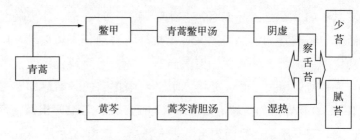

图 35　青蒿配伍的两首方剂治疗发热图

了阴液亏虚发热外，尚包括邪伏阴分而阴液伤不重的发热证。《温病条辨·下焦篇》第 21 条桃仁承气汤方中也治"夜热昼凉"，其病机非阴虚所致。但在一般情况下，我在临床上主要还是应用于阴虚证的患者。若阴虚较重，可加入玄参、麦冬等滋阴之品；若发热较重，可加入银花、连翘、黄芩、竹叶之属；若兼血瘀者，可加入赤芍、丹参之类以活血化瘀。青蒿鳖甲汤对癌症发热、术后发热、系统性红斑狼疮、更年期综合征、肺系、肾系、肝胆系等病发热均有较好效果。

夜热早凉病案

蔡某，女，38 岁，2011 年 5 月 20 日初诊。夜间发热月余，测体温 37℃～38℃左右，双侧颌下淋巴结肿大，自觉上臂热重，晨起体温降至正常，口干咽燥，舌苔薄黄，部分有花剥苔，脉细稍数。辨证为阴虚发热。治以滋阴清热、搜邪透络。青蒿鳖甲汤加减。

处方：青蒿（后下）50g，知母 15g，生地 15g，丹皮 15g，鳖甲 30g，僵蚕 15g，竹茹 15g，玄参 20g，竹叶 10g，生甘草 5g。4 剂，水煎服。

5 月 24 日二诊：体温有所下降，体温最高 37.4℃，仍有夜热早凉，皮肤起皮疹，舌暗绛，舌花剥苔好转，脉细数。上方基础上加入凉血化瘀药。

处方：青蒿（后下）50g，知母15g，生地15g，丹皮15g，鳖甲30g，僵蚕15g，竹茹15g，玄参20g，竹叶10g，生甘草5g，丹参20g，郁金10g，连翘15g。3剂，水煎服。

5月27日三诊：体温下降，体温最高37.2℃，全身无其他不适，上方继服4剂后发热愈。

按：本病发热，西医诊断为淋巴结炎。起初用了较多的抗生素及激素，日久伤阴耗液，血行不畅。有典型的夜热早凉的发热热型，结合舌脉，诊断为阴虚发热。经予青蒿鳖甲汤加入养阴清热、凉血化瘀、散结等药物，效果明显。因为邪伏阴分，又非壮火，所以既不能纯用养阴，更不可任用苦燥。

【原文】下焦温病，热深厥甚，脉细促，心中憺憺大动，甚则心中痛者，三甲复脉汤主之。(14)

前二甲复脉，防痉厥之渐；即痉厥已作，亦可以二甲复脉止厥。兹又加龟板名三甲者，以心中大动，甚则痛而然也。心中动者，火以水为体，肝风鸱张，立刻有吸尽西江之势，肾水本虚，不能济肝而后发痉，既痉而水难猝补，心之本体欲失，故憺憺然而大动也。甚则痛者，"阴维为病主心痛"，此证热久伤阴，八脉丽于肝肾，肝肾虚而累及阴维，故心痛，非如寒气客于心胸之心痛，可用温通。故以镇肾气补任脉通阴维之龟板止心痛，合入肝搜邪之二甲，相济成功也。

三甲复脉汤方（同二甲汤法）

即于二甲复脉汤内，加生龟板一两。

【提要】本条论述虚风内动的证治。

【释义】温病热邪传入下焦肝肾，由于邪热深入，格阴于外，往往出现四肢厥冷。此四肢厥冷为真热假寒证，发热重则四肢厥冷也重。脉象细小而短促、心中剧烈跳动，甚至出现心中疼痛，此皆为温病后期肾阴损伤较重，肝风内动所致。用三甲复脉汤予以滋阴潜阳息风。取加减复脉汤滋肾阴，生牡蛎、生鳖甲、生龟甲潜阳息风。

【临床心悟】

严重心悸从风论治

温病后期患者出现心中憺憺大动，是由于阴虚动风所致。心中憺憺大动即严重心悸之意。心脏是肌肉组织，正常人心率70 次/分左右，现在出现了严重心慌，是心在颤抖、心在抽搐，为动风之征。如高血压心脏病、风心病、甲亢性心脏病等出现严重心悸时，可按平息内风法论治。有些医生见到心悸就养心安神、补益气血治疗，未免片面。四肢、面部等部位能看得见的肌肉出现异常的动，大都知道为动风所致。其实，深居于内的五脏六腑看不见的肌肉过于"动"也可从风考虑。如支气管、胞宫、肠道等部位的病变，就可以用风药来调治。临床有些痉咳患者，咳甚则面红流泪，可以看作支气管肌肉动的异常，采取天麻、白芍等药养阴息风。胞宫病变如痛经，我常用羌活或防风祛风止痛，或用虫类息风药以通络止痛。

【原文】既厥且哕（俗名呃忒），脉细而劲，小定风珠主之。(15)

温邪久踞下焦，烁肝液为厥，扰冲脉为哕，脉阴阳俱减，则细，肝木横强则劲，故以鸡子黄实土而定内风；龟板补任而镇冲脉；阿胶沉降，补液而息肝风；淡菜生于咸水之中而能淡，外偶内奇，有坎卦之象，能补阴中之真阳，其形翕阖，故又能潜真阳之上动；童便以浊液仍归浊道，用以为使也。名定风珠者，以鸡子黄宛如珠形，得巽木之精，而能息肝风，肝为巽木，巽为风也。龟亦有珠，具真武之德而镇震木。震为雷，在人为胆，雷动未有无风者，雷静而风亦静矣。亢阳直上巅顶，龙上于天也，制龙者，龟也。古者鬃龙御龙之法，失传已久，其大要不出乎此。

小定风珠方（甘寒咸法）

鸡子黄生用，一枚　真阿胶二钱　生龟板六钱　童便一杯　淡菜三钱

水五杯，先煮龟板、淡菜得二杯，去滓，入阿胶，上火烊化，内鸡子黄，搅令相得，再冲童便，顿服之。

【提要】本条论述下焦温病发哕的证治。

【释义】下焦温病既有手足发痉厥冷，又见呃逆频频（俗称打呃），脉象细而弦劲有力的，此为肝肾阴虚而动风所致，用小定风珠治疗。哕证可发生于温病的上焦、中焦和下焦不同阶段，一般发于下焦者属虚证，其哕声亦多断续而声低无力，主要原因为下焦肝肾阴虚，虚风内动，冲气上逆。因此，本证并非单纯哕证，实际上还兼有阴虚动风。因此临床还可伴见手指蠕动、心悸、神倦、舌干绛少苔等症状，治疗选用小定风珠以育阴潜阳息风。治疗上不能立足于降逆止呃，而应主以育阴潜阳息风。方中阿胶、鸡子黄滋阴养血；淡菜咸寒滋肾、育阴潜阳；龟甲生用，取其滋养阴液、潜镇风阳之功；佐以童便以引虚热下行，并可助平息风阳。

【临床心悟】

呃逆一般治胃，以和胃降逆止呃为大法。然本条所论呃逆与肝有关，治疗上采取了平肝息风的方法。膈肌是一块肌肉，当阴液亏虚失于濡养时，也会发生痉挛而出现过度的动，从而引起呃逆发作。对于该证，吴氏确立的治法为甘寒咸法，用方为小定风珠。吴鞠通认为：鸡子黄实土而定内风，龟甲补任而镇冲脉，阿胶沉降，补液而息肝风。淡菜补阴中之真阳，潜真阳之上动。童便为使，以浊液仍归浊道。该方所用药物皆为血肉有情之品，功善滋阴养肝以息风。临床上对于热病后期，阴

液亏耗而出现呃逆，症见舌红少苔、脉弦细者，可从本法论治。吴鞠通采用息风法治呃逆揭示了治疗呃逆的又一思路。

【原文】热邪久羁，吸烁真阴，或因误表，或因妄攻，神倦瘛疭，脉气虚弱，舌绛苔少，时时欲脱者，大定风珠主之。(16)

此邪气已去八九，真阴仅存一二之治也。观脉虚苔少可知，故以大队浓浊填阴塞隙，介属潜阳镇定。以鸡子黄一味，从足太阴，下安足三阴，上济手三阴，使上下交合，阴得安其位，斯阳可立根基，俾阴阳有眷属一家之义，庶可不致绝脱欤！

大定风珠方（酸甘咸法）

生白芍六钱　阿胶三钱　生龟板四钱　干地黄六钱　麻仁二钱
五味子二钱　生牡蛎四钱　麦冬连心，六钱　炙甘草四钱　鸡子黄生，
二枚　鳖甲生，四钱

水八杯，煮取三杯，去滓，再入鸡子黄，搅令相得，分三次服。喘加人参，自汗者加龙骨、人参、小麦，悸者加茯神、人参、小麦。

【提要】本条接上条再论述虚风内动的证治。

【释义】热邪久留不解，消烁耗损下焦肾阴，成因为误用辛温解表，或因为滥用苦寒攻下，均可导致人体阴液亏损，阴精亏虚而心神失养，可见患者精神萎靡困倦。水不涵木则虚风内动，出现手足搐搦。真阴大伤则脉象虚弱无力，舌质红绛而苔少。本证特点是"邪少虚多"，如阴精耗伤过甚，随时都会发生虚脱现象，治以大定风珠滋阴息风。方中以三甲复脉汤滋阴潜阳息风，并加入五味子、鸡子黄重在滋阴。

【临床心悟】

1. 复脉汤类方病机演变整体观

由炙甘草汤到大定风珠的系列变化方剂，温病中习惯称其

为复脉汤类方。如果从图 36 记忆各方组成及功效，一目了然，并且能记住多个相关方剂。炙甘草汤病机为阴阳两虚，或气血不足，或气阴不足，体现了阴阳两类药同用的法则。加减复脉汤去除阳药加白芍，适应于肾阴虚证。在此基础上再加上三味介类药物潜阳息风，就成了三甲复脉汤，用于阴虚动风证。牡蛎、鳖甲、龟甲三味都是用生的，取其潜阳力较著特点。若再加入五味子及鸡子黄，名大定风珠，适宜于纯阴虚无邪证。

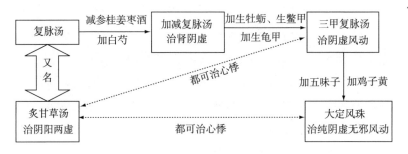

图 36　复脉汤类方示意图

2. 润物细无声，王道无近功

"以大队浓浊填阴塞隙"是大定风珠方剂的药味特点，方中药物一派腥浊浓腻，无病之人胃不弱者也难以下咽，故本方在实际运用时，根据病情能少一味就少一味，量能少些就少些。方中药物大多属王道药物，血肉有情之品，长服久服才可能发挥疗效。阴虚患者又需久服，不是几剂就能见效，长期服用，患者不易耐受，会导致胃气呆滞，纳差食少。脾胃失于运化水谷，气血津液生成必然不足，故本方服用时顾护胃气极其重要。除了用量及药味上要根据病情适当减少外，还要注意以下几个方面：一是在方中可加入砂仁、陈皮、怀山药、白术等理气健脾药，防止腻药呆滞，起到助脾胃运化之职。二是服用 2～3

周，可以停 3～5 天继续服用。三是根据病情，服用一段汤剂后，可改用丸药续用。

3. 牡蛎、鳖甲、龟甲药物解析

牡蛎、鳖甲、龟甲属介类药物，其性味咸寒，入肝经。《慎柔五书·师训第一》曰："鳖甲、牡蛎，介类潜阳而又清灵不腻。"叶天士善用介类潜阳方治疗肝火、肝阳证所致的晕眩、惊悸、不寐、癫痫、虚劳、遗精、痉厥等。《临证指南医案·肝风》说："凡肝阳有余，必须介类以潜之。"

（1）牡蛎　牡蛎是牡蛎科动物长牡蛎、大连湾牡蛎或近江牡蛎的贝壳。《本经》中载有海洋药物约十种，其中牡蛎被列为上品。诗人李白曾有"天上天下，牡蛎独尊"的题句，也是传统的既是食品又是药品的食物品种之一。牡蛎性寒，味咸，归肝、肾经。具有重镇安神、平肝潜阳、软坚散结、收敛固涩的功能。临床上广泛用于治疗惊悸、失眠、耳鸣、眩晕、自汗、盗汗、遗精、崩漏带下、胃痛、泛酸、淋巴结核、甲状腺肿大等。临床每遇汗出、失眠、带下、惊悸等，我常用牡蛎 20～30g，有较好的效果。应用时注意以下几个方面：①注意生用还是煅用。生用能平肝潜阳、软坚散结，煅用能收敛固涩。生用镇惊、清热，煅用止汗、止带。②虚证实证皆可，用量可大些，20～50g。

（2）鳖甲　鳖甲为鳖科动物鳖的背甲，又名上甲、团鱼甲。味咸，性微寒，归肝、肾经。始载于《神农本草经》，列为中品。具有滋阴潜阳、软坚散结、退热除蒸等功能。常用于阴虚发热、劳热骨蒸、虚风内动、经闭、癥瘕、久疟、疟母等病。鳖甲具有抗肝纤维化、肺纤维化、肾纤维化以及抗肿瘤和调节免疫等作用，我常用其治疗阴虚发热证，效果很好。龟甲与鳖甲作用稍有不同。鳖甲用药为其背甲，潜阳清热作用显著，而龟甲用药为腹甲，偏于滋阴。使用时应注意：①若与轻清芳香植物类药同煎，此药宜打碎先煎。②用量可在 30 ~ 50g 之间。③要查看鳖甲质量，有些鳖甲质量欠佳，为餐饮行业食后的副产品，不可用。

（3）**龟甲** 龟甲为龟科动物乌龟的腹甲，临床常作补益肾阴药使用。味甘、咸，性寒，归肝、肾、心经，有滋阴潜阳、益肾强骨、养血补心之功。肾主骨生髓，脑为髓之海，因此，我在临床上凡见到骨骼病、脑病过程中辨证有肾阴虚或肾精不足者常用，如颈椎病、膝骨关节炎、帕金森病等。对于严重阴液不足而阳亢者也常用其滋阴潜阳，如治疗绝经前后诸症所表现出的烦躁不安、口干舌燥、时有发热等有较好效果。

4. 吴鞠通三焦养阴方

《温病条辨》中养阴多用甘寒、咸寒、酸寒等养阴药物组成，以治疗上中下三焦阴伤病变，其所治病变及养阴方法可从图 37 一目了然。

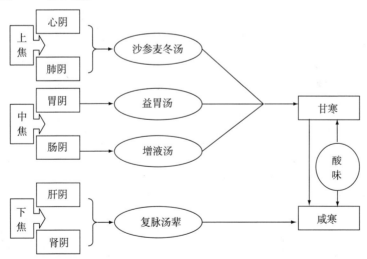

图37 吴鞠通三焦养阴药方图

【原文】少腹坚满，小便自利，夜热昼凉，大便闭，脉沉实者，蓄血也，桃仁承气汤主之，甚则抵当汤。(21)

少腹坚满，法当小便不利，今反自利，则非膀胱气闭可知。夜热者，阴热也；昼凉者，邪气隐伏阴分也。大便闭者，血分结也。故以桃仁承气通血分之闭结也。若闭结太甚，桃仁承气不得行，则非抵当不可，然不可轻用，不得不备一法耳。

桃仁承气汤方（苦辛咸寒法）

大黄五钱　芒硝二钱　桃仁三钱　当归三钱　芍药三钱　丹皮三钱

水八杯，煮取三杯，先服一杯，得下止后服，不知再服。

抵当汤方（飞走攻络苦咸法）

大黄五钱　虻虫炙干为末，二十枚　桃仁五钱　水蛭炙干为末，五分

水八杯，煮取三杯，先服一杯，得下止后服，不知再服。

【提要】本条论述下焦蓄血证治。

【释义】下焦温病小腹部坚硬胀满，小便正常，入夜身体发热，白天热退身凉，大便秘结，脉象沉实有力的，属于下焦蓄血证，用桃仁承气汤治疗。方中大黄、芒硝通闭破结，使瘀热通过肠道下行；配伍当归、桃仁、芍药、丹皮破瘀活血、凉解血热。若瘀血蓄结较甚者，可用抵当汤破血散瘀。

【临床心悟】

1. 下焦蓄血辨部位

桃仁承气汤用于热瘀互结下焦证。下焦部位较多，临床应用时需详辨。如文中所述少腹坚满，小便自利，大便秘或大便色黑，为瘀血互结肠道。某些肠道的肿块、肠道出血、腹部手术后高热、痢疾等可以参照此类辨治。若少腹坚满，小便不利，大便正常，为瘀热互结在肾与膀胱。某些肾积水、前列腺炎或前列腺肥大、急性泌尿系炎症、肾结石、肾衰等符合此类病机

者，可用桃仁承气汤治疗。若女性患者少腹坚满，二便都正常，但出现月经不利，此为瘀热互结胞宫，某些宫外孕、卵巢囊肿、闭经、痛经等病，也可按此诊治。

2. 虫类活血力猛效著

吴氏认为，若是桃仁承气汤活血力量轻，可改用抵当汤。抵当汤中水蛭、虻虫均是活血化瘀力宏者。

（1）水蛭　水蛭消散肿块：子宫肌瘤、卵巢囊肿等肿块或者闭经，因气血瘀滞之癥积瘕痕，非一般药物所能攻逐，只有虫类祛瘀药才能搜剔追拔，缓攻渐消。我曾治卵巢囊肿数例，在辨证方中加入水蛭 6～10g 水煎服或用水蛭粉 3～6g 冲服，效果明显。因瘀血引起的闭经，用一般活血方药不效者，也可加用水蛭粉。此药因有腥臭味，最好装入胶囊中吞服。张锡纯指出水蛭"最宜生用，甚忌火炙"，故多以生用。该药破血消瘀效力缓和而持久，使瘀血积聚消于无形，可长期应用。气血阴阳亏虚者分别配伍相关类药物。有实邪者，辨证伍以祛邪药。

（2）虻虫　虻虫是一味破血逐瘀药物，作用多面。《神农本草经》记载蜚虻"味苦微寒，主逐瘀血，破下血积、坚痞癥瘕、寒热，通利血脉及九窍"。该药效力猛烈，《本草从新》谓其"攻血遍行经络""堕胎只在须臾"。因易伤正气，故气血虚甚、形体羸瘦者忌用。此药多用于病势急骤、正气未亏的蓄血重证。本条抵当汤中虻虫与水蛭相须为用，一飞一潜，可使破血攻瘀之力更为峻猛。

3. 桃核承气汤与桃仁承气汤证治异同

桃核承气汤为东汉张仲景《伤寒论》方，桃仁承气汤方在明代吴又可《温疫论》、清代吴鞠通《温病条辨》与俞根初《通俗伤寒论》中都有其名。都以桃仁、大黄和芒硝为主药，同具泻热通下、逐瘀活血之效，皆治瘀热结于下焦之蓄血证。方名仅一字之差，其组成、功效、主治皆同中有异，不能混为一谈。

（1）张仲景之桃核承气汤　出自于《伤寒论》第106条，由桃仁、桂枝合调胃承气汤而成。桃核承气汤药精力专，配伍辛温之桂枝，以逐瘀通经见长，适用于太阳病，表邪化热入里，瘀热内结之蓄血轻证。

（2）吴又可之桃仁承气汤　在张仲景方基础上，以当归易桂枝，加入芍药（赤芍）和牡丹皮而成。芍药（赤芍）清热凉血、散瘀止痛，牡丹皮清热凉血、活血散瘀。本方重在清热凉血、活血散瘀，体现了温病热入血分重在凉血活血之意。

（3）俞根初之桃仁承气汤　见于《通俗伤寒论》。由桃核承气汤去桂枝，合失笑散，加犀角、生地而成，兼具化瘀止痛，解毒凉血功效。主治下焦瘀热蓄血。症见其人如狂，谵语，小腹串痛，带下如注，腰痛如折者。不但具有吴又可桃仁承气汤之功用，而且运用犀角、地黄，其清热凉血的力量更强，还能散结止痛。

【原文】暑邪深入少阴消渴者，连梅汤主之；入厥阴麻痹者，连梅汤主之；心热烦躁神迷甚者，先与紫雪丹，再与连梅汤。（36）

肾主五液而恶燥，暑先入心，助心火独亢于上，肾液不供，故消渴也。再心与肾均为少阴，主火，暑为火邪，以火从火，二火相搏，水难为济，不消渴得乎！以黄连泻壮火，使不烁津，以乌梅之酸以生津，合黄连酸苦为阴；以色黑沉降之阿胶救肾水，麦冬、生地合乌梅酸甘化阴，庶消渴可止也。肝主筋而受液于肾，热邪伤阴，筋经无所秉受，故麻痹也。再包络与肝均为厥阴，主风木，暑先入心，包络代受，风火相搏，不麻痹得乎！以黄连泻克水之火，以乌梅得木气之先，补肝之正，阿胶增液而息肝风，冬、地补水以柔木，庶麻痹可止也。心热烦躁神迷甚，先与紫雪丹者，开暑邪之出路，俾梅、连有入路也。

连梅汤方（酸甘化阴酸苦泄热法）

云连二钱　乌梅去核，三钱　麦冬连心，三钱　生地三钱　阿胶二钱

水五杯，煮取二杯，分二次服。脉虚大而芤者，加人参。

【提要】　本条论述暑邪深入厥阴少阴的证治。

【释义】　暑邪深入下焦、灼伤肾阴，造成心火亢盛而肾阴涸竭，水不济火而出现消渴不已之症时，就应当用连梅汤治疗。方中黄连清心火，乌梅配黄连酸苦泄热以增泻火之力。阿胶甘平，养心肾之阴，麦冬、生地甘寒养阴，三者与乌梅配伍起到酸甘化阴以加强生津养液之功。若邪热深入下焦厥阴，肝主筋的功能受损，或同时有暑入包络，手足厥阴同病，风火相搏，都可以出现麻痹之症，这时也可用连梅汤治疗。不仅因为肝肾同源，肝受液于肾，而且乌梅可敛肝，阿胶可滋阴而平息肝风。若神识昏蒙较甚者，此为心窍已闭，则应先用紫雪丹开窍，再予连梅汤泄热敛阴。

【临床心悟】

1. 酸甘化阴、酸苦泄热法的连梅汤

连梅汤用于温病后期，既有热又有阴伤的病机。酸味药的使用是本方的特点，其理论根据源于《素问·至真要大论》"热淫于内""火淫于内"采取"以酸收之"的治法。吴昆对"以酸收之"的注解是："热散于诸经，以酸收之。"张介宾在《类经·天地淫胜病治》中注云："热盛于经而不敛者，以酸收之。"由此可见，温病过程中若有热邪充斥诸经，在用苦味药的同时，用酸味既可养阴，收敛散于诸经之热，又可防苦燥太过，故本

方运用乌梅配黄连起到酸苦泄热之功。阿胶、麦冬、生地皆为甘味药，甘味可益胃滋阴，与酸味乌梅配合，一敛一滋，酸甘化阴，共同达到滋益脾胃津液之目的。因而，连梅汤一方中体现了酸苦泄热、酸甘化阴的两种性味配伍思想。

2. 五味两两相配的作用、代表方及适应证

（1）酸味＋苦味→酸苦泄热　代表方剂连梅汤等。酸味乌梅配伍苦味黄连，起到酸苦泄热作用，用于热邪伤阴证。

（2）酸味＋甘味→酸甘化阴　代表方剂生脉散等。酸味的五味子配伍甘味的麦冬，起到养阴生津作用，用于阴伤证。

（3）甘味＋苦味→合化阴气　代表方冬地三黄汤（《温病条辨》：麦冬、黄连、苇根汁、元参、黄柏、银花露、细生地、黄芩、生甘草）等。甘味的生地配伍苦味的黄连，起到合化阴气作用，用于热盛阴伤证。

（4）辛味＋苦味→辛开苦降　代表方《温病条辨》中的小陷胸加枳实汤等。辛味的半夏配伍苦味的黄连，起到辛开苦降，调畅气机作用，用于湿热或痰热证。

（5）酸味＋辛味→酸收辛散　吴鞠通说"升发阳气最速"。代表方剂小青龙汤（《伤寒论》：麻黄、桂枝、白芍、干姜、细辛、半夏、五味子、甘草）等。酸味五味子配伍辛味的麻黄或细辛，起到酸收辛散作用，防止辛散伤肺，达到助肺气、主治节而升阳气目的，用于肺系外有风寒，内有水饮证。

（6）辛味＋甘味→辛甘化阳　代表方剂桂枝甘草汤（《伤寒论》：桂枝、甘草）等。辛味桂枝配伍甘味药甘草，起到辛甘化阳作用，用于阳虚证。

（7）酸味＋咸味→酸咸滋肾　代表方剂大定风珠等。酸味五味子配伍咸味的龟甲、鳖甲等，起到酸咸滋补肾阴作用，用于肾阴虚动风遗精、盗汗等。

（8）辛味＋咸味→辛散咸软　代表方剂海藻玉壶汤（《医宗金鉴》：海藻、昆布、海带、半夏、陈皮、青皮、连翘、象贝母、当归、川芎、独活、甘草）等。辛味的青皮、川芎配伍咸味的海藻、昆布等，起到软坚、散结、化顽痰作用，用于痰气郁结证。

（9）苦味＋咸味→苦降咸软　代表方大承气汤（《伤寒论》：大黄、芒硝、枳实、厚朴）等。苦味的大黄配伍咸味芒硝，起到降下作用，用于热结证。

（10）甘味＋咸味→甘咸补润　代表方右归丸等。甘味药山药、枸杞等配伍咸味药鹿胶，起到甘补咸润的作用，用于肾阳虚证。

以上五味两两之间配伍所产生的作用及治疗的证候（图38），并不是唯一的、固定的。药有四气寒热温凉的不同，四气五味的不同配伍会出现非常多的作用，上面所列只是一般规律，

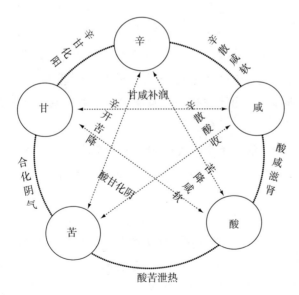

图38　五味配伍作用图

切不可认为是唯一作用及唯一适应证，只是罗列大概，旨在让人们认识中药性味配伍的重要性。临床处方时，若掌握了药物的性味及配伍作用，即使没有背诵很多方剂，通过药物的性味加减，也能处以合理有效的方剂。

【原文】湿温久羁，三焦弥漫，神昏窍阻，少腹硬满，大便不下，宣清导浊汤主之。(55)

此湿久郁结于下焦气分，闭塞不通之象，故用能升、能降、苦泄滞、淡渗湿之猪苓，合甘少淡多之茯苓，以渗湿利气；寒水石色白性寒，由肺直达肛门，宣湿清热，盖膀胱主气化，肺开气化之源，肺藏魄，肛门曰魄门，肺与大肠相表里之义也；晚蚕砂化浊中清气，大凡肉体未有死而不腐者，蚕则僵而不腐，得清气之纯粹者也，故其粪不臭不变色，得蚕之纯清，虽走浊道而清气独全，既能下走少腹之浊部，又能化浊湿而使之归清，以己之正，正人之不正也，用晚者，本年再生之蚕，取其生化最速也；皂荚辛咸性燥，入肺与大肠，金能退暑，燥能除湿，辛能通上下关窍，子更直达下焦，通大便之虚闭，合之前药，俾郁结之湿邪，由大便而一齐解散矣。二苓、寒石，化无形之气；蚕砂、皂子，逐有形之湿也。

宣清导浊汤（苦辛淡法）

猪苓五钱　茯苓五钱　寒水石六钱　晚蚕砂四钱　皂荚子去皮，三钱

水五杯，煮成两杯，分二次服，以大便通快为度。

【提要】本条论述湿温大便不通而湿浊上蒙的证治。

【释义】湿温日久见神昏，少腹硬满，大便不下，此为湿邪久郁下焦，肠道气机受阻，传导功能失常，湿浊污垢逆而上蒙清窍所致，与热入心包、热结肠腑所致的神昏不同。本证当以

宣清导浊法以祛湿荡涤肠中浊污。用皂荚、蚕砂配合猪苓、茯苓、寒水石，以宣湿、化湿、利湿。湿邪得解，则气机调畅；浊气下行，则大便自通；清气上升，则神昏自可随之而解。

【临床心悟】

1. 少腹硬满，大便不下为湿

少腹硬满，大便不下，一般情况下当考虑有阳明热结，大肠腑气不畅，应该用泻热通下的承气汤类方治疗。本条所论大便不通，非阳明热结，而是由于肠中湿邪太重阻滞了气机，导致大肠腑气不畅，影响其传导功能，即吴鞠通所说的"湿久郁结于下焦气分，闭塞不通之象"。此证大便不通不能用承气汤攻下，当用祛除湿邪、宣清导浊、调畅肺肠气机之法，使湿邪从小便而走，从肺脏而宣，气机通畅则大便自可通利。本条患者神昏、大便不通并见，体现了脑肠互动的特点。临床上如肾衰竭、尿毒症、部分肝昏迷、肺性脑病等患者，非常类似于本条的表现，治疗上应抓住湿热阻窍病机。心窍不利则神昏，后阴之窍不利则大便不通，前阴之窍不利则少尿、无尿等。另一方面，湿邪阻滞于肠，一般多表现为泄泻，故有"湿盛则濡泄""治泄要祛湿"之说，而本条虽是湿邪重，但出现大便不通，因此，同一种病理可产生相反的两种症状，临床不可不知。

2. 蚕之特性与临床应用

杨栗山《伤寒瘟疫条辨·散剂类》中对僵蚕的生理特性进行了描述："味辛咸，性平，气味俱薄，升也，阳中之阳也。三眠三起，生于甲木，成于丙火，胎于午土，僵得金水之化，色白而不腐，喜燥恶湿，食桑叶而不饮，有大便无小便。余因其不饮，而用之不饮之病；因其有大便，而用治大便不通之病。"蚕砂为蚕之粪便，"其粪不臭不变色，得蚕之纯清，虽走浊道而清气独全"。性味甘温，入肝、脾、胃经，有燥湿、祛风、和胃化浊、活血定痛之功。在宣清导浊汤中用蚕砂治大便不通，正如吴鞠通所说："能下走少腹之浊部，又能化浊湿而使之归清，以己之正，正人之不正也。"

"僵蚕为温病之圣药"（《伤寒瘟疫条辨·散剂类》）。我临床上每遇外感发热患者，僵蚕必用，退热较快。民间也有用蚕砂配竹茹、陈皮治疗外感发热者，效亦良。桑叶、蚕、蚕砂，此三味药物在治疗病证上应有相似之处，临床用之，亦的确如此。如桑叶止汗到蚕砂的止血，由桑叶的息风到蚕砂的止痉挛，由桑叶的止咳到僵蚕的止咳，由桑叶治疗糖尿病到蚕砂治疗消渴等等，都是药物的整体观再现，学习或临床应用时，应当整体思考。

另外，吴鞠通说："大凡肉体未有死而不腐者，蚕则僵而不腐。"之所以如此，是因为其"得清气之纯粹者也"。蚕以桑叶为食，若人类平时饮食中适当增添一些桑叶的茶饮或食物，一定也会对身体有益，减少疾病的发生。

3. 皂荚善开肺肠之闭

皂荚辛温，有小毒，归肺、大肠经。功能祛痰止咳，开窍通闭，杀虫散结。《本草纲目·皂荚》中说："皂角，味辛而性燥，气浮而散。吹之导之，则通上下诸窍。服之则治风湿痰喘肿满，杀虫。涂之则散肿消毒，搜风治疮。"

（1）皂荚归肺经　肺主皮毛，开窍于鼻，故凡因顽痰、湿浊等病理因素阻于肺、皮肤、鼻等胶结难除者，如咳喘、皮肤病、鼻炎等皆可用其治疗。《药品化义》说："皂荚，为搜痰快药。"受皂荚做肥皂之启发，临床上用于洗涤皮肤污浊，治疗湿疹、疥疮、青年痤疮、手足癣、瘢痕疙瘩等。

（2）皂荚归大肠经　《本草经疏》谓其有"疏导肠胃壅滞，洗垢腻，豁痰涎，散风邪"之功。因此，皂荚治疗小儿疳积、小儿厌食症、虫证等有一定疗效。用时火煅存性，研末内服。

（3）皂荚开诸窍　心窍、鼻窍、膀胱窍等皆可开，用于昏迷、鼻塞流涕、膀胱尿潴留等，可以研末吹鼻孔中取嚏法治疗。古代医家有以皂荚为主药的通关散（《丹溪心法附余》卷一：细辛、猪牙皂角）、稀涎散（《儒门事亲》卷十二：猪牙皂角、绿矾、藜芦）等验方，治疗中风痰厥神识昏迷之证而流传于今。《神农本草经》言其"利九窍"，《本草汇言》也有"治诸窍不通，因气、因痰、因风、因火，暴病闭塞者，猪牙皂荚（去皮、弦、子、炒），为细末，吹入鼻内即通"之说，临床可供参考。

卷四 杂说

汗 论

【原文】汗也者，合阳气阴精蒸化而出者也。《内经》云：人之汗，以天地之雨名之。盖汗之为物，以阳气为运用，以阴精为材料。阴精有余，阳气不足，则汗不能自出，不出则死；阳气有余，阴精不足，多能自出，再发则痉，痉亦死；或熏灼而不出，不出亦死也。其有阴精有余，阳气不足，又为寒邪肃杀之气所搏，不能自出者，必用辛温味薄急走之药，以运用其阳气，仲景之治伤寒是也。《伤寒》一书，始终以救阳气为主。其有阳气有余，阴精不足，又为温热升发之气所铄，而汗自出，或不出者，必用辛凉以止其自出之汗，用甘凉甘润培养其阴精为材料，以为正汗之地，本论之治温热是也。本论始终以救阴精为主。此伤寒所以不可不发汗，温热病断不可发汗之大较也。唐宋以来，多昧于此，是以人各著一伤寒书，而病温热者之祸亟矣。呜呼！天道欤？抑人事欤？

【提要】本条从汗论述伤寒与温病治法的不同。

【释义】阴精通过阳气的蒸化而产生汗。《内经》说：人体的汗，就好像自然界的雨。因为，汗液是用阴精作为材料，又要通过体内阳气的鼓舞运行，才能将汗排出体外。如果阴精有余而阳气不足，不能蒸化津液，就可产生汗不能自出现象。若阳气极虚，不能蒸汗，则病情较重。若阳热亢盛而阴精不足，多数情况下表现为有汗，此时如再用发汗的方法就会造成体内阴液更伤，甚至使筋脉失去滋养而发生抽筋，即痉证。痉证也是非常危险的病证，如用熏灼的治法来强发其汗，但仍无汗的，表明体内的阴液已十分亏虚，也是一种很危险的病证。一般来说，如阴精没有明显的耗伤，但体内阳气不足，又感受了具有肃杀收引性质的寒邪而产生的病证，没有出汗，这时的治疗必须用辛温味薄、发散力量较强的药物来鼓动阳气，可用《伤寒论》中的方药治疗。《伤寒论》是一部始终强调救阳气的书。温病阳气有余，阴精不足，又感受温邪，而汗自出，或不出者，一定要用辛凉药物以止其自出之汗，用甘凉甘润培养其阴精材料，是温热性疾病治汗的正确方法。本书始终以救阴精为主。对伤寒初起不能不用辛温解表发汗治法，而对温病的治疗却绝对不能用辛温发汗法。然而，自唐宋以来，许多医家对于这一点却搞不清楚，只是各人对《伤寒论》进行注释，写了不少的《伤寒论》注本，用治疗伤寒的方法来治温病，给温病患者造成了极大的祸害。哎呀！这是天意命运的安排呢？还是人为所造成的呢？

【临床心悟】

汗产生的公式：《素问·阴阳别论》谓："阳加于阴谓之汗。"结合吴鞠通所论，汗的产生可用下列公式表示：

$$\boxed{阳} + \boxed{阴} \xrightarrow{腠理} \boxed{汗}$$

从图中可以看出，汗需要三个条件，一是阳气，出汗的动力；二是阴精，汗产生的物质基础；三是腠理，汗出的通道。三者任何一方出现问题，都会产生汗出的异常。从脏腑来看，五脏六腑功能失常，皆可导致汗出的异常，正如《素问·经脉别论》说："故饮食饱甚，汗出于胃。惊而夺精，汗出于心。持重远行，汗出于肾。疾走恐惧，汗出于肝。摇体劳苦，汗出于脾。"

1. 无汗

对于无汗患者，从公式可以看出有以下原因：①腠理闭塞。多见于外感病卫分表证过程中，六淫邪气皆可导致卫气的功能障碍，从而使司腠理开合的功能缺失，只闭不开，会出现无汗。治宜疏表透邪，使卫气被遏的状态恢复，就可有汗。②阴津亏虚。温病过程中多见于营分证，营阴损伤，汗源不足。若是内伤疾病中，同样是阴津匮乏之人，汗的物质基础不够，不能作汗。此类无汗，只需养阴生津。③阳气不足。人体阳气动力不足，不能使津液蒸化，多见于内伤疾病中的阳虚患者。通过补益阳气，温药和之，可使津液蒸腾。

津亏无汗病案

高某，男，43岁。周身皮肤瘙痒伴无汗3月余，经服中西药物治疗未见明显好转，于2008年4月3日诊治。患者平时大便偏干，3～4日一行，近三月来便干明显，皮肤瘙痒如虫行，很少出汗，痒时心烦，口干，纳差。望其舌红，舌苔中间光剥，脉细而数。辨为阴津不足，汗源匮乏，无汗而痒。治宜养阴生津，润燥凉血。方选增液汤加减。

处方：生地20g，玄参24g，麦冬18g，沙参10g，玉竹15g，夜交藤15g，刺蒺藜15g，双花15g，知母10g，丹参15g，全瓜蒌20g，炙甘草5g。7剂，水煎服。

二诊：服药3剂后，身痒减轻；7剂服完，周身时有汗出，舌少苔现象明显好转，大便通畅，一日一次。上方加入桔梗10g，以开宣肺气，使肺更好地布散津液。再服7剂，身痒消失，皮肤汗出如常，花剥舌苔恢复。

按：见无汗而皮肤瘙痒，遂想起《伤寒论》阳明病篇196条："阳明病，法多汗，反无汗，其身如虫行皮中状者，此以久虚故也。"此患者舌脉症合参，为肺胃阴津亏虚、肌肤失养、卫气功能障碍所致，予以甘寒养阴生津法。方以增液汤为主，药量偏大以滋阴生津，配合知母、双花清热而不伤阴，全瓜蒌润肠清肺热，丹参清热凉血、活血安神，有治风先治血之义。加入夜交藤安神养心，神宁痒自止，正如《素问·宣明五气》所说："五脏化液，心为汗。"

2. 汗出

正常人因受到环境、气候、饮食等因素影响，时而出汗是正常现象。病理的汗出可从以下几个方面考虑：①阳气亢盛。阳盛动力旺的患者，蒸腾津液能力强，往往有汗出。温病多见于阳明热盛证或湿热郁蒸证。内伤疾病中出汗也说明内热较盛，可由肝、胃、肾、肺等脏腑火热引起，也可由其脏腑中的湿热郁蒸引起。此种汗出不宜止汗，清热泻火或清热祛湿，则出汗可缓解。②阴阳不和。阴和阳的每一方面不一定虚弱，只是阴阳二者不相和谐，如《伤寒论》中营卫不和证，用桂枝汤调和后，自汗则愈。③阴阳亡失。外感病或内伤病过程中，由于失治误治，会出现亡阴亡阳的现象，此证较危，需急救之。温病过程中的亡阳多是在先亡阴的基础上发生，因为发热患者，有些医生盲目使用中西医发汗药，并嘱患家"回家盖上被子发发汗""出出汗就好了"等，家人遵此，于是汗出不止，以为佳象，未加留意。过会儿观察患者，肢冷神呆或意识不清，此为汗多亡阳。内伤疾病可直接亡阳，如急性心梗等。因此，对于大汗患者，当需明辨原因，积极治疗，实证宜清，虚证宜补。

湿热汗出病案

单某，女，53岁，时发热汗出2个月，2009年7月5日初诊。患者近2个月来阵发性汗出，以下午为甚，汗出前自觉烦热，头晕，睡眠欠佳。自述所出之汗发黏，有汗臭味，小便时常发黄，大便稀不成形。曾服用玉屏风散及当归六黄汤方效果不著。现舌红，苔黄腻，脉滑数。中医辨证为湿热郁蒸。治宜清热利湿。方用三仁汤合甘露消毒丹加减。

处方：茵陈30g，连翘15g，滑石10g，黄柏10g，杏仁10g，白蔻仁9g，薏苡仁30g，厚朴10g，法半夏10g，淡竹叶10g，浮小麦20g，甘草6g。7剂，水煎服。

二诊：服药1周，出汗明显减少，其他症状也减轻，舌苔腻好转。考虑湿之来源于脾胃，上方去连翘、淡竹叶，加生白术15g，黄芪15g以健脾。7剂，水煎服。

三诊：服完2周，出汗已止，舌脉正常，嘱其注意饮食，少食辛辣肥甘生冷之物。

按：湿热病邪引起的出汗，汗出而黏，甚至汗出染衣，汗出后热仍不退或退而复升，汗出的同时，往往有烦热、胸闷等，昼夜均可发生，下午及夜间明显。辨证时以苔腻为要点，苔或白或黄，脉象濡缓或滑数。我常用三仁汤或甘露消毒丹治疗此类汗出患者，这些方药能起到宣上、畅中、渗下作用，使气畅湿行，达到营阴内守，卫外固密目的。

治病法论

【原文】治外感如将（兵贵神速，机圆法活，去邪务尽，善后务细，盖早平一日，则人少受一日之害）；治内伤如相（坐镇从容，神机默运，无功可言，无德可见，而人登寿域）。治上焦如羽（非轻不举）；治中焦如衡（非平不安）；治下焦如权（非重不沉）。

【提要】本条论述治疗外感、内伤的区别和三焦病证的治则。

【释义】治疗外感疾病，立法用药如同将军用兵（即用兵贵在神速，战术灵活机动，集中优势兵力，尽可能彻底祛除病邪，邪去后对善后的调理也务必细致，因为疾病早一日得愈，人就少受一日伤害）；治疗内伤杂病，立法用药如同宰相处理政务（即稳坐宫中，从容镇定，善于策划运筹，虽然当时看不到明显的功劳，也谈不上有德，但能使人身体健康而长寿）。治疗上焦的病变，立法用药如同羽毛一样轻扬（只有轻浮上升的药物才能到达上焦部位）；治疗中焦的病变，立法用药如同秤杆而保持平衡（只有平衡才能使中焦脾胃功能安康）；治疗下焦的病变，立法用药如同秤上的砣一样沉重（只有性质沉重的药物才能直达在下的病位）。

【临床心悟】

1. 外感病治疗思路——治外感如将

外感六淫或疫疠之邪，从外侵入人体，病的初、中期，邪势较盛，正气也未太虚，此时治疗多以祛邪为主。及时逐邪外出，客邪早去，正气自然安复。根据吴又可《温疫论》中"客邪贵乎早逐""邪不去则病不愈"的观点，采取"急证急攻""因证数攻"等原则治之，使邪气务早、务快、务尽解除。应做到：

（1）宣畅肺气，邪自外解　邪由口鼻、皮毛而入，根据《温疫论·标本》"邪自窍而入，未有不由窍而出"之论，及时地宣通肺气，是治疗外感病的关键。初期畅通腠理，极期适时宣肺。治肺之法，应取轻清，"慎不可乱投苦泄"，因肺为娇脏，若寒凉太过，易冰遏气机，导致组织硬结形成或病程延长。因而应"在表初用辛凉轻剂，夹风则加入薄荷、牛蒡之属，夹湿加芦根、滑石之流"（《温热论》）。温热之性明显者，重用辛凉、辛寒之品。方药可选麻杏石甘汤、升降散（《伤寒瘟疫条辨》：僵蚕、蝉蜕、大黄、姜黄）、银翘散、增损双解散（《伤寒瘟疫条辨》：僵蚕、蝉蜕、姜黄、防风、薄荷、荆芥穗、当归、白芍、黄连、连翘、栀子、黄芩、桔梗、石膏、滑石、甘草、大黄、芒硝）等。湿浊较甚者，"宜从开泄，宣通气机，以达归于肺，如近俗之杏、蔻、橘、桔等，是轻苦微辛，具流动之品可耳"（《温热论》）。方药可选三仁汤、藿朴夏苓汤（《医原》：藿香、姜半夏、赤苓、杏仁、生薏仁、蔻仁、猪苓、泽泻、淡豆豉、厚朴）等。

（2）清热祛湿，邪自内消　外感病一旦邪已入里，会导致里热炽盛为主，很快会呈现壮热之象，极期则热势弥漫，热不除，则变证出。因而清除里热，顿挫邪势，把握住气分关，为外感病又一重要治则。温热病邪重者，重在清气、解毒等，此时可据体质及病势选用辛寒、苦寒方药，如白虎汤、黄连解毒汤、清瘟败毒饮（《疫疹一得》：生石膏、生地黄、犀角、川连、山栀、桔梗、黄芩、知母、赤芍、玄参、连翘、甘草、丹皮、鲜竹叶）、凉膈散（《太平惠民和剂局方》：大黄、朴硝、甘草、山栀子仁、薄荷、黄芩、连翘、竹叶、蜜）、安宫牛黄丸等。湿热邪气偏重者，可用达原饮、甘露消毒丹（引《温热经纬》：滑石、茵陈、黄芩、石菖蒲、川贝母、木通、藿香、射干、连翘、薄荷、白豆蔻）、蒿芩清胆汤等。

（3）通利二便，邪自下出　温邪上受，首先犯肺，故外感病以肺为主。根据肺与大肠相表里，肺闭则肠闭，肠通则肺主治节功能可复的道理，外感病及时通腑尚不失为有效之法。根据吴又可《温疫论·标本》中提出的"导引其邪打从门户而出，可为治法之大纲，舍此皆治标"法则，及时合理地选用通腑，对于恢复肺气的宣通应当有利。运用要点遵吴又可之说："温疫可下者，约三十余证，不必悉具，但见舌黄、心腹痞满，便于达原饮加大黄下之。"（《温疫论·注意逐邪勿拘结粪》）另外加入通利小便之品对于泄热利湿也极为重要，膀胱开则肺亦开，"肺痹开则膀胱亦开"（《温病条辨·中焦篇》）。

2. 内伤病治疗思路——治内伤如相

内伤病多为外感病日久，或饮食不节、先天禀赋不足、七情内伤等因素所致。气血乖违，阴阳失调，往往寒热虚实错杂。用药必须刚柔兼顾，补泻有度，休养生息。正如宰相谋划，主次得当，详略适宜，知常达变，从容不迫。药量不宜过重，可守方续服。

3. 三焦病治疗思路

（1）治上焦如羽　如羽之意有以下几个方面。

1）立法轻扬：上焦心肺之疾，尤其是肺，位置最高，不耐寒热，为五脏六腑之华盖，外感疾病首先犯肺，立法重视轻扬上行为目的。吴瑭曰："盖肺位最高，药过重则过病所。"（《温病条辨·上焦篇》第4条注）

2）量小味少：由于受到叶天士、吴鞠通治病思想影响，我在临床上治疗外感病时，处方药味不多，一般十味左右，量也不大，确能获得较好的临床疗效。

3）短煎频服：治外感病药物的煎药时间两次都掌握在10分钟左右，否则味厚而入中焦，气散味浓不利于发挥药物轻扬上行的治病作用。《温病条辨·上焦篇》第4条注中说："肺药取轻清，过煎则味厚而入中焦矣。"

（2）治中焦如衡　《临证指南医案·脾胃》下华岫云按："盖胃属戊土，脾属己土；戊阳己阴，阴阳之性有别也。脏宜藏，腑宜通，脏腑之体用各殊也……观其立论，云纳食主胃，运化主脾；脾宜升则健，胃宜降则和。又云：太阴湿土，得阳始运，阳明阳土，得阴自安。以脾喜刚燥，胃喜柔润也。"此段说明了脾与胃之间的阴阳、寒热、升降、虚实、表里、燥润等多个生理病理特性。在所有的脏腑相表里的关系中，只有脾与胃属于相反的两种情况，因此，治疗中焦疾病，要做到"衡"，正如吴鞠通在《医医病书·治内伤须辨明阴阳三焦论》所云："补中焦以脾胃之体用各适其性，使阴阳两不相奸为要。"

1）气机升降要衡：《临证指南医案·脾胃》提出："脾胃之病，虚实寒热，宜燥宜润，固当详辨，其于升降二字，尤为紧要。"脾胃为气机升降枢纽，脾升胃降是正常生理特点。因此，治疗脾胃病宜升降同施，以保持气机升降平衡。用药时一方面要使用升降药对，如桔梗配枳壳等。另一方面，具备升降特性的药物可同时使用，如东垣升阳益胃汤，在运用健脾胃之药人参、黄芪、白术、甘草的同时，又配伍羌活、柴胡、防风升举三阳经气，黄连、白芍泻三阴郁热，体现了升清阳、降阴火的升降同施法。

2）润燥祛湿要衡：脾喜刚燥，胃喜柔润，脾为湿土喜燥，胃为燥土喜湿。外感病中不仅湿热之邪易犯脾胃，在内伤疾病中，脾湿胃燥也较易产生。因此，调脾和胃，燥湿并用，使胃阴足而能受纳腐熟，脾不湿而能主持健运，也是治疗中焦病的重要之法。常用的刚燥之药如苍术、厚朴、陈皮、砂仁、白豆蔻、草豆蔻等，柔润之药如沙参、麦冬、石斛、玉竹等。脾湿较重，用药重在刚燥；胃阴不足，用药重在凉润。但久用柔润须少佐刚燥之药，以免碍脾，如用益胃汤、沙参麦冬汤配以白术、薏苡仁、枳壳、陈皮等；久用刚燥之药，少佐柔润护阴之品，以免伤胃，如用平胃散（《太平惠民和剂局方》：苍术、厚朴、橘皮、甘草、生姜、大枣）、藿香正气散（《太平惠民和剂局方》：藿香、厚朴、苏叶、陈皮、大腹皮、白芷、茯苓、白术、半夏曲、桔梗、甘草、生姜、大枣）、王氏连朴饮（《霍乱论》：厚朴、川连、石菖蒲、半夏、香豉、焦栀、芦根）等，配伍天花粉、石斛、扁豆之属，此即燥润结合、刚柔相济之意。临床我常用芦根配半夏、知母配苍术、苍术配玄参、半夏配麦冬等润燥结合法，治疗因脾胃功能障碍导致的胃脘痞痛、消渴、咽炎等。

3）通补兼施要衡：脾病多虚，胃病多实，虚实夹杂在中焦脾胃病变中是一个常见的情况。虚多表现脾气虚、脾阳虚、胃气虚、胃阴虚等，实多表现有气滞、食积、湿阻、瘀血、火郁等。李东垣枳实导滞丸（《内外伤辨惑论》：大黄、枳实、黄芩、黄连、神曲、白术、茯苓、泽泻）、枳术丸（《脾胃论》：枳实、白术、荷叶）、木香枳术丸（《东垣试效方》：木香、枳实、白术、干姜、陈皮、炒曲、人参）等，均有通补兼施之功，或重于补虚，或重于泻实。临床上，脾虚夹有湿热、痰浊等病理因素极为常见，治疗时如果单从健脾着手，恐有腹胀、中满之虞，如单用苦寒通泄，又恐脾气受损，此时治疗宜虚实兼顾。如使用黄芪、太子参、白术等健脾扶正的同时，可加入黄连、连翘、蒲公英等清热泻实，对于脾胃虚而兼湿热者有较好效果。

胃脘颤抖病案

尚某，女，62岁。自述胃脘有颤抖感月余，于2007年4月17日初诊。患者有胃窦炎病史十余年，近月又出现胃脘有颤抖感，双手按之也不得减，甚为痛苦。口中黏腻，眼欲闭，胃脘不适，头晕，恶心欲呕，咽痛，背部发凉，舌淡红，苔薄黄，稍腻，脉滑数。此证属于湿热阻于中焦脾胃，寒热错杂，火热灼咽，背部阳气不畅。根据治中焦如衡法则，予以清热祛湿，寒热平调，利咽法。

处方：藿香10g，茵陈15g，滑石15g，连翘10g，射干9g，牛蒡子10g，黄芩9g，半夏9g，云苓15g，双花15g，栀子9g，炒杏仁9g，桔梗10g，羌活6g，荆芥6g，菖蒲10g。3剂，水煎服。

二诊：3剂服完，症大减，咽已不痛，苔腻明显好转，背部发凉亦减。但因情绪变化后症稍重，上方去茵陈、射干、桔梗、牛蒡子，加柴胡10g，香附10g，再服4剂，胃脘颤抖感消失。

按：胃脘颤抖感临床少见，是一种自我感觉的症状。此患者病因较为复杂，湿、寒、热壅滞，阴阳不调和而致。上部咽痛、中焦胃疾、外部发凉，属多因素、多部位发病。立法扼住中焦，调畅脾胃气机，寒温并用，恢复中焦如衡功能，效果明显。

（3）治下焦如权

1）立法重沉：肝肾属下焦，精血互化。病至下焦，虚证较多，故下焦肝肾病变立法宜重沉走下为主，多选血肉有情之品，如阿胶、鸡子黄、龟甲、鳖甲等。

2）味多量大：下焦证属"邪少虚多"之候。下焦阴、血、精等容易亏虚，精血所耗非甘寒之剂所能为功，每以甘咸浓浊之剂以滋填真阴，潜镇浮阳，药多取质重味厚大剂浓浊之品以补其虚。阴津血精常常相互影响，应养阴、补血、填精、潜阳等法同用，故使用药味较多，且使用量较上焦证偏大，以起到补益阴津，填精益髓之功。

3）久煎分服：甲板类及填精补肾类常为下焦常用之品，故宜久煎，取其味厚入下焦，可分早晚两次服用。

眼胀、眼肌颤病案

史某，男，50岁，干部。右侧眼胀，时有右侧面部肌肉跳动五年余。2003年9月24日初诊。患者无明显诱因出现右侧眼胀，无明显疼痛，视物清楚，胀甚则右侧面部肌肉跳动。曾到山东省各大医院、北京某眼科医院等采取中西医治疗，服用各种中西药，病情未见明显好转，失去治疗信心。经人介绍，邀我诊治。诊时形体较胖，面色红，睡眠差，夜间时烦，口干，自觉右眼胀甚，并有右侧面肌时有颤动。血压正常，饮食可，二便调。舌红，苔薄黄，脉弦细数。辨证：阴虚阳亢化风。治法：清热平肝，滋阴息风。方药：天麻钩藤饮加减。

处方：天麻 12g，钩藤 10g，龙骨 30g，龟甲 20g，鳖甲 20g，白芍 20g，黄芩 10g，栀子 6g，菊花 12g，川牛膝 10g，酸枣仁 20g，知母 10g，玄参 20g，炙甘草 6g。6 剂，水煎服。

因过国庆节，患者二诊时，共服用 12 剂，上述症状基本消失，劳累或过度用眼后，也未再加重。此时加入补肾阴之品，枸杞 10g，熟地 15g，山萸肉 20g，以防复发，再服 6 剂。后随访，病情稳定，未再反复。

按：本病眼胀、眼肌跳动属肝阳、肝风所致。肝阴导源于肾阴，肝肾不足，水不涵木，肝阳肝风妄动，病属下焦。根据"治下焦如权"法则，选用味厚质重之品，且用量偏大。肝肾阴液恢复，肌肉筋脉得以濡养，肝开窍于目功能得以正常发挥，药证合拍，效果显著。

卷五　解产难

产后宜补宜泻论

【原文】朱丹溪云：产后当大补气血，即有杂病，以末治之。一切病多是血虚，皆不可发表。张景岳云：产后既有表邪，不得不解；既有火邪，不得不清；既有内伤停滞，不得不开通消导；不可偏执。如产后外感风寒，头痛身热，便实中满，脉紧数洪大有力，此表邪实病也。又火盛者，必热渴躁烦，或便结腹胀，口鼻舌焦黑，酷喜冷饮，眼眵尿痛，溺赤，脉洪滑，此内热实病也。又或因产过食，致停蓄不散，此内伤实病也。又或郁怒动肝，胸胁胀痛，大便不利，脉弦滑，此气逆实病也。又或恶露未尽，瘀血上冲，心腹胀满，疼痛拒按，大便难，小便利，此血逆实证也。遇此等实证，若用大补，是养虎为患，误矣。愚按二子之说，各有见地，不可偏废，亦不可偏听。如丹溪谓产后不可发表，仲景先师原有亡血禁汗之条，盖汗之则痉也。产后气血诚虚，不可不补，然杂证一概置之不问，则亦不可。张氏驳之，诚是。但治产后之实证，自有妙法，妙法为何？手挥目送是也。手下所治系实证，目中心中意中注定是产后。识证真，对病确，一击而罢。治上不犯中，治中不犯下，目中清楚，指下清楚，笔下再清楚，治产后之能事毕矣。如外感自上焦而来，固云治上不犯中，然药反不可过轻，须用多备少服法，中病即已，外感已即复其虚，所谓无粮之兵，贵在速战；若畏产后虚怯，用药过轻，延至三四日后，反不能胜药矣。余治产后温暑，每用此法。如腹痛拒按则化瘀，喜按即补络，快如转丸，总要医者平日用功参悟古书，临证不可有丝毫成见而已。

【提要】本条讨论了产后病证需根据虚实性质区别治疗。

【释义】朱丹溪说：产后的患者应当大补气血，即使兼有其他杂病，也要退一步治疗。产后的一切疾病都是由血虚导致的，不可用发表一类药物。张景岳说：产后既然感受了表邪，就不得不解表；既然有火热之邪，就不得不清解；既然有内伤因素停滞，就不得不开通消导。所以不可有偏执之见。如产后外感风寒，头痛，身热，大便干而腹满，脉象紧数洪大而有力，这属表邪所致的实证。又如火邪亢盛者，可有发热口渴，烦躁不安，或大便闭结，腹部胀满，口鼻舌呈现焦黑色，喜冷饮，眼生眵，小便疼而色黄赤，脉象洪滑，这属内热所致的实证。还有产后饮食不节，以致伤食内停，属于内伤饮食所引起的实证。还有因郁怒伤肝，出现胸胁胀满，大便不爽，脉象弦滑，这属于气逆所致的实证。又有产后恶露不净，瘀血上冲，出现心腹部胀满，疼痛拒按，大便秘结，小便通利，这属于血逆所致的实证。遇到此类实证，如用大补的方法，犹如养虎为患，是错误的。我认为朱、张两位先生的说法，各有各的见解，不可片面地否定哪一家，也不可只听信哪一家。例如朱丹溪认为产后不可用发表的药物，在张仲景《伤寒论》中就有亡血家不可发汗的禁忌，因为发汗会导致痉病。虽然产后确实气血亏虚，不可不用补法，但是把杂证一概置一边而不顾，也是不妥当的，所以张景岳的辩驳是对的。但治疗产后实证自有妙法，当选法是什么？这就是手挥五弦、目送飞鸿之妙的得心应手的辨证论治之法。诊治时，虽所治是实证，但目中、心中、意中时时想到患者是产后体虚。识病准确，辨证真切，则药到病除。治疗上焦病不要侵犯中焦，治疗中焦病不要侵犯下焦。认证清楚、切脉准确、方法药物正确，治疗产后病就得心应手。假如外感病在上焦，虽说治上焦病变不要侵犯中焦，然而用药不可太轻，可采用多备少服的方法，病邪一退就可停服，外邪已退就改用补法治其虚，这好比是粮草不足的军队，贵在速战速决。如果顾虑患者产后虚弱，用药太轻，拖延三四日后，病情加重，正气越虚，反而不能承受药物的治疗。我治疗产后温病和暑病时，经常采用这种方法。如果见到腹痛拒按确有瘀血的，就用化瘀法；若是疼痛喜按的就用补虚和络法，效果很快。总之，医生平时要刻苦钻研古人著述，临证之时又不可抱有丝毫的个人成见。

【临床心悟】

1. 用功参悟古书，临证手挥目送

吴鞠通在本条中说，只有"医者平日用功参悟古书"，方可达到"手挥目送"地辨治疾病目的。道出了学好经典，参悟古书，对于临床的重要性。强调"学者必不可不尊经，不尊经则学无根底，或流于异端"。认为"《灵枢》《素问》《神农本草经》《难经》《伤寒论》《金匮玉函经》，为医门之经；而诸家注论、治验、类案、本草、方书等，则医之子、史、集也。"（《温病条辨·杂说·医书亦有经子史集论》）

经典是中医的基础。欲学好中医，并在理论研究中有所创新，就必须重视经典的学习。从现在临床上看，中医大夫遇到疑难病例或疗效不好时，有多少人从经典、古人的智慧中寻求答案呢？现代的医生，案头大多备有西医书籍，中医研究生们的床前大都是分子生物学、外语一类的现代书，有多少人在真正关心中医经典理论的研究呢？经典需要反复钻研，方能从中获得对临床有价值的东西，正如苏东坡所说："故书不厌百回读，熟读深思子自知。"

这些经书是国学经典中医药理论及文化的主要根本源泉。言简理奥的中医古典经文，不仅承载着专业知识，而且蕴藏着中华大智慧及优秀人文素养。学用经典，会自觉不自觉地诵读着美而流畅的语句，思考着蕴含的古代文化及世间哲理，想象着古人生活的方式和环境，感受着、传承着中华大而美的文化，熏陶着内心，提高着人们的人文素养。

经典是中医理论之根、中医文化之本、中医思维之源、中医临床之泉，是中医学术、中医思维、中医文化的载体，是中医教育的核心内容，是中医各学科理论基础的桥梁和纽带。

2. 不泥古今所言，辨证论治为根

本条最后吴鞠通分析了学好经典、明晰诸家注说的重要性，但同时又指出"临证不可有丝毫成见而已"。即以临床辨证为根，不可拘泥于他人成见。现在很多人喜欢中医，这对于中医的发展有益。但也要看到，有些人打着中医治病、中医养生的旗号，不加辨证地将某法、某方、某药、某食物等，推向受众的广大群体，结果是蒙蔽欺骗了百姓，损害了中医形象，最后也毁了自己。中医有各家学说，作为医者，不应以一家一言一派而治天下，当互相参悟，师古而不泥古。整体观念、辨证论治是中医治病、中医养生所必须遵守的，这八个字是一个真正的中医人一辈子在他的脑海和血液里贮藏和流淌的音符，少了这八个字，就奏不出华丽的乐章！

产后病的治疗，辨证论治是关键，但产后体虚必须顾及。吴鞠通说："手下所治系实证，目中心中意中注定是产后。"说明产后病的治疗虽是实证，仍要不忘补虚，不忘产后这种体质，体现了因人制宜原则，对临床有重要指导意义。《景岳全书·妇人规》云："凡产后气血俱去，诚多虚证。然有虚者，有不虚者，有全实者。凡此三者，但当随证、随人，辨其虚实，以常法治疗，不得执有成心，概行大补，以致助邪。"如对产后痉病、郁冒、大便难三大证，吴氏提倡滋阴增液，主张用三甲复脉汤、大小定风珠及专翕膏来治疗，因为六方"皆能润筋，皆能守神，皆能增液故也"。对产后瘀血证，应审虚实，不可盲目应用生化汤，提出有瘀则化瘀，无瘀则补络的原则。对于产后虚证，当从护养肝、肾入手。针对产后虚寒证，创立通补奇经丸（《温病条辨·解产难·保胎论二》：鹿茸、紫石英、龟甲、枸杞子、当归、肉苁蓉、小茴香、鹿角胶、沙苑蒺藜、补骨脂、人参、杜仲）、天根月窟膏（《温病条辨·解产难·保胎论二》：鹿茸、乌骨鸡、鲍鱼、鹿角胶、鸡子黄、海参、龟甲、羊腰子、桑螵蛸、乌贼骨、茯苓、牡蛎、洋参、菟丝子、龙骨、莲子、桂圆肉、熟地、沙苑蒺藜、白芍、芡实、归身、小茴香、补骨脂、枸杞子、肉苁蓉、黄肉、紫石英、生杜仲、牛膝、草薢、白蜜），均为后世妇科临床所常用。

产后发热病案

林某，女，23岁。2011年10月8日在某市级人民医院产科顺产一男婴。产后第2天开始发热，测体温39℃，持续3天发热不退，经用抗生素及解热药，仍发热。邀我会诊，体温波动在38℃～39℃之间，咳嗽，咽痛，欲呕，晚上发热重，鼻塞，头痛，舌淡，苔薄黄稍腻，脉浮缓。此证辨为风热袭于肺卫，治宜疏风泄热。考虑患者为产后，不可一味祛邪，需佐以补益气血。方选银翘散加减。

处方：金银花15g，连翘10g，僵蚕10g，蝉蜕10g，炒杏仁10g，桔梗10g，青蒿15g，羌活10g，荆芥10g，党参10g，竹叶6g，芦根10g，炙甘草5g。2剂，水煎服。

第2天下午其家人来电话告之，服用一剂体温已退，第二剂服完，体温完全恢复正常，未再发热。

按：本证以实证为主，故以清热祛邪为法。产后宜温，故在清热的同时，加入羌活、荆芥等辛温药以透表，防止凉药冰遏；产后气血不足，故加少量党参以补益气血，增强正气，以祛邪外出。产后补气之法，遵吴鞠通《温病条辨·解产难·产后当补心气论》中说："产后心虚一证，最为吃紧。盖小儿禀父之肾气、母之心气而成，胞宫之脉，上系心包，产后心气十有九虚，故产后补心气亦大扼要。"

卷六　解儿难

儿科用药论

【原文】世人以小儿为纯阳也，故重用苦寒。夫苦寒药，儿科之大禁也。丹溪谓产妇用白芍，伐生生之气，不知儿科用苦寒，最伐生生之气也。小儿，春令也，东方也，木德也，其味酸甘，酸味人或知之，甘则人多不识。盖弦脉者，本脉也，经谓弦无胃气者死，胃气者，甘味也，木离土则死，再验之木实，则更知其所以然矣。木实唯初春之梅子，酸多甘少，其他皆甘多酸少者也。故调小儿之味，宜甘多酸少，如钱仲阳之六味丸是也。苦寒之所以不可轻用者何？炎上作苦，万物见火而化，苦能渗湿。人，倮虫也，体属湿土，湿淫固为人害，人无湿则死。故湿重者肥，湿少者瘦；小儿之湿，可尽渗哉！在用药者以为泻火，不知愈泻愈瘦，愈化愈燥。苦先入心，其化以燥也，而且重伐胃汁，直致痉厥而死者有之。小儿之火，唯壮火可减；若少火则所赖以生者，何可恣用苦寒以清之哉！故存阴退热为第一妙法，存阴退热，莫过六味之酸甘化阴也。唯湿温门中，与辛淡合用，燥火则不可也。余前序温热，虽在大人，凡用苦寒，必多用甘寒监之，唯酒客不禁。

【提要】本条论述儿科用药应慎苦寒，宜甘多酸少。

【释义】现代社会上的人认为小儿为纯阳之体，所以重用苦寒之药。殊不知，苦寒之药，是儿科特别禁止的。朱丹溪认为产妇用白芍，容易克伐生生之气。殊不知，儿科用苦寒，最易克伐生生之气。小儿属于春天，有东方肝木之性，用药酸味甘味，但酸味人知，甘味治小儿病或许有些人不知。一般弦脉是肝木的脉象，《内经》中说脉弦而无胃气的主死。所谓胃气，在五行中属土而主甘味，如果脉弦而无胃气，就好像树木离开了土壤一样，必然会死亡。再验之树木的果实，也能说明此类问题。果实只有初春的梅子酸味多甘味少，其他果实都是甘味多而酸味少。因此，治疗小儿疾病，用药也应甘味多酸味少，例如钱仲阳的六味地黄丸，就是此类方剂。苦寒药不能轻率使用，是因为火性上炎，在味为苦，万物遇火必然会因水分耗竭而被焚化，所以苦味能除湿。人是一种体表没有羽毛鳞甲的动物，人体属湿土之性，若湿过多固然损害身体，但缺少了水分病情就重。故痰湿重的人体态多肥胖，阴液不足的人多消瘦，因此，小儿的阴液，怎么可以用淡渗分利而被进一步损耗呢？用苦寒药者以为苦寒可以泻火，却不知道愈泻火，愈化燥伤阴，使患儿愈加瘦弱。苦味的药物，先入于心，心属火，所以苦味易从火化而为燥。苦燥药物极易耗劫胃液，甚至导致痉厥而死亡。对小儿之火，火气亢盛的壮火可以用清，若是人体赖以生存的少火，就不能随便用苦寒的药物来清泻。所以保存阴液以退其热是最重要的治法，存阴退热的方剂，以酸甘化阴的六味地黄丸最好。湿温病的治疗，宜应用苦寒药物配合辛淡药物，但对燥火性质的疾病就不可用。我在前面所论述的温热证治中，虽然论及的是成人，但在运用苦寒药时，大多也配合甘寒养阴的药物一起使用。只有平时嗜酒的人，才不禁苦寒药。

【临床心悟】

吴鞠通《温病条辨·解儿难·儿科总论》中说："古称难治者，莫如小儿，名之曰哑科。"之所以小儿之病难治，主要在于其体质柔弱，易虚、易实、易寒、易热，在生理、病理上与成人有着明显差别。因此，儿科疾病用药、药量都与成人不同。

1. 小儿少用苦味

儿童是纯阳之体，热病较多，因而选方用药多寒凉。又因其是稚阳，阳气容易被寒凉之品损伤，故用药不可过于寒凉，过于寒凉则损伤生生之气。儿科发热、上呼吸道感染及各种类型的肺炎是一年四季中较为常见的疾病，总属肺系病证。治上焦如羽，当用轻清之品。风热者，辛凉散风；风寒者，疏风散寒；燥热者，疏表润燥；有湿者，宣化湿邪。立法用药以走上焦为主，宜微辛微苦之法。苦味之品易犯中焦，易损伤少儿稚阴纯阳之体，不可用。即使应用者，也不可多用，不可过用。如苦寒清热的黄芩，是清泄肺热的有效药物，一般情况下，我在使用这味药时，如果患者有痰色黄，或舌质偏红，苔薄黄等明显里热现象，就加入此药，用量多在 5～8g 左右。如果热邪较重，不必再多用苦寒药，可根据吴氏所说的宜用甘寒药佐之，如沙参、生地等，既可清热，又可以减轻苦寒药的化燥伤阴副作用。

2. 小儿多用甘味

《素问·宣明五气》说"甘入脾"，《灵枢·终始》指出"阴阳俱不足……可将以甘药"，《温病条辨·下焦篇》第 4 条自注中说"甘能益气，凡甘皆补"，故甘味药能补、能缓。由于小儿"肝常有余""脾常不足"，而甘味药既能健脾、益阴，还能缓肝之急，尤其适宜小儿生理特点，且甘味药口味纯正，宜于小儿服用。我在治疗外感热病中，常使用甘寒的芦根、双花、蝉蜕；小儿便秘，常用甘寒养阴的生地、麦冬；小儿脾虚纳呆泄泻，常用甘微温的黄芪、白扁豆，也可使用甘平的党参、黄精、山药、芡实、莲子等。

3. 小儿慎用辛温

小儿感受外邪，即使是风寒表证，解表发汗时，辛温的麻黄、桂枝也宜慎用，以免过汗伤阴劫液，可用防风、苏叶、荆芥等疏散风寒的平和之品，另加入桔梗、枳壳等宣通肺气，使肺气通畅则病自愈。否则，小儿过汗，液出过多，其面色则会出现淡白、萎黄，这是由于腠理开泄太过，卫气失于温分肉、司开合功能。汗为心之液，肺主气而司卫，心肺虚就越易外感。

4. 小儿慎用攻伐

小儿脏腑柔弱，五脏六腑，成而未全，全而未壮。大攻大伐之品易伤脏腑，如大黄、芒硝、甘遂、大戟、芫花、巴豆、川乌、草乌、蕲蛇、蜈蚣等，则应审慎选用，即使应用，亦必量小味少。